神経精神分析入門
深層神経心理学への招待

Clinical Studies in Neuro-Psychoanalysis / Introduction to a Depth Neuropsychology

マーク・ソームズ＋カレン・カプラン＝ソームズ
岸本寛史 訳

青土社

神経精神分析入門

—深層神経心理学への招待—

目次

凡例

「 」は原著のとおりで、〔 〕は訳者による補足を示す。原著のイタリックには傍点を付した。

訳語について

mind, mental は原則として「心」、「心的」としたが、文脈によって「精神的」としたところもある。psychic は主にフロイトの引用部分で用いられており、ソームズはフロイトの psychic apparatus を mental apparatus、psychical topography を topographic model of mind と言い換えるなど、両者を互換的に使用しているので、psychic も「心的」と訳した。psychological は文脈に応じて「心理的」「心理学的」と訳し分けた。

association は精神分析の文脈では「連想」（たとえば「自由連想」など）、神経学の文脈では「連合」（たとえば「連合野」など）と異なる訳語が当てられるのが慣用なのでそれに倣って訳し分けた。しかし大脳において感覚野と運動野を除く高次の精神活動を営むと想定された領野が「連合野」と呼ばれていたことをフロイトも当然ながら知っていただろうことを思うと、free association は「自由連想」と訳すより「自由連合」と訳す方が、神経細胞レベルで生じている事態との共鳴も連想しやすいかもしれない。（少なくとも同一の言葉を使っているということはわかる）。こういった用語の選択にもフロイトの真意を読み取ることができるかもしれない。

depression, depressive は文脈に応じて「抑うつ」、「抑うつ状態」、「うつ病」と訳し分けた。

hate は「憎む」、hatred は「憎悪」、disgust は「嫌気」、despise は「嫌悪」、loathing は「嫌悪感」と訳した。

lesion は「病変」、damage は「損傷」と訳した。

reflexive は「反省的」、speech は「発話」もしくは「言葉」と訳した。

regulate, regulation は「調整」とし、modulate, modulatory, accommodate, adjust はいずれも「調節」と訳した。

system は基本的には「系」と訳し、文脈に応じて「システム」と訳し分けた。

topographical は「局所的」、もしくは「局所論的」とし、localization は「局在化」と訳した。

affect は「感情」、emotion は「情動」、feeling は「感じ」と訳した。

序言

本書で述べる研究は、長い期間をかけてなされたもので、その始まりは一九八五年に遡る。当初より、この研究で結びつけたいと思っているそれぞれの領域について、学ばねばならないことがたくさんあった。本書のような初期段階の仕事に対しては、特に精神分析のやり方については、読者の寛恕を請いたい。また、本書に記した患者のみなさんに感謝の気持ちを表したいが、それは、患者にとっての不幸な状況が私たちの学びの基盤になっているからである。私たちの努力が患者の方々にとって個人的にも何らかの利益になっていればと思う。同時に、本書によって、患者の方々の苦しみが知の進展に対して何らかの貢献をなし、他の患者の役に立てばと思う。最後に、次の方々には心からお礼を述べたい。これらの方々が皆、それぞれに根本的な貢献をしていただいたからこそ、この仕事ができた。セシル・カプラン、ロッテ・クーラー、バリエート・メーラ、パーシー・ミラー、アーノルド・プフェファー、ザ・レイト・シドニー・プレス、ドロシー・トビアンスキー、オリバー・ターンブル、クリフォード・ヨーク。

この研究はミュンヘンのケラー・スティフトゥングから研究助成を受けている。

二〇〇五年五月

まえがき

本書は、一九九三年から九四年、九四年から九五年、九七年から九八年、九八年から九九年にかけて、ニューヨーク精神分析研究所で毎月行われた講義と臨床事例の四つのシリーズで発表したレポートから選んで、その要点をまとめたものである。理論的な講義はマーク・ソームズ博士が、臨床例はカレン・カプラン＝ソームズ博士が担当した（当時、ともに聖バーソロミュー病院および王立ロンドン病院医学部の脳神経外科名誉講師だった）。これらの発表は、ニューヨーク精神分析研究所で進行中の科学的プログラムの一部であった。一九九〇年九月、ジェームズ・シュワルツ博士（コロンビア大学医学部神経科学教授）が、一九九〇年から九一年、九一年から九二年にかけて、それぞれ一〇人の優れた神経科学者に講義をしてもらい、その研究内容について選ばれた精神分析家のグループと話し合う機会を設けたのが始まりである。この研究会は一九九二年まで続けられた。一九九二年から九三年にかけては、ジェイソン・ブラウン博士（ニューヨーク大学医療センター神経学臨床教授）が、著名な神経科学者による一〇回の講義の三回目のシリーズを企画した。現在、神経精神分析グループのメンバーは、コロンビア大学、ニューヨーク大学、ニューヨーク精神分析学会の会員を含めて五〇名である。このグループがソームズの聴衆の核を形作っているが、そのメンバーは、さまざまなセンターから集まった多くの精神分析家と神経科学者である。そこで提示された素材は、本書でも示されているが、心脳相関のある側面の成果を表すものである。

フロイトは、一八九五年に書いた『科学的心理学のためのプロジェクト』の中で、当時発展しつつあった精神分析学と神経科学を結びつけようとした。しかし、それは一〇〇年前のことであり、ニューロンはまだ記述されただけで〔確認されていない時代だったので〕、適切な知識もなかったことから、フロイトはその計画を断念せざるを得なかった。フロイトが必要としていたデータがようやく入手できるようになるまで、私たちは何十年も待たなければならなかった。それから長い年月が経ち、臨床手法と科学技術の進歩により、現代の神経科学は、二つの学問分野の研究結果の相関関係を再び探求することができるようになった。

カレン・カプラン＝ソームズとマーク・ソームズが用いた研究方法は、アレクサンドル・ロマノヴィッチ・ルリヤの臨床的伝統に則ったもので、腫瘍や脳卒中、外科的切除などの局所的な脳病変と、広範な精神分析的探求の結果を相関させ、深層心理の変化を見出すというものである。このようにして、精神分析家が関心を寄せるさまざまな精神機能の神経学的組織化が明らかにされるのである。

ソームズ博士は、精神分析と神経科学の両分野で訓練を積んできたため、この課題に対して比類ない資格を有しており、本書で述べられている研究は、我々の分野にとって新しい時代の到来を告げるものとなっている。

ニューヨーク精神分析研究所
神経精神分析センター会長
アーノルド・Z・プフェファー医学博士

第一部　基礎

第一章　神経科学における精神分析の歴史的起源

イントロダクション(1)

本書の目的はささやだが遠大なものである。ささやかというのは、本書で実例を挙げて紹介し説明しようと考えている新しい科学的方法は、突き詰めて言えば、これまでに存在している二つの方法を組み合わせるということにすぎないからである。本書の目的が遠大なのは、この新しい方法が生み出す可能性が広範囲に及ぶからである。というのも、この新しい方法によって、精神分析と神経科学という、心的生活に対する二〇世紀を代表する二つの主要なアプローチが、健全な基盤の上に統合される道が開かれると固く信じるからである。

精神分析が若い科学であるということはすぐに忘れられてしまう。その開拓者によれば、精神分析は「一八九五年から一九〇〇年の間のどこか」で生まれた。この時期はジークムント・フロイトが、諸先達から受け継いだ神経科学的方法という比較的安全な方法を手放して、心の科学にまったく新しいアプローチを行った時期でもある。この新しいアプローチ――精神分析――は、心身問題の謎から直接生じてきた。その謎は今なお解かれていないが、その本質は次のようになるだろう。つまり、いったいどのようにして、主観的な気づき――意識――というようなものが、脳の解剖学的構造や生理学的機能から生み出されるのだろうか、と。フロイトがこの問題に直面した頃、心‐身という等式の物質的な側(神経系の構造や機能）について、フロイトはすでにほぼ二〇年の研究を積み重ねていた。一八七七年、下等生物の脊髄神経節細胞の微細構造の問題を出発点として、フロイトの取り組みは徐々に、生物系については甲殻類や魚類から人間へと移り、神経系については脊髄や脳幹を通って大脳皮質へと上行し、さらに個々の神経細胞の構造から脳の全体としての機能へと移っていった。そしてついに、人間の神経心理学の原型とも言える問題、言葉の大脳における局在（すなわち、失語の解釈）という問題に行き着いた。

　組織学から神経心理学へとこのように緩やかに移行する間に、フロイトは実験的医学の秩序《オーダーリィ》ある世界から臨床の疾患《ディスオーダー》へと移ることにもなった。そこでフロイトは、日々の診療の中で、当時の他の神経科医と同じように、その頃の臨床医学における最大の難問の一つとされた問題に取り組まざるをえなくなった。その難問とは、ヒステリーやその他の神経症といった、生理学的に説明することができない症候学である。この難問と直面することで、精神‐物質という等式の物質端から精神端へ移ることとなり、主観的経験と取り組むことになったのである。

　失語と神経症というまさにこの二つの問題こそ、一八八五年の冬以降、フロイトの科学的関心の中心を占めるようになった問題であり、フロイトを心と体の関係という謎に向きあわせることになった問題であった。そして、突き詰めれば、この二つの問題こそ、一八九五年から一九〇〇年の間のどこかで、精神分析のために神経科学的な方法を手放すことを決意させた問題だったのである。

　私たちが自分に課した課題、すなわち、精神分析と神経科学の統合という課題からすると、そもそもフロイトがどうして、これらの問題によって、片方を手放しもう片方のアプローチを取ることになったのかを正確に検討しておくことは、取り組む価値が十分にある。この検討によって見出される大きな障害を乗り越えないことには、これらの明らかに正反対のアプローチを継続的な形で再統合することはできないだろう。これまでの一〇〇年間、精神分析と神経科学を分け隔ててきた多くの相違点に正当な敬意を払いつつ両者を一つにしようとするのであればなおさらである。

臨床解剖学的方法

フロイトが科学的関心を比較神経解剖学から人間の神経心理学の問題へと方向転換し、実験的な方法を臨床的な方法へと置き換えた時に神経科学から精神分析へと移ったのは偶然ではない。精神分析が若い科学であるということがすぐに忘れられてしまうように、「神経科学」という言葉が広範な活動や方法をカバーするということもまたすぐに忘れられてしまう。精神分析によって明らかにされた心理的機能やメカニズムの物理的相関の可能性について、近年蓄積され始めた文献を概観すると、神経生理学や機能解剖学の基本概念や発見に、あるいは分子生物学にさえ、直接的に物理的相関を求める研究者が多いことに驚かされる。[2]これらの研究者は、精神分析が何よりもまず臨床の科学であり、さらには心理学である、という事実を無視している。

臨床に由来する精神分析の心理学的概念と実験室に由来する生理学や解剖学の概念との間の溝を埋めるにあたり、フロイトがかつて両者をつなぐ時に「想像、置き換え、推測」（Freud, 1950a［1887-1902］）と記述したようなものに頼らずにつなぐにはどうすればよいだろうか。さらに言えば、解剖学や生理学という基礎科学を通して精神分析と神経科学を統合しようとするこれらの試みは、神経科学という広い領域の中にありながら臨床的かつ心理学的であるような、ある学問分野が既に存在しているという事実を無視している。その学問分野がもっぱら取り組んできた問題こそ、まさに心的生活の現象と脳の構造や機能との相関という問題であった。これは、神経心理学と呼ばれる科学で、ここ五〇年の間に行動神経学という臨床分野の中から徐々に発展してきた。神経心理学というこの学問が精神分析と神経科学をつなぐ最も有用な接点を提供する可能性は、まさにこの学問が——あるいは少なくともその祖先である行動神経学が——そもそも精神分析を生み出したという事実を考えると、十分に有力だと言えるだろう。

　事の次第はこうだ。フロイトが神経学を専門とすると決めた時、神経学はまだ比較的若い学問で、ある科学的方法にほぼ全面的に依拠していた。それは臨床解剖学的相関という方法で、内科の技《アート》を持つ幾人かの優れた臨床医が神経学という新しい専門分野へと引き継いだ方法だった。内科という名前が示すように、内科が診断や治療に関わる病気は身体の内部で生じるので、生きている患者で直接捉えることはできず、間接的な臨床所見、外的な症状や徴候から推察しなければならない。医者は患者が亡くなった後、病理学者の報告書を見て初めて、自分の臨床診断が正しかったかどうかを確定することができるのである。しかしながら、生前のどのような臨床像が剖検時のどのような病理解剖学的所見と相関する傾向があるかということに関する経験が何代にもわたって蓄積してくると、内科医は症状や徴候の病態予測的な布置を見分けることが徐々にできるようになり、その結果、身体内部で生じている疾患の性質と部位をかなりの正確さをもって予測し、それに即して治療することができるようになった。これが臨床症候群という概念の起源だが、それについてはこの後詳しく述べる。

　神経学が内科学の中で一つの独立した専門分野になったのは、脳が他のあらゆる器官と同様、それ自体の特殊な組織に特有の、特殊な病理の影響を受けやすく、さらに脳の損傷部位が異なると、それによって生じる臨床症候群も大きく異なるということが、ますます明らかになってきたからである。これを根拠として、外からは見ることのできない神経系の病気の性質や部位を、外から見える病態予測的な症状や徴候に基づいて認識する技を修得した内科医の専門家集団が徐々に形成されていった。一八八〇年代の初期にフロイトが臨床神経学のトレーニングを受けた時に学んだ技はこのようなものであった。神経学的疾患の症候群的方法による合理的な診断と治療。これこそ、臨床解剖学的相関という方法によって得られた医学的知識に基づくものだった。実際、フロイトはこの技に特に秀でた臨床家だったと言われている。『自伝的研究』の中で、彼はこう書いている。

私は損傷の部位を同定することができた……それは病理解剖学者がそれ以上の情報をつけ加えることができないほど正確なものだった。……私の診断は死後の剖検によって確証されることで名声を博し、アメリカの内科医たちが私のもとに殺到し、私は自分の専門分野で患者についての講義を行った。

[Freud, 1925d, p.12]

フロイトは当時、一連の臨床論文も発表しており、それは彼の技を証明するものだったが、ジェリフェ（もう一人の神経学者にして精神分析家）は後に、それらの論文を「優れた神経学的推論の模範」と述べている（Jelliffe, 1937, p.702）。

神経学において臨床解剖学的方法を用いることは、内科学の他の分野でこの方法を用いることと、以下の点ではなんら変わらない。その目的は、神経系の特定の部分を侵している特定の疾患の病態を予測させるような、典型的な臨床像（症候群）を記述することであった。この知識は、次に、当該の疾患の病態生理学的なメカニズムを実験的に研究するための、さらには同じくその治療のための、基盤となった。この知識は神経系の正常な機能のモデルを発展させるのにも役立った。しかしながら、神経学における臨床解剖学的相関が内科学の他の分野とまったく異なる点が一つあった。脳の疾患は——他のどの器官の疾患とも異なり——身体的な症状や徴候を引き起こすだけでなく、患者の心にも直接影響を及ぼす。フィネアス・ゲージというよく知られた症例は、一八四八年にハーロウによって報告され、その後二〇年にわたって経過を観察されたが、この文脈で典型的な症例としてよく引用される。〔ダイナマイトを〕充填するための鉄棒が彼の脳の左前頭葉（図1-1の陰影部分）を貫通し、その結果、次のような状態となった。

体の健康状態は良好で、彼が回復したと言いたくなる……「しかし」いわば彼の知的能力と動物的傾向との間の均衡やバランスは破壊されてしまったかのようである。彼は気まぐれで無礼で、ときおりひどくばちあたりな行為にふけり（以前はそんな習慣はなかった）、自分の感情は表に出すが同僚たちにはほとんど敬意を払わず、自分の欲望と相容れなければ制止や助言にもいらだち、時にどうしようもないほど頑固になったかと思うと、移り気で優柔不断で、将来の計画をあれこれ考えはするが、段

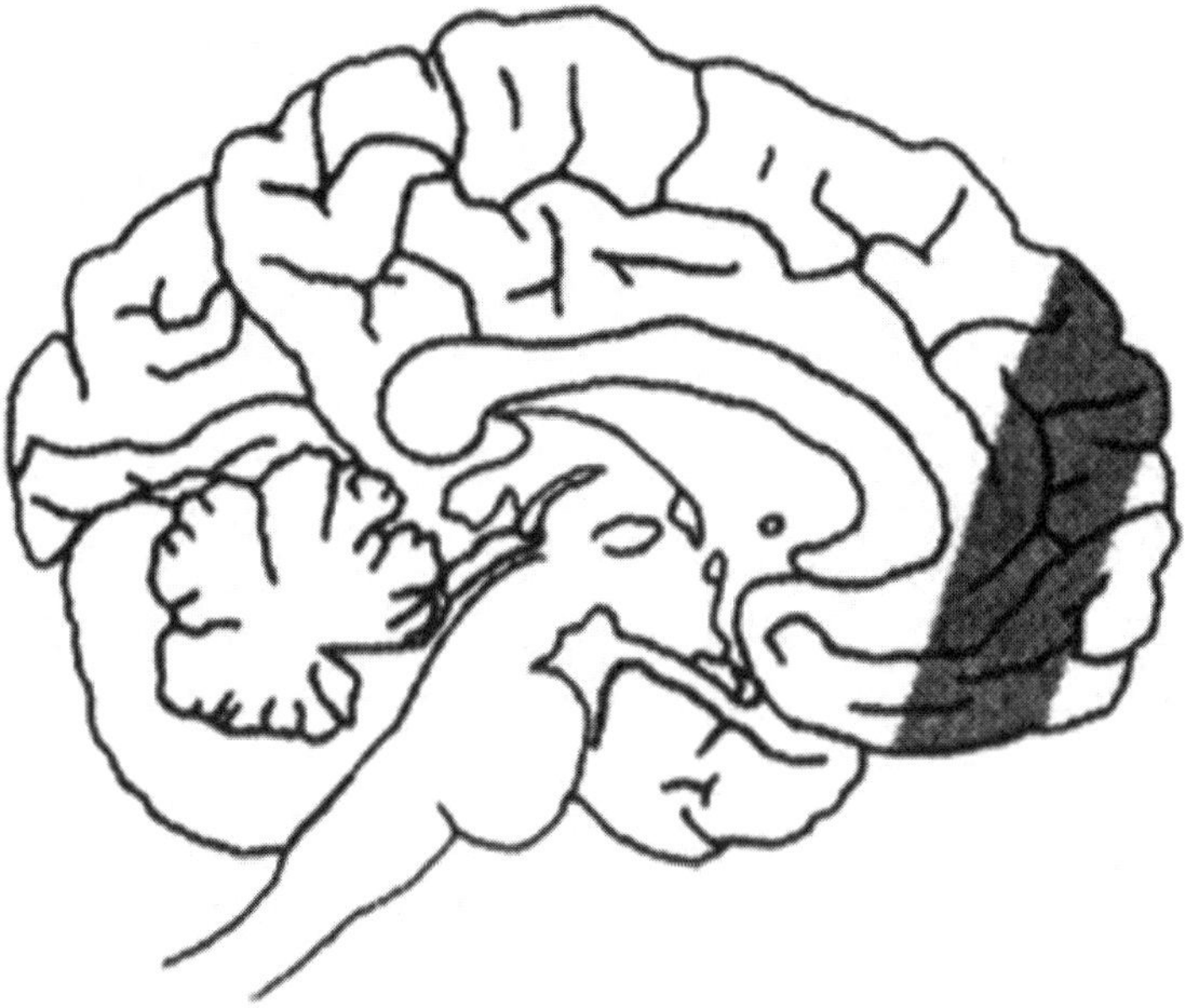

図 1-1

取りをつけるやいなやすぐにやめてしまう……このような点で彼の心は根本的に変わってしまった。その変わりようはあまりに激しくて、友人や知人たちは、彼は「もはやゲージではない」と言うほどであった。〔Harlow, 1868, p.327〕

この症例、そして数え切れないほど多くの同様の症例から、初期の神経学者たちは、神経疾患が人としての患者を変えてしまうこと、したがって、人間の心（あるいは魂）が何らかの形で脳という物質的な組織に表象されていることは十分に明白なことだと学んだ（内科医には遠い昔から明白なことだったが）。さらには、脳疾患による身体的な症状や徴候と同じく、脳の損傷部位が異なるとそれによって生じる心的変化も異なる、ということもすぐに明らかになった。

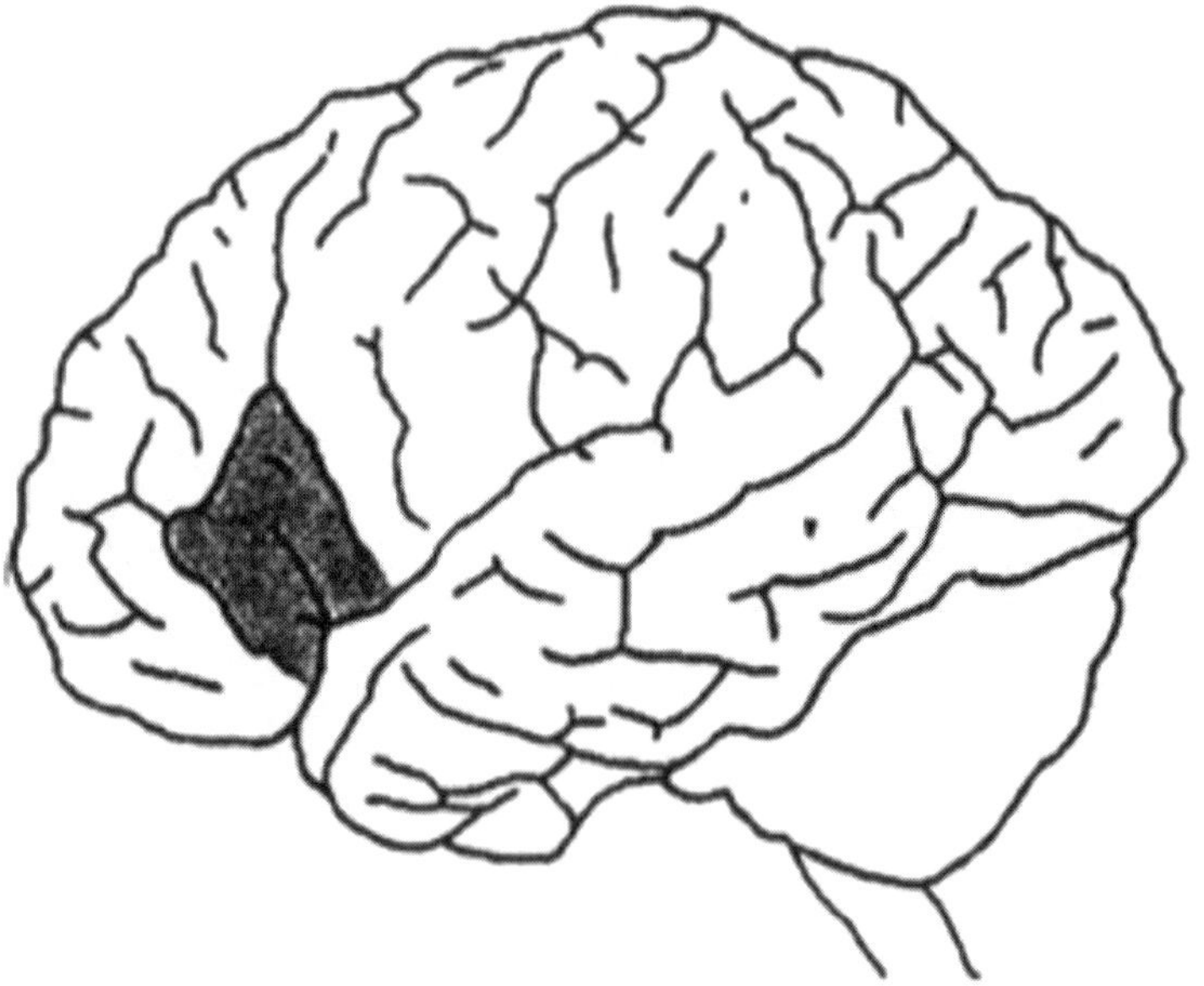

図 1-2

これに基づいて、臨床解剖学的方法はまもなく、神経学という新出の分野で、根本的に異なる新しい用いられ方をするようになった——つまり、心的機能の局在化のために用いられるようになったのである。

一八六〇年代の初め、ピエール・ポール・ブローカという名のフランスの神経学者が、現在はブローカ野として知られている脳の特定の部位（図1‐2）の損傷によって、非常に特徴的な心的症候群（ブローカ失語）が引き起こされることを示した。この症候群では、発音に必要な身体器官の正常な機能的能力は保たれているにもかかわらず、発話の能力が失われる（この種の症例については第五章で記す）。この臨床解剖学的観察に基づいて、象徴的発声という明らかに心的な機能が身体に宿る部位が初めて同定され、以来、発話能力が脳の特定の部位に局在化されることになっ

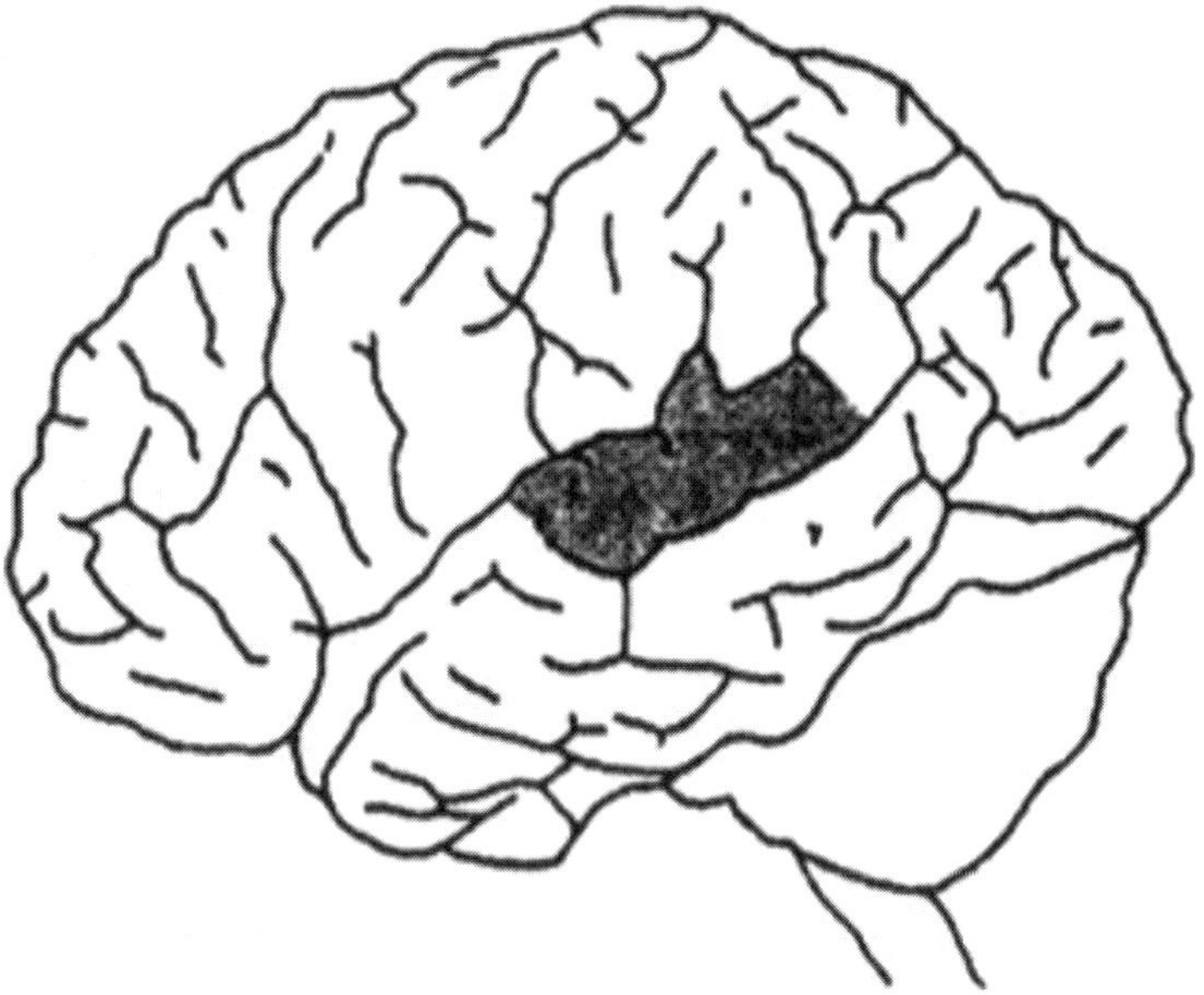

図 1-3

た。一〇年後、ドイツの神経学者カール・ウェルニッケが、現在ではウェルニッケ野として知られている、また別の特定の部位（図1-3）の損傷によって、〔ブローカ失語とは〕異なる心的症候群、すなわち正常な聴覚は保たれているにもかかわらず、話された言葉を理解する能力が失われた状態（ウェルニッケ失語）が引き起こされることを証明した。これを受けて、彼は話された言葉を理解する機能を局在化した（ウェルニッケ失語の症例は第六章に記す）。

ブローカとウェルニッケの重要な発見に引き続き、読字、書字、巧緻運動、視覚認知など、他のさまざまな心的機能についても、一連の臨床解剖学的相関がまたたくまに同定された。そしてそれに基づいて、多種多様な心理学的能力が「中枢」に局在化され、人間の脳の表面にモザイク状に配置された。こうして行動神経学の中に上述のような下位専門分野が生まれ、その後、現代では神経心理学とよばれる学問分野へと発展していった。

当時のフロイトの著作から、フロイトがこのエキサイティングな科学の新しい分野の方法や発見にとことん精通していたことがわかる。実際、心的機能の臨床解剖学的局在化がフロイトにとって特別な関心の的であったことを示す多くの証拠がある。当時のフロイトは明らかに、精神分析の輝かしい成果を成し遂げるずいぶん前に、臨床神経学者が用いることのできる、ある確立した方法によって、経験に基づいて心的機能の身体における座を同定することが可能である、ということを自覚していた。しかし、そうだとすると、疑問も出てくる。フロイトはなぜ、彼が後に発見した心理的過程の神経学的な相関物を同定するのに、この方法を用いなかったのだろうか。そして、今日、なぜ私たちはこの方法を用いないのだろうか。

古典的神経学におけるフランス学派とドイツ学派

先ほど述べたように、フロイトは優れた内科医だったから、すぐにこの方法を習得して、診断には症候群的方法を、継続中の研究には臨床解剖学的方法を用いた。同時に、この方法の限界を発見するのにも時間はかからなかった。フロイトはすぐに、当時の神経学はただの「現実味に欠ける置き換えゲーム」であると見抜いた（Bernfeld, 1951）。決定的な移行が生じたのは一八八五年から八六年にかけての冬だったと思われるが、皮肉にもこれは、フロイトが臨床神経学の問題に専念すると決心した時に重なる。臨床解剖学的方法は、実質上、一九世紀末の神経学者、特に心的機能の局在化に関心を持つ神経学者が用いることのできる唯一の方法だったことに間違いないが、その方法は、大陸の二つの異なる神経学派で、微妙に異なるやり方で用いられていた。フロイトも当初トレーニングを受けたドイツ学派（すなわちドイツ語圏医学派）では、臨床解剖学的等式の解剖学的側面が前面に打ち出されていた。この学派によれば、神経科学の第一の目的は、単にどの症候群がどの損傷部位に相関するかを記述するだけではなく、既存の解剖学や生理学の理論に基づいて、臨床場面で見られる現象のメカニズムを説明し、そうして、それと対応する正常な機能のメカニズムを説明することだった。要するに、ドイツ神経科学の第一の目的は、解剖学や生理学の理論を発展させることだったのである。臨床の素材は既存の解剖学や生理学の理論を証明し確証するという二次的な目的に資するものとされた。したがって、臨床的な事実は、解剖学や生理学の理論より重要度が低いとみなされた。このようなアプローチを反映するヘルムホルツ学派医学の広大な理想では、以下のような一八四八年の科学的宣言が誓われていた。

> 生物の内部では、一般的な物理的・化学的な力以外の力は作用しない。これらの力で目下説明できない場合は、物理的‐数学的な方法でその具体的な作用の仕方や形を見出すか、あるいは物質に内在する化学的‐物理的な力と同等の威厳を持つ新しい力を想定し、その引力と斥力とに還元するほかない。
> [Du Bois-Reymond, 1842、強調は引用者]

他方、神経学のフランス学派においては、臨床解剖学的等式の臨床的側面が非常に強調されていた。シャルコーという人物とサルペトリエール病院という有名な病棟をとりまくこの学派によれば、神経科学の第一の課題は、解剖学や生理学の理論にかかわらず、新しい臨床的事実を確立することだった。[3] したがって、フランス神経学の目的は、さまざまな臨床像を既存の理論に基づいて説明することではなく、それらを同定し、分類し、そして記述することであった。フランス神経学は、何よりもまず、疾病分類学だったのである。[4]

> ［ドイツ学派の］アプローチの場合、臨床像や［臨床］類型は重視されず、代わりに別の特徴が目立つようになってくるが、それはドイツ臨床家の発展の仕方で説明できる。彼らには臨床の病態や諸症状の相互関係を生理学的に解釈する傾向があるからである。フランス学派の臨床観察では、生理学的な考察を脇に追いやるという点で、間違いなく自己完結的な傾向が強まる。しかしながら、生理学的な考察を取り除くことで、フランス学派の臨床的方法は、経験がない者には理解に苦しむという印象を与えることになるだろう。ちなみに、ここでは無視ではなく、意図的な排除がなされているのであり、これは目的にかなっていると考えられる。［Freud, 1892-94, pp.134-135[5]］

次の引用には、臨床解剖学的方法を用いるこれら二つのやり方の差異が目に見えるように説明されている。

> シャルコーが理論的医学の侵害からたえず守ろうとしていた、純粋に臨床的な仕事の権利の本質は、物事を見て秩序づけることであった。あるとき、私たち少人数のグループが、皆外国からの留学生で、

ドイツのアカデミックな生理学を学んでいたが、彼の臨床的な革新的概念に疑念を呈したらどこまで耐えられるのか、試してみた。私たちのひとりが、「しかし、それは真実ではありえません。（視覚に関する）ヤング‐ヘルムホルツの理論に矛盾しています」と異議を唱えた。彼は「理論には申し訳ないが、臨床の事実のほうが優先される」というような答えはせず、強烈に印象に残ることを言った。「理論は結構。しかし、物事が存在するのを妨げることまではできない」。［Freud, 1893f, p.13］[6]

これはフロイトのお気に入りの逸話の一つだった。ゲーテのファウスト（第一部、第四場）の中のメフィストフェレスの台詞との親和性は、注目に値する。「ねえ、君、あらゆる理論は灰色で、緑なのは生命の黄金の樹だ」（高橋義孝訳、新潮文庫）。フロイトは、許可を得て、一度ならずこの台詞を引用している（例えば、1924b, p.149）。

よく知られているように、一八八五年から八六年にかけてサルペトリエール病院で学んでいる時期に、フロイトは、ドイツ神経学派の中心人物（特にテオドール・マイネルト）の直接的で個人的な影響を離れ、シャルコーの直接的個人的な影響を受けるようになった。この移行は彼の思考、とりわけ臨床解剖学的局在化に対する彼の態度に決定的な影響を与えた。

機械論的生理学から臨床医学への「改心」と呼ぶほかないようなことが、フロイトのサルペトリエールへの留学中（一八八五年から八六年の間）に起こった。そのとき、彼は偉大な神経学者シャルコーの影響を受けた……シャルコーと接したことで、彼のそれまでの不毛な臨床的専門知識に生命が吹き込

まれたのだ。〔Accardo, 1982, p.452〕

この移行の理由はシンプルなものだった。ドイツ神経学派とフランス神経学派の違いが、一方では等式の解剖学的側面を、他方ではその臨床的側面を強調しながら、ほとんどの神経学的障害に関して、互いによく補完し合っていたにもかかわらず、当時、神経学の領域に分類されると考えられていた病気の中に、二つのアプローチの違いを浮き彫りにするような一群の病気があった。それは神経症、とりわけヒステリーと神経衰弱で、患者の生前に観察された臨床症候群を説明できるような実証可能な神経系の病変を、剖検で見出すことができなかった。

実証可能な病変を見出すことができないことは、フランス学派には深刻な問題を生まなかった。シャルコーは、ヒステリーと神経衰弱の病態を予測させる臨床症候群をただ記述していった。それは彼が、数えきれないほど多くの他の「神経」疾患について行ってきたことと変わらなかった。神経症は、シャルコーにとって、フロイト（1893f）が当時書いたように、「神経病理学のもう一つのテーマにすぎなかった」[7]。しかしながら、ドイツの神経学者にとっては、問題はほとんど解決不能なものに見えた。病理学的解剖学的基盤を持たない臨床症候群の生理学的メカニズムを、いったいどのようにして解剖学的・生理学的な言葉で説明すればよいのか。その結果、ドイツの神経学者たちの中には、なかでもフロイトの教師たちの中には、精巧だがまったく説得力のない、推測による理論を作り上げる者がいるかと思えば、神経症は真面目な科学的関心にふさわしい主題ではないと断じて済ます者もいるということになった。解剖学的な病変がなければ、病気もないというのである[8]。

であった。フロイトがシャルコーのもとで学んだこの決定的な時期に、最も興味を惹いたのはこのようなテーマであった。その頃までに、シャルコーは、神経系の構造的疾患の主なものに関する臨床解剖学的知識はおおよそ完成したと考えていた。次に必要とされたのは、ヒステリーや他の神経症の徹底した臨床研究だった。フロイトはこの意見に賛同し、自分は「ドイツ学派から学ぶことはもうない」と言えるくらいの能力はあると伝えるほどだった（1956a［1886］）。そのようなわけで、フロイトはまもなくシャルコーの熱心な弟子、「無条件の崇拝者」となり、ウィーンに戻るとすぐに、できうる限りいつでもどこでも彼の意見を述べて、かつての教師たちをいらだたせた。しかしながら、重要なので覚えておいていただきたいのだが、このように忠誠心の矛先を変えたからといって、神経学を離れて心理学に移ったわけではなかった。このような移行は、神経症に関するフロイトの業績だけでなく、従来の神経疾患についての業績にも言えることだった。同様に、フロイトにとって、神経症は、体の病気とは異なる心理的な障害というわけではなく、解剖学的に説明のできない（つまり、局在化していない）生理学的な障害だった、ということに注意しておくこともまた重要である[9]。フロイトの科学的発展において、フロイトはこの時点では、心理学と生理学の区別をまったくしていなかった[10]。この点についてはすぐに戻ることになるだろう。

狭義の局在論に対するフロイトの批判：力動的機能系

臨床経験を重ねるにつれ、またイギリスの神経学者ジョン・ヒューリングス・ジャクソンの理論から影響を受ける中で、フロイトは次第にシャルコーから離れ、当時としてはかなり独特の視点をとるようになった。シャルコーはヒステリーや神経衰弱の臨床症候群を記述することで満足していたが、それは、ミクロなレベルでの解剖学的技術や他の実験技術が進歩すれば、最終的にはそのような症候群の病理解剖学な相関物（遺伝的な病因が想定されていた）が見出されるだろうと考えていたからである。

シャルコーが病理解剖の研究に目を向けた時、ヒステリーに損傷部位を見出すことはできなかったが、くじけることなく純粋に解剖学的な観点での研究を続け、「解剖学的損傷に類似したもの」を追求した。［Goetz, Bonduelle, & Gelfand, 1995, p.129］

一方、フロイトは、（一八八八年から九三年の間のどこかで）神経症の臨床症候群の基盤が病理解剖学に見出されることは決してないだろう、という見解を持つようになった。

病像の優勢を占めるヒステリー性麻痺の損傷の本質は、損傷や神経系解剖の局在や広がりを考慮しないとすれば、いったいどんなものになるだろうか。私たちはシャルコー先生から幾度となく、それは皮質の損傷だが純粋に力動的あるいは機能的なものだ、と聞かされてきた。［しかしながら］……器質的な損傷がそれに対応する器質的な症候群を引き起こすのと同じように、どこそこの中枢にヒステリーを生じる損傷があるはずだというように理解するなら、またヒステリーの力動的な損傷を器質的な損傷と同じように局在化してしまいやすいということを思い起こすなら、「力動的な損傷」という表現の背後に、実際は一過性の器質的作用である浮腫や貧血のような損傷という考えが隠れていることに思い当たるだろう。それに対して、私は、ヒステリー性麻痺における損傷は、神経系の解剖とはまったく独立したものにちがいないと主張する。ヒステリー性の麻痺や他の徴候においては、まるで解剖が存在しないかのように、そのような知識を持たないかのように、振舞うからである。［Freud, 1893c, pp.168-169］[11]

ヒステリー性麻痺を説明するためにフロイトが提案した新たな理論は、ヒステリーの「損傷」は（機能的な言葉で記述される）心理学的な障害として考えられるはずだ、と主張するものだった。そのような心理学的障害の生理学的相関物は、神経系の解剖学的要素の間に存在する「連合」から成る、というのである。

ヒステリー性麻痺における損傷の本質は、まさにその［麻痺した］器官やそれに関わる機能が意識的な自我の連合にアクセスしにくいということにある。……純粋に機能的な変化なのだ。［p.172］

彼のこのような結論は、二つの主要な観察に基づいていた。フロイトは最初、神経学のもう一つの主題に関してそれらの観察を行っていたが、その主題こそ、臨床解剖学的方法の限界を彼に最初に明らかにしたものだった。その問題とはすなわち失語である。言うまでもなく、これは、その二〇年ほど前に、ブローカやウェルニッケが、臨床解剖学的方法を初めて心的機能の局在化に用いた主題に他ならない。そしてフロイトは二つの批判的な観察を行った。第一に、心理学的な能力は、脳の解剖学的な法則ではなく、それ自身の機能的な法則の論理にしたがって障害されることに気づいた。このような理由からフロイトは、心理学的な症候群はそれ自身の心理学的な言葉によって記述され説明される必要があるとの結論に達した。さもなければ、「患者を見失い、病気を歪めてしまう危険がある」（先の注6を参照）。第二に、心理的な能力は局在的な脳の損傷によって破壊されるようなものでは決してないことを見てとった。それは、ジグソーパズルのピースのように、単純に取り除かれるようなものではなく、他の能力との相互依存を反映するような力動的な仕方で歪められ、変化する。フロイトは、心理学的な能力は、それ自身の機能的な法則を持っており、より基本的な機能要素の間に存在する力の複雑な相互作用から生じる複雑なものだと結論づけた。そのような複雑な過程は力動的機能系の産物で、変わりゆく環境に対して絶えず自らを組織化し適応させる能力を持ち、したがって、神経系の静的な諸要素の間に配置されるものと考えねばならず、個々の解剖学的中枢の中に局在化することはできない[12]。それゆえ、フロイトは、心的機能を大脳半球表面のモザイク状の中枢の中に局在化する臨床解剖学的方法では、心的活動の本質的な特性を提供することはまったくできない、と結論づけたのである。彼はこのような見解をその後ずっと持ち続けていた。「私が展開してきた心的局所論は……脳の解剖とは関係がなく、実際、ただ一点において接点があるにすぎない[13]。この図に不満足なのは、私はそのことを誰にも劣らず意識しているのだが、心的過程の力動的な性質について、私たちがまったく無知だからである」（Freud, 1939a［1937-39］p.97）。

フロイトがこのような結論に最初に達したのが、ヒステリーや他の神経症との関連ではなく、失語との関連、つまり明確な器質的損傷という状況においてのみ生じる症候群との関連によるものであった、ということに注意しておくのはきわめて重要である。言い換えれば、これらは、フロイトがまだ完全に神経学者であったときに達した結論だった。それは神経学との決別を示すものではなく、神経学のある特定の研究伝統（狭義の局在論者の伝統）との決別を意味するものだった。フロイトは、そのような狭義の局在論では、シャルコーから何にもまして尊重するようにと教わった複雑な臨床の現実に対応することができない、と考えた。フロイトの伝統的な局在論との決別が神経学との決別を意味しないということは、彼が本質的にはまったく非心理学的であるような他の複雑な脳の機能系についても同様の観察を続けていた、という事実によって明確に示される。例えば、脳性麻痺において生じる随意運動の障害についての著作の中で、フロイトはわざわざ、関連する機能が局在化できないことを証明している。その主題についての一連の単著の中で、失語の著作でもそうしているように、フロイトは、さまざまな運動障害を、その土台にある複雑な機能装置への退行という観点から説明するために、静的・解剖学的な要素よりも、力動的・遺伝的な、すなわち発達的な要素に訴えた（Schott, 1981 を参照）。

　フロイトがこのような原理を心理学に適用したのは、その後のことにすぎず、一八九三年から一九〇〇年にかけて更なる理論的革新を遂げた時のことだった（第三章で論じる）。この時に精神分析という新しい科学が生まれた。フロイトが力動的な原理に基づく神経学を支持しながら狭義の局在論的神経学を批判することで、神経学の中のある特定の伝統に身を置くことになったという事実は、私たちにとってきわめて重要である。というのも、第二章で、フロイトの死後、そのような伝統がどのように発展し展開したのかということを示したいと考えているからである。そしてさらに、大脳における心的機能の組織化を研究する神経科学的方法が、フロイトがその批判の中でおぼろげながら示していたまさにその原理に基づいてどのように確立されたのかを示したいと思っているからである。このことが、精神分析を神経科学と再結合させる方法を探究しようとしている私たちにとって非常に重要であることは明らかである。

一八九三年と一九〇〇年のどこかで、神経学者フロイトは、発話と随意運動に関して到達した結論をより高次の心的機能の全領域に一般化し、『夢解釈』の中に、次のような運命的な言葉を書いて、精神分析と神経科学の実際の分岐点を示すことになった。

> 私は、本書の関心の的である心的装置が解剖標本の形でも知られているということをまったく無視し、心的な局在を解剖学的な形で決定したいという気持ちを注意深く避けようと思う。私は純粋な心理学的基盤の上に留まって、私たちの心的機能を司る機器を複眼式顕微鏡や写真装置などに似たものとして描くという提案に、ただ従うことにしたい。これに基づけば、心的な局在は、ある像の前段階の一つが生じるような、装置内部の一点に対応するだろう。ご存知のように、顕微鏡や望遠鏡では、これらが生じるのは理想点であり、そこには装置の具体的な構成要素は存在しないのである。[14]［Freud, 1900a, p.536］

これは、古典的なドイツ神経学の狭義の局在論を根本から拒絶するものだった。しかしながら、フロイトは、神経学者として学んできたその他ほとんどすべてのことをそのまま精神分析という新しい分野に持ち込んだ。すなわち、フランス神経学派の臨床手法をよりどころにし続け、個々の臨床症例の注意深い記述的研究を特に重視しながら、特定の病理学的重要性をもった規則的な臨床パターンを同定することと目指した。また、彼のもともとの師であるヘルムホルツ学派の教師たちによって教えられてきたように、自然力や自然エネルギーの観点から臨床現象を説明することも続けた。さらに、このような力やエネルギーは、究極的には何らかの形で物理化学的過程として表すことができると信じることも続けた。彼の『科学的心理学のためのプロジェクト』（1950［1895］）という論文の存在がまさにこのことを証明している。そこには、「心的過程を、特定可能な物質的諸部分の量的に決定された状態として表し、そうしてこれらの過程を明快で矛盾のないものにする」（p.295）という野望が述べられている。彼が放棄したのは、狭義の局在論的な考え方であり、つまり、複合的・動的・機能的に組織された心理的過程が別々の解剖学的構造に具体的に位置づけられるという考え方だけであった。シャルコーの教えの影響下で、フロイトは、生理解剖学的図式の先入観を無理に当てはめることなく、臨床の現象にアプローチすることができたのである。[15] これに基づいて、フロイトは「神経症を臨床的に説明することで満足しよう」と決心した（Freud, 1950a［1887-1902］, p.137［一八九五年一二月一二日付の手紙］）。以降、フロイトは、臨床症候群をいずれかの解剖学的領域の仮想的な損傷に相関させて説明しようとするよりも、症候群の内的な心理学的構造を研究し、脳の諸要素の間に力動的に表象されるものとして描かれるような機能系に言及することで説明しようとした。

そのようなわけで、フロイトは、科学者として生涯、自らのさまざまな臨床観察を説明するために仮定した心的装置は暫定的な構成概念であり、何らかの形で脳組織に表象されるにちがいない機能系である、という認識を持ち、「足場を建物と誤解してはならない」（1900a）といった類のことを常に主張し続けた。精神分析はいつか神経科学と再び合流しなければならないという趣旨の意見をフロイトが何度も述べていることはよく知られている[16]。しかし、彼は、このようなことは、神経科学が人間の心的過程の複雑で力動的な性質を扱うことができるような方法を開発するまでは不可能だろうと主張した。そのようなことが可能になるまで、精神分析は、心的装置の内的組織化や機能的原理を、その解剖学的な表象は無視して、それ自身の言葉で、純粋に臨床的な方法を用いて、吟味し明確にしていくべきだとフロイトは主張した。

したがって、脳の心理学的力動を擬似解剖学的な用語で概説しようとした一八九五年の『プロジェクト』を最後に[17]、フロイトは神経解剖学的な視点を、将来それが発達するまでの間、無視することにしたのである。

研究によって、心的活動は、他の器官とは異なり、脳の機能と強く結びついているという動かぬ証拠が出てきた。脳のさまざまな部位が異なる重要性を持ち、特定の身体の部位と特別な関係を持っていたり、特定の心的活動と特別な関係を持っていたりするという事実の発見により、私たちはさらに一歩前進することになった。それがどの程度の前進かはわからないが。しかし、そこから先に進み、心的過程の局在化を見出そうとするいかなる試みも、概念を神経細胞に蓄積されるものと考えようとしたり、興奮を神経線維にそって移動するものとして考えようとしたりするいかなる努力も、まったくうまくいかなかった。……ここには現時点で埋めることのできない隔たりがあり、それを埋めるのは心理学の課題の一つでもない。私たちの心的局所論はさしあたって解剖学とは関係ない。解剖学的な部位と関係があるのではなく、身体のどこに位置づけられるにせよ、心的装置における領域と関係があるのだ。この点において、私たちの仕事は制約を受けないし、自らの必要にしたがって進めばよいのである。しかしながら、現状では、私たちの仮説は図的な説明以外の何物でもないものに着手したところだ、と自らに言い聞かせておくのがいいだろう。［1915e, p.174-175、最初の強調は引用者。二番目の強調はフロイト自身による］

フロイトの立場は以下のように言い直すことができる。心的過程の神経学的組織化を明らかにするためには、二つの段階が必要である。第一に、問題になっている過程は、十分に心理学的な分析を受けなければならない。その目的は、問題の機能系の内的構造を、脳の組織化に関係なく、明らかにすることである（これはフロイト自身が自らの科学者としての人生を捧げた課題である）。その後で初めて、その心理学的過程の脳における相関物を、正確に妥当性をもって同定することが可能になるだろう（これはフロイトが未来に託した課題である。彼の時代にはその実現を可能にする方法も、彼が心理学的な研究によって明らかにしたような力動的機能系を局在化するための方法もなかったからだ）。フロイトの立場をこのように簡潔にまとめても、精神分析と神経科学の関係に関するフロイトのすべての言葉と矛盾は生じない。

このように精神分析は神経学的科学と非常に特別な関係にある。精神分析の基本的仮説と方法は、行動神経学の十分に確立された伝統の中にあり、一貫して臨床記述を重視する立場をとってきた。この考えは、最初シャルコーによって広められ、その後はジャクソンに従って、複雑な心的能力を脳の狭い部分に局在化できるという考えを常に却下してきた。これが行動神経学の力動学派である。この学派は、長年にわたって、マリー、フォン・モナコウ、ピック、ヘッド、ゴールドシュタイン、ルリヤ、ブラウンのような著名な医師や理論家と関わりを持ってきた（Riese, 1959を参照）。同じように、力動的で反局在論的な機能的概念は近年、「コネクショニスト」や「神経ダーウィニズム」学派といったような理論神経科学の新しい学派全体を生み出したが、これらは現在、非常に人気も影響力もある。

臨床神経学の力動学派の影響それ自体は、数十年にわたって盛衰を繰り返してきた。現在は衰えてきている。医学における技術的補助機器の使用の大きな進展にともない、臨床判断という匠の技はもはやあまり高く評価されなくなり、医学における人間的な要素は失われつつある。それゆえ、皮肉にも、精神分析は、神経学のこのような分野とともに、古典的内科学の偉大な臨床的伝統の前哨基地の一つとして並び立っていると言えるかもしれない。

しかし、（過去よりも将来に目を向けると）私たちの目的にとって重要なポイントは、フロイトが神経学から心理学へ引き継いだのが、基本的な方法、すなわち、シャルコーの臨床記述法（あるいは後に有名になったような症候群分析法）であり、また心脳関係の基本的な概念化、すなわち、反局在論や力動的概念化であったということである。このような概念化は、器質的な病因の有無を問わず、心理学的症候群の心理学的な分析方法を優先するものであった。この方法論、これらの基本原理が、精神分析の研究対象や私たちの研究への取り組み方、そして何よりも重要なことに、精神分析が生み出す知の性質を決定してきた。

したがって、いまこのような性質の知を脳についての知と統合することを望むなら、自然な接点は、共通の基本仮定を持つ神経科学のあの分野、精神分析もその中から生まれてきたあの分野ということになるだろう。それはすなわち、臨床的な行動神経学の力動学派ということになる。そしてこの学派はフロイトの死（一九三九年）後まもなく、力動的神経心理学という新しい科学を生み出した。臨床から生み出された精神分析の知を脳の知と結びつけようとすれば、つまり、精神分析とは基本的に相いれない方法、フロイトがきっぱりと拒否した方法によって生み出された知と結びつけようとすれば、一八九五年のフロイトがまさにそうであったように、推測に頼る必要があるという解決できない問題に直面するだけではなく、場合によっては精神分析がその上に構築された基本的な柱を破壊する可能性を認識しなければならなくなる。精神分析に価値があると考えている人ならきっと、その過程で精神分析が成し遂げてきたことをすべて捨てなければならないということになるなら、精神分析を神経科学に適合させても意味がないという気持ちになるだろう——この問題についてはフロイトも最も基本的なところではそのように考えていた。

第二章　精神分析と力動的神経心理学の起源――ルリヤの業績[1]

本章では、フロイトの死後に起こった主要な発展の一つについて述べる。これは精神分析の起源となった神経科学の一分野で生じた。この発展こそが、フロイトの基本的な前提に合致する形で、精神分析と神経科学を再統合できるような方法を提供すると私たちは信じている。

ルリヤとソビエトの精神分析

一九二二年、ある若い心理学者がフロイトに手紙を送った。カザン市で彼が結成した新しい精神分析協会について、フロイトからの公式な承認を求める手紙だった。この男性こそアレクサンドル・ロマノヴィッチ・ルリヤである。[2] フロイトは承認を与え、その後の短期間、手紙のやりとりがあった。この往復書簡は現在でもモスクワにあるルリヤの家族の記録保管所で見ることができる。[3] 引き続く二年間、ルリヤは広範な精神分析的研究を行い、多数の論文、単著、短報を発表し、地方の精神病院で臨床業務を行った。[4] その後ルリヤはモスクワに移ってロシア精神分析協会に入り、一九二〇年代の残りの期間、精力的に精神分析の研究を続けた。[5] ルリヤは、自分が精神分析に惹きつけられたのは、心理学の学派の中で唯一精神分析のみが、物質主義的科学に確固とした根を張り、かつ現実の人間存在の生きた経験を研究していたからだ、と書いている。ヴァン・デル・ヴィアとヴァルジナー（Van der Veer and Valsiner,

1991）は、ソビエト連邦の精神分析協会の歴史は大部分がルリヤの業績に拠ると言っても決して誇張ではない、と主張している（p.79）。

しかし、ソビエト連邦における政治的見解の潮流はすぐに精神分析に反対する方向へと転換し、一九三〇年代初頭までにルリヤは、命とは言わないまでも、自らの学問的なキャリアを絶たれることを恐れ、ロシア精神分析協会から脱退し、突如として精神分析に関する活動をすべて停止した。彼は悔悟のスピーチも行い、自身のイデオロギーが誤っていたことを認めた。つまり当時の党の綱領に従い、「精神分析は人間の行動を生物学化し社会的起源を無視している」と認めたのである。[6] これはフロイトの教えをあれほど複合的に理解した人物の発言としては、驚くほど素朴なものだが、重要なのはそこではない。[7]

ルリヤは（表面上は）精神分析を断念したが、これは彼が科学的思考を発展させた結果ではなく、政治的・イデオロギー的な圧力の結果であることは疑いようがない。この見方を裏付ける事実はしっかりと文書化されて至る所に存在しており、ここで詳細に議論する必要もない（例えば以下を参照。Kozulin, 1984; Lobner & Levitin, 1978）が、基本的には、一九二四年から二九年にかけて科学論文や大衆向けの出版において批判が強まっていくにつれて――これはルリヤ自身に対する直接的・間接的な批判も含めてだが――「精神分析はソビエト連邦において、好ましからざる科学となった」（Van der Veer and Valsiner, 1991, p.78）。ルリヤが糾弾され、「イデオロギー的な逸脱により有罪」（Kozulin, 1984, p.20）であると見なされてからは、ロシア精神分析協会を辞し、またそれに伴って自らの見解を公的に否定することこそが、彼がその重要な仕事を続けることができるであろう唯一の方法だった（Pappenheim, 1990, p.5)。彼の同僚の多くがブラックリストに挙げられ、何人かは処刑された。そして「生き残った者は、徹底して疑いの目を向けられた中で生きる」(p.22)ことになった。

しかし、これまで数多くの著者が指摘したように、ルリヤの科学的な方向性に対する見かけの変化は実際、彼の根底にある、研究を実践して発見を概念化する際の精神分析的手法への傾倒には影響を与えなかった。方向性の変化はうわべを取り繕う以上のものではなかった。

発行された[彼の]論文や公文書は、額面どおりに受け取ってはならない。そうではなく、そこから蒸留して解読するための大雑把な材料と考えなければならない。[Kozulin, 1984, p.1]

ルリヤの場合、一九三〇年代に彼が精神分析を放棄したことは、その話題に関して口を閉ざされたことの結果であるのか、あるいはそれに対しての一種の抵抗なのか、今一つはっきりしない。[p.89][8]

つまり、ルリヤは常に彼の専門領域内における職業的一貫性を何とかして維持していた。その一方、専門領域外では自身を当局の要請に順応させていた。内面の自律性と外面の従順性の微妙な組み合わせが、……スターリン主義に対する……ルリヤの反応の特徴である。[Joravsky, 1974, p.24]

ルリヤが精神分析について後悔し否定した後に彼が発表したものにざっと目を通せば、彼がフロイトに負っていた基本的な概念や方法論は、単に「何層ものイデオロギー的用語の下に埋もれている」

(Kozulin, 1984, p.1) だけであることがはっきりと見てとれる。これはルリヤが、公的には精神分析およびそれが表すものすべてを否定したにもかかわらず、彼のポスト精神分析の時代、神経心理学者の時代にも、以前と同じ基礎的方法を用いて、以前と同じ科学的目標を追求していたという事実を説明する。精神分析という語はもはやルリヤの著作(自由連想についての実験的研究や、正常な児童と異常のある児童におけるさまざまな心的機能の発達についての臨床的研究に関する報告)から姿を消したにもかかわらず[9]、これらの著作(例えばLuria, 1929, 1932a, 1936, 1961, 1968a)がグリンスタインの『精神分析に関する著作目録』(Grinstein, 1956-1975)に収載され続けたという事実からも、これは明らかである。この継続性が最も明らかなのは、おそらく、ルリヤの『人間の葛藤の本質』という本(Luria, 1932a)だろう。この本は彼がロシア精神分析協会のメンバーだった頃に始めた研究に直接基づくものだが、文中ではフロイトの名や精神分析的なテーマは細心の注意を払って避けられていた。そのかわりに、ルリヤは自らの発見をジャクソン主義の枠組みの中で概念化した――ちょうどフロイト(Freud, 1891b)が行ったようにである。ルリヤは以下のようにジャクソンの理論を強調した。

神経装置の上位の層は抑制性であり、古い脳システムの原始的な反応を抑えている。これには形態学的に上位の層が持つ、抑制的で組織化を行う役割が含まれるとともに、高次機能系が持つ類似の役割も含まれる。このようにして生物学的・歴史的進化という複雑な過程が形成されてきたのである。ジャクソンは……失語について研究し、このような複雑な機能的層構造が障害を受けた場合に起こる、自発性の障害及び情動の障害において、発話が一次的な構成的役割を持っていることを指摘した。この

説明は私たちにとって決定的に重要である。〔Luria, 1932a, p.370〕

精神分析家なら、このモデルが精神分析のモデルであると気づくだろう。それゆえ、ルリヤの下で学んだマイケル・コールは、一九六二年からルリヤが一九七七年に亡くなるまでの間連絡を取り合っていたが、次のように書いている。

適切な読み方をすれば、『人間の葛藤の本質』は独特な情報源となる。しかし、彼が一九二五年に書いた精神分析に関する論文と切り離して読むと……この本は多くの理論的立場をとっているために、わかりにくいものになっている。〔Cole, 1979, p.208〕

ルリヤが一九三〇年代以降に書いた他の著作についても同様のことが言える。

彼の著作の内容とスタイルを当時の一般的な政治的社会的論争と関連づけてみると、そうしなければまとまりのない、曲がりくねったコースをたどったように見えるアレクサンドル・ロマノヴィッチの道のりが意味のあるものに見えてくる。彼の精神分析に対する興味は、もはや好奇心をそそる脱線ではないように見えた……彼が次々に話題を転換しているように見えたものはすべて、少数の中心的なモチーフと多様な二次的テーマからなる、手の込んだ音楽作品という様相を呈し出した。〔Cole, 1979, p.198〕[10]

他の著者達も、ルリヤが生涯にわたって臨床的方法及び一症例の集中的な研究に傾倒したことには、引き続いてフロイトの影響があったと認識していた。ルリヤは自伝の中で、自身のアプローチを古典的な行動神経学における臨床記述的な伝統を受け継ぐものとみなしていた。

以前の医学は、顕著な症状を記述することによって、重要な症候群をくくり出そうとする取り組みに基づいていた。この営みは診断と治療の両面において必須のものであると考えられていた。新しい機器が出現したことで、このような古典的な形の医学的手技は背景に追いやられてしまった。現代の医師は、一連の補助的器具や検査を持ちながら、臨床的な真実をしばしば見過ごしている。患者の観察と症状評価が、検査室で行ういくつもの分析に取って代わられてしまっている。そしてこのような検査室での分析は診断の手段及び治療計画として、数学的手法を用いて合成される。偉大な思索家といえるような医師はだんだんいなくなってきた。観察、診断、治療に等しく熟練した、真に優れた医師に出会うのは今や非常にまれである。私は医学における機器使用の役割を過小評価するつもりはない。しかしこのような補助的器具が中心的な手法となり、臨床的思考のために奉仕するというその役割が逆転しているようなアプローチに対して、強く拒否したいと思う。……前世紀にはこのような補助的な検査手法がほとんど無く、臨床的観察の技《アート》は頂点を極めていた。ルルダ、トルーソー、マリー、シャルコー、ウェルニッケ、コルサコフ、ヘッド、メイヤーら偉大な臨床家の古典的記述を読む時、そこに科学におけるアートの美しさを見ずにはおれない。今やこのような観察の技は失われたに等しい。

〔Luria, 1979, pp.176-177〕

フロイトもまたこの伝統に深く影響を受けていたことは、これまでに見てきたとおりである。[11] 上記の一節を理解しようとする試みの中で、サックス（Sacks, 1990）は彼自身が「どうしようもなく惹きつけられたのが［ルリヤの］最初期のさまざまな企てであった。すなわち、一九歳の時にフロイトに宛てて手紙を書いたこと、フロイトの激励を受け、カザン市に精神分析協会を設立したこと、そして二〇歳という若さで書いた最初の本が、『精神分析の評価と批判』であったことだ」と書いている（p.185）。同様に、ルチアーノ・メカッチ（Mecacci, 1988）は「（ルリヤの）神経心理学的障害の研究における臨床的アプローチは、疑いなく彼が一九二〇年代に精神分析を通じて得た初期の経験を原動力にしている」と書いている。さらにこう続く。

ルリヤの精神分析への関与は見かけよりも深くそして複雑であり、それは彼が注意してそう見えるようにしていたからである。……モスクワにあるブルデンコ神経外科学研究所で仕事をするルリヤを見たことがある人なら誰もが知っているように、彼の患者に対するアプローチは純粋に臨床的で、行動に対する実験主義者的態度というよりは精神分析のスタイルに近かった。彼は患者を問診し、検査する決まった手順は持たなかったが、自由連想技法を用い、セッションの中で顕わになったものに従って質問と検査を選択した。最後に、このような神経心理学的探求法は各患者に固有のもので、他の患者において同じ方法を再現することはできないものだった。このような臨床的吟味によって明らかにされた神経心理学的な「肖像画」は、個人の心理的生活において歴史的な特徴を理解する、ということに調和するものであった。[12]［p.269］

ルリヤの精神分析に対する変わらぬ関心は、他の友人や同僚達の証言によって直接裏付けられている。例えばオリヴァー・サックスは、私信（一九八七年三月一七日）の中で次のように主張している。

> 彼の（後期における）精神分析に対する態度に関して、ルリヤから直接引用出来るのは一つだけである。一九七五年一二月、私は重度のトゥレット症候群を持つ私の患者（が叫んでいる言葉やうなり声）のテープを彼に送った。中でも、あまりに素早く叫ぶために一見したところ意味のない雑音のように聞こえたのが、とげとげしい（実際パロディー化された）「ゲルマン調」の声で発せられる「Verboten!〔ドイツ語で「禁止」の意〕」という言葉であり、それは時に自己非難（ととれるような調子）であった。後でわかったことだが、これは患者が「許されない」ようなチックや衝動的行為をしてしまった場合に、ドイツ語を母語とする彼の父親が、実際に常に吐き捨てていた言葉であった。私はこれを確認し、実際フォローアップもしたのだが、そのきっかけとなったのは一九七五年の始めにルリヤから来た手紙であった。その中で彼は、「父をチックとして取り入れること」について研究してみてはどうか、と私に勧めた（この手紙の原本を引っ張り出してコピーする必要があるだろう）[13]。私はルリヤが、（外的にも内的にも）活字にして発言することはできない多くのことを、手紙の中だから言っていた、あるいは言えると感じていたのだと思う。そして、このことから私は、彼がまだ、道具としての精神分析、ま

た価値の力動的な記述としての精神分析に対して、少なくとも共感的であると感じた。

ルリヤの個人的な信念についてのこの洞察によって、彼をフロイト及び精神分析へと惹きつけた方法論的理論的原則について、後期の仕事においても変わらず傾倒していたことの意味が理解できる。これらの原則には、とりわけ以下のようなものが含まれる。(1)いかなる病因によるものであっても、心理学的障害では心理学的分析が優先する。(2)調査における質的 - 記述的方法、特に症候群分析を重視した、個別化された柔軟な症例研究によるアプローチ。(3)心的生活の力動的性質に対する正しい理解。これは正常及び異常な心理学的現象を、心的装置のより基本的な諸構成要素間の、機能的相互作用の結果として概念化することを含む。(4)そのような心的装置の発達的、階層的モデルを、複合的な機能系として想定する。[14]

ルリヤと力動的神経心理学

ルリヤは単に隠れ精神分析家であったのではなく、また彼の後期の仕事のすべてが初期の精神分析への関心に還元できるわけでもない。疑いなく、ルリヤの思索はフロイト以外からの影響も受けていた。ヴィゴツキーはその顕著な例である。また、ルリヤの精神分析に対する興味自体、それ以前からあった、彼の全業績を通じて跡をたどれるような、より根源的な興味に規定されていたのかも知れない。ルリヤはこれについて自伝の中で示唆しており、自分が精神分析に惹きつけられたのは、個別記述的 ideographic な科学と法則定立的 nomothetic な科学との間にある対立を橋渡しできるような心理学を探していたからだ、と述べている（Luria, 1979, pp.21-23を参照；Luria, 1925aと比較のこと）[15]。また、ルリヤの精神分析に対する拒絶が外的なものに動機づけられたものであったとしても、個人的なマルクス-レーニン主義への傾倒から、彼が徐々に党の綱領を内在化させていったことは理解できる。何人かの西側諸国の研究者達からの私信によれば、精神分析に対する彼の成熟した態度は、私的な会話においてさえも、時として両価的であったことが窺える[16]。こういった問題は、今ここで調べていることの範囲を超えた、極端に複雑な疑問を提起する。しかし、まとまりのない、ジグザグの経路をたどったルリヤの経歴（Cole, 1979）における精神分析の影響というもつれた糸は、本書の文脈では、彼の業績のもう一つの側面に比べると二次的なものにとどまる。つまり、彼の神経心理学に対する基礎的な貢献という側面だ。以下の頁では、脳-行動連関についてのルリヤの基本的な概念や方法が、フロイトの概念や方法と完全に合致することを明らかにする。

この分野におけるルリヤの仕事が、フロイトが仕事をやめた地点、つまり失語の研究から出発したという事実には注目すべきである。ルリヤはロシア精神分析協会を辞して間もなく失語の問題について調べ始めた[17]。そして最終的に、彼の得た知見を『外傷性失語』（Luria, 1947）という単著にまとめて出版し、賞賛された。彼が表向きは、人間の行動を「生物学化」しているという理由から精神分析に背を向けたという事実を考慮すると、ロシア精神分析協会を脱退した後に彼が医学の研究へと進み、次いで科学における キャリアの残りの期間、行動の神経生物学的基盤を直接的に探求する道へと進んだことは、実に印象的である。

ルリヤは失語に関する彼の本を、その歴史的背景についての考察から始めている。彼はブローカ、ウェルニッケ、リヒトハイム等の古典的な理論を簡単に概観した上で、複雑な心理的過程が脳の個別の「中枢」に局在しているとすることは受け入れがたい、と結論づけた。ジャクソンを引きあいに出し、症状の局在と機能の局在とを区別した。心理的機能は、局所的な脳病変によって「失われる」のではない、と彼は主張した。そうではなく、そういった機能は複雑な、力動的なやり方で歪められているのだ、と。問題に対するジャクソンの反局在論的、進化論的アプローチを彼は賞賛した。そして、（明らかにフロイトについての言及は割愛しながら）彼のアイデアは今世紀になっても同業の研究者達から理解されていない、と指摘した。しかし、ジャクソンの見方は局在化から離れて、脳のさまざまな部位が果たしている均一ではない役割を無視した心理学的、生物学的方向へと、過剰に振れる結果となった、と彼は論じた。ルリヤは自らの研究の中で、局在論と等価論 equipotentialism の間の分断を橋渡しすることを意図していた。これらすべての点において、失語の問題に対するルリヤの分析（Luria, 1947）はフロイトのそれ（Freud, 1891b）とまったく同じものであった。

ルリヤが提出した解決法もまた、フロイトのものとほとんど同じだった。彼は発話及び言語は、心理的過程を下支えする階層的機能系の産物であり、その構造及び生成は複合的で、脳の基本的な感覚運動中枢の間に分散していると考えた。このような類の機能系は、その言葉の普通の意味では局在しえない、とルリヤは論じた。[18] しかし、機能系の基本的な構成要素の部分は——フロイトの発話装置における「礎石」のように——局在する可能性がある。

この場合の「機能の局在」はまた別の問題になる。すなわち中枢神経系、特に大脳皮質における機能系の力動的分散の問題である。複合的な心的過程に「中枢」があると考えるかわりに、脳の各区域が動的に構造化あるいは配置されていると考えるのである。各区域は皮質の特定の分析装置の部分から成り、その特異的な機能を保っているが、一方でさまざまな活動の組織化に、独自のやり方で参加している。［Luria, 1947, p.20］

言語領域の中のさまざまな構成区域（感覚運動分析装置）における病変は、特徴的な失語症候群を引き起こす。しかしこのような症候群の概念化においては、病変が機能系全体に与える二次的効果もまた考慮に入れなければならない。ルリヤはこのシステムが心理的機能を下支えしており、それゆえその症候学には完全な心理学的分析が必要であるということを、繰り返し強調した。この概念的基盤に基づいて、彼は失語の障害の構造を多数の患者において検討し、障害をその根底にある病変と関連づけた。そして彼は新しい発話理論に基づいて失語の新しい分類法を提唱した。その中で彼は、発話の機能系全体としてではなく、機能系の基本的な構成要素の部分だけを局在化するよう心を配った。

フロイトの失語に関する著作に詳しい方々にとっては、このモデルとフロイトのモデルとの間の類似性は（例えばSolms & Sailing, 1986, 1990で考察しているように）即座に見てとれるだろう。しかし、この二つのモデルの間には一つ重要な違いがある。発話装置の末梢に位置している一次運動感覚機能のみが局在しうる、とフロイトが信じていたのに対して、ルリヤは過程の基本的に力動的性質を全体として尊重する限り、発話の複合的な心理的過程におけるすべての段階が局在可能であると信じていた。彼は末梢の構成要素のみを局在化したのではなく、装置の奥深くにある構造が担っているものも含め、発話過程の全構成要素を局在化させたのである。これは大きな進歩を意味する。

一つ疑問が湧いてくる。ルリヤはどうやってこの一歩を、原理的には可能であるはずだとフロイトが常々認めていながら、実際には達成できなかった段階を、進めることができたのだろうか。そこには二つの本質的な要因があった。第一にルリヤの業績（Luria, 1947）が基づいていた言語の心理学的理論は、フロイトの時代より洗練されたものになっていた。これによって彼は、言語を支える機能系の構成要素を（局在化可能な形で）同定することができた。つまり、その内的なメカニズムを識別することができたのである。言語についてのルリヤの神経心理学はローマン・ヤコブソンの構造言語学に負うところが大きいが、その詳細をここで詳しく述べることはしない（包括的な説明についてはルリヤ（Luria, 1976a）を参照されたい）[19]。しかし、問題に対するルリヤのアプローチが、根本的にフロイトのアプローチに通じるものであることを認識するのは重要なことである。（第一章で述べたように）フロイトは常に、局在化することが可能となるためには、たとえその方が好都合であっても、その前に心的過程の内的な心理学的構造の包括的理解を得ておくことが必要不可欠であると主張していたからである。

ルリヤがもたらした第二の（かつより重要な）進歩は方法論的なものだった。つまり、心的過程の持つ本質的に力動的性質に適合させるために、古典的な臨床的－解剖学的方法を修正したのである。そして読者も覚えておられるように、これこそフロイトが、精神分析を再び科学に合流させることが可能になる前に必要だと常に主張していた前進――まさに突破口――なのである。

本書の研究の目的にとってこの進歩が明らかに重要だと思うので、これからルリヤの方法論的提案を詳細に検討していく。しかしながら、もはや発話の問題は私たちの唯一の関心事ではない。なぜならルリヤはこの同じ方法を広範囲の人間の心的機能に適用したからである（Luria, 1966, 1973, 1976b, 1980 を参照のこと）。

ルリヤの「力動的局在化」という方法

ルリヤの方法には二つの段階がある。(1)症状の定性化 *qualification of the symptom*、そして(2)症候群分析 *syndrome analysis* である。彼は第一の段階について、以下のように説明している。

> さまざまな要素の障害によって引き起こされた症状は複合的な構造を持っており、その原因もさまざまでありえる。この理由により、症状は慎重に分析され、「定性化」されなければならない。「症状の定性化」は患者の持つ欠損に対する注意深い［心理学的］分析に依存している。これがソビエトの神経心理学者のアプローチの基本的な目標である。彼らは単にある欠損を見つけただけでは決して満足しない。……症状の単離は仕事の終着点ではなくむしろ始まりであり、この仕事はさらに掘り下げられる。彼らは障害された構造を解明しようと試み、症状の根底にある、識別可能な心理学的要素を見つけようとする。これがまず第一に行われなければならず、それによって症状の内的構造が明晰なものとなり、またそれと局在的脳病変との関連についての仮説を定式化することが可能となる。［Luria & Majovski, 1977, p.963］[20]

本書の研究の目的にとってこの後者の課題〔症候群分析〕が重要であるということを考慮して、ルリヤが彼の方法のこの側面について記述している小節を、ここでさらに二つ引用しておく。

症状（特定の機能の喪失）の確定から、それに対応する精神活動の局在化へと前進するためには、長い道のりを旅しなければならない。そのうち最も重要なのは、障害の構造の詳細な心理学的分析と機能系の崩壊の直接の原因の解明であり、あるいは別の言葉で言えば、観察された症状の詳細な定性化である。［Luria, 1973, p.35］

この「詳細な心理学的分析」の目的は、顕在化した症状の根底にある、根本的な障害の性質に関して、仮説を定式化することにある。

研究者にとっての差し迫った課題は、観察された欠損の構造を研究することであり、また症状を定性化することである。そうして初めて、観察された症状の背景に横たわる基本的な要因の同定につながる作業によって、欠損の根底に存在する病巣の局在に関する結論を導くことが可能となる。［p.38］

ルリヤの臨床的方法のこの部分、つまり「症状の定性化」にフロイトの精神分析によるアプローチとの一致を見てとるのは、メカッチが言うように（Mecacci, 1988）、容易なことである。ルリヤの方法は、フロイトが精神医学に対して用いた方法を神経学に対して行ったものだと言うことができるだろう。その狙いは症状を同定し名付けることにあるのではない。症状の根底にある心理学的基盤を明らかにするために、症状に内在する心理学的構造の詳細な実像を得ることにある。
これはただちにルリヤの方法の第二段階に、つまり症候群分析に通じる。

> 症状の定性化は、心的過程の大脳における組織化を分析する際の第一段階にすぎない。この分析の結果が……心的過程の構造と、人間の大脳皮質におけるその「局在」との双方に関して、信頼できる結論に至るための基盤としての役目を果たすために、次の段階は単一の症状の定性化から完全な症状複合体の記述へと進まねばならない。或いは、一般的にそう呼ばれているように、局在する脳病変により引き起こされた行動変化の症候群分析へと進まねばならない。[Luria, 1973, p.38]

調べている機能系の障害の根底にある要因を同定すること（症状の定性化）だけでなく、同じ病変によって他のどの機能系が障害されているのか、またそれら他の障害の根底にどんな要因があるのかを同定することも必要である。これにより、ある一つの病変によって引き起こされたすべての症状の根底にある、単一の基本的要因の同定が可能になる。根底にあるこの共通の要素が、今度は、脳の特定部位の基本的機能を指し示すことになる。

次の段階は、脳のさまざまな部位の病変により、各機能系が障害をうけるその様式の違いを調べることである。異なる脳領域における病変は、機能系を異なる仕方で障害する。異なるタイプの障害が、上述の方法の繰り返しによって同定される――つまり、各病変部位から生じる症状の定性化と、そしてそれに引き続いて、同じ病変に伴って生じる他の諸症状の複合体に対する症候群分析である。この各段階を踏んだ過程により、機能系に寄与する多様な基礎的要素が同定されると同時に、脳の異なる部位が持つ多様な基礎的機能が同定される。

このようにして、各機能系の構成諸要素が同定され、脳組織における局在が決定される。これらは機能系の構成単位であり、心的過程そのものはそれらの間に局在することになる。これが「力動的局在化」という語の意味するところである。局在しているのは機能そのものではなく、その機能を支えている装置の構成要素なのである。これは心的能力全体を局在化すること（つまり古典的な神経学者による狭義の局在論）とはまったく異なるものである。

症候群分析が、心的過程の大脳における組織化にかなりの光を当てて、その内的構造に関して多大な洞察を与えたことが、容易に見てとれるだろう。これは心理学者達が何世紀もの間できなかったことである。……すべての複雑な精神活動は、さまざまな構成要素で不調をきたす機能系であり、また（障害のされ方は違っても）さまざまな状況で脳が損傷をうけると障害されうる機能系である。この事実は、私たちがそれを構成している要素の記述に接近しうることを意味しており、またそれゆえ、心的過程の内的構造を神経生理学的に分析する新しい方法を発見しうることを意味している。……前述のすべての見解から、局在する脳病変に起因する心的過程の変化を観察することが、精神活動の大脳における組織化に関して知るための、最も重要な源の一つでありえることは明らかであろう。しかし、この方法を正しく使用できるのは、その試みが、心的過程の皮質における局在を直接的に探求することを断じて拒む場合のみであり、またこの古典的なやり方を別の分析に置き換えた場合のみである。すなわち、精神活動が異なる局在する脳病変によりどのような変化を被るかについての分析と、各脳システムによりいかなる要素が精神活動の構造および複合的形態にもたらされるかを分析するのである。

［Luria, 1973, p.42］

ルリヤのアプローチが臨床解剖学的局在化という古典的な方法とどのように違うのかについては、次の類比が最もうまく伝えている。

皮質の局在性の問題を調べたことのある研究者のほとんどは、機能という語が「特定の組織の機能」を意味することを理解している。胆汁の分泌が肝臓の機能であり、インスリンの分泌が膵臓の機能である、と考えることはまったく自然なことである。光の知覚が網膜の光感受性成分と、それに接続した、視覚皮質の高度に専門分化した神経の機能であるとみなすことは、同様に論理的である。しかし、この定義は機能という語のすべての使用法と一致するわけではない。私たちが「呼吸機能」と言うとき、これを特定の組織の機能であると理解することができないのは明らかである。呼吸の究極の目的は肺胞に酸素を供給し、肺胞壁を通して血中に拡散させることである。この過程全体は、特定の組織の持つ単一の機能としてではなく、一つの完結した機能系として遂行され、分泌器官、運動器官、そして神経器官の異なるレベルに属する多くの構成要素を統合している。このような「機能系」は……その複合的構造が異なるだけでなく、その構成要素の可動性も異なる。［Luria, 1979, pp.123-124］

フロイトもまた、古典的な臨床的‐解剖学的方法によっては、基本的な知覚過程のみが局在化可能である、と認識していた。ルリヤが果たした進歩の本質は、より複雑な過程に、つまり、心的装置の奥深くで起こっている過程に、対応できる方法を考案したことだった[21]。明らかにこの方法は、フロイトがそうあらねばならないと主張していたように、複雑な心的過程の力動的性質に対応することができる。

　複合的な心理的能力が、脳のさまざまな部位への損傷によって、異なる仕方で障害を被るその様態の全容を、この方法によってひとたび調査し終えたならば、その能力の根底にある複雑な機能系に、脳のどの部位がどのように寄与しているかを同定することで、その力動的な神経学的表象を発見するだろう。このようにすることで、その能力を脳のどこか一つの部位に局在化してしまうのではなく、力動的な相互作用がその心理的能力を表す生理学的過程を生み出す部位の間に、さまざまな構成要素を同定することになるのである。

　ルリヤの方法についてのこれまでの説明が十分に明晰なものであれば、読者は彼の方法がそれ以上のものを達成していることに気づくであろう。それは私たちに、心理的能力の構造について、新しいことを教えている。物理的な観点から言えば、それが同定しているのは、それぞれの心的能力を構成している、基本的・要素的機能なのである。

　ルリヤのこの方法は大きな前進を表していると思う。なぜならそれによって、いかなる心的能力であっても、それがどれだけ複雑であろうと、精神分析が拠って立つ基本的な前提と矛盾することなく、その神経学的な組織化を同定することが可能だからである。この方法によって、心理的諸機能は引き続き、それ自身の心理学的観点から理解されることになる。その本質的で力動的な性質を尊重しながら調節できる。それらを解剖学と生理学に還元することなく、その神経学的表象を顕わにしていく。こうして、その内的構造について新しい何かを知ることができるのである。

次章では、この方法を具体的な例を用いて詳しく説明する。

第三章　例——夢見の神経力動

本章では、力動的局在化というルリヤの方法が実際にどのように役立つかを示してみる。この力動的局在化という方法は精神分析と神経科学とを結びつける自然な方法として推奨される方法である。例として私たちが最近まとめた一つの研究を選んだ。夢見の機能がいかに神経学的に組織化されているかをまとめたものだが（Solms, 1997a）、夢見は精神分析家が特別な関心を寄せる主観的な心的過程でもあるからだ。

　夢見のような複雑な心的機能の神経学的組織化を解明するために、まず、脳の病変の部位が異なると夢見の障害のされ方がどう変わってくるかを同定する必要がある。次に、これらの障害を詳細に心理学的に分析する必要がある。第二章で述べたように、ルリヤはこの分析的過程を「症状の定性化」と呼んだ。単に、夢見は脳のどこその部分の損傷によって障害されると述べるだけでは不十分で、夢見の心理学的構造がそれぞれの病変によってどんなふうに変化するかを正確に知る必要がある。そのためには、その機能の障害を説明する根本的な要素を分離するとともに、関心が向けられている主要な症状とともに障害されるそれ以外の心的機能も分析する。ルリヤはこの過程を「症候群分析」と呼んだ。一つの限定された部分の脳病変によってさまざまな心的能力が障害されるとしても、そのすべてに共通するものがあるはずで、この共通の要素が、その病変によって損傷を被った脳の部分に通底する基本的機能を表す。この通底する要素を同定する中で、どのように、だけではなく、なぜ夢見が、当該部分の損傷によってダメージを受けるのかを明らかにするのである。これによって、最終的には、夢見を支える機能系の根本的構成要素がはっきりしてくる。

巣症状を示す脳病変を持つ患者の夢見の研究をするためにこの方法を用いたところ、脳の六つの異なる部位への損傷によって夢見がさまざまに異なる形で妨げられることがわかった。これらの部位は図3－1（六三頁参照）で色をつけた領域として示されているが、これはCTスキャンの画像に基づくもので、脳の水平断面を底部（図では左上）から頂部（図では右下）へと示したものである。

領域A、B、C（図3－1の記号を参照）の部分、すなわち、どちらかの半球の頭頂葉下部、もしくは前頭葉の腹内側の深部の脳が損傷を受けると、夢見の意識的な体験は完全に停止する。このことは、夢見の機能が脳のこれらの部分に狭く局在しているということを意味しない。それはむしろ、脳のこれら三つの部分に局在している構成要素の機能は、夢見の過程全体に基本的なものであるということを告げている。というのも、それらのうちの一つでも損傷を受けると、夢を意識的に体験することが不可能となるからである。これがなぜ正しいかは、それらの要素の機能的な特性を同定し、夢見の過程全体でそれらが果たす役割を同定することによって明らかになる。これを行うためには、その病変が、それによって完全に失われるわけではないそれ以外の機能にどのような効果を持つかを分析するしかない。つまり、これらの三つの領域が夢見の過程全体に行う機能的な貢献は、夢見の消失が各症例において埋め込まれている心理学的症候群の分析によってのみ、見分けられるということである。症候群分析はこれらのそれぞれの症例においてどのようなことを明らかにするだろうか。

第一症候群：夢見の停止（左頭頂部の損傷）

左下頭頂葉の病変によって引き起こされる夢見の消失は、左右失見当識（左と右とが空間的に区別できないこと）、手指失認（指を区別することができないこと）といった症状と関連している。これらの症状は、ゲルストマン症候群〔巻末の「神経科学用語のに関するメモ」三五五頁参照〕を構成する症状だが、それを心理学的に分析すると、そこに見られる基本的構成要素の機能が、空間的に組織化された異なるモダリティの情報から抽象的な概念を引き出すことである、と示唆される（これは、ルリヤが「擬似空間の統合 quasi-spatial synthesis」と呼んだ機能である）。この基本的機能の障害によって、知覚情報を象徴的に表象することができなくなる（Luria, 1973, 1980）。これらの患者では、一次知覚の能力においては何の問題もない。しかし彼らは、あらゆる知覚モダリティにおいて、知覚情報から高次の抽象概念を引き出す能力を失う。――つまり、具体的な情報を概念化してそれに象徴的な操作を行うことができなくなる（これらの機能が著しく障害された症例については第七章で報告する）。左頭頂葉下部の損傷によって引き起こされる夢見の消失がこの症候群に埋め込まれているという事実は、抽象化、概念化、象徴化が夢見の複雑な過程において、重要な基本的構成要素の機能であることを示している。さらに興味深いのは、左頭頂葉下部メカニズムの擬似空間的性質は、この領域で生じる心的過程が継起的なパターンよりもむしろ同時的なパターンの形で表象されることを意味するという事実である（前頭葉〔図3‐1の領域CとH〕においてもこの形で表象される。Luria（1966, 1973）を参照されたい）。

抽象化、概念形成、象徴化のような過程が左頭頂葉下部の領域の損傷によって妨げられるという事実は、これらの機能が脳のその領域に狭く限局しているということを意味しない、という点には注意が必要だ。それは単に、左頭頂葉下部が精神活動に与えている基本的機能が、これらの複雑な機能すべてに参加している、ということを意味する。そのため、（夢見も含めて）これらの機能のすべてがこの領域の損傷によってダメージを受ける。しかしながら、夢見の機能が他の多くの基本的な機能の参加を必要とする（以下参照）ように、「抽象化」、「概念形成」、「象徴化」のような機能も他の異なる構成要素の機能の調和された働きを必要とし、そのそれぞれが異なる脳の領域の寄与を受けている。

第二症候群：夢見の停止（右頭頂葉の損傷）

右頭頂葉の病変（図３‐１の領域Ｂ）によって引き起こされる夢見の停止は、視空間的ワーキングメモリの欠落（すなわち、視空間情報を短時間記憶することができないこと）を伴う。これは、この領域が夢見の複雑な機能に与えている基本的要因が、情報を心の視空間的媒体の中に具体的に表象する能力であるということを示唆する。これらの患者も、一次知覚の欠損はどのモダリティにも見られない。しかしながら、彼らは知覚的情報を同時的な視空間的パターンで意識の中に保つことができない。これは、内的に生み出された情報にも外的に生み出された情報にも等しく当てはまる。夢の意識的体験にこの基本的な心理学的機能も不可欠であるとわかったとしてもさほど驚くことはないだろう。

繰り返しになるが、これは、「視空間的ワーキングメモリ」が右頭頂葉に狭く局在しているということを意味するのではなく、まして「夢見」がそこに局在しているということを意味しているわけではない。それはただ、夢見と視空間的ワーキングメモリとが、脳のこの部分によって寄与される基本的構成要素の機能を共有している、ということを示すにすぎない。

第三症候群：夢見の停止（両側深部前頭葉の損傷）

両側の前頭葉腹内側領域の白質の病変の症例において、心理学的な分析が明らかにしたのは、夢見の停止は、さまざまな精神症状を伴うということで、その中でも最も目立つのは、無力症（自発的な動機づけの欠如）である。この症状（神経心理学者にはよく知られた症状だが）の注意深い分析が示唆するのは、脳のこの部分の損傷によって障害される基本的構成要素の機能――すなわち、無力症と（このタイプの）夢見の消失に通底する共通の要因――は、自発的な動機づけに影響を及ぼす、ということである。

これは、「夢は泡である」（Freud, 1900a）[1]という見解に反対し、その代わりに夢が重要な心理学的出来事であるとするフロイトの議論を裏付ける重要な知見である。この知見はまさに、神経心理学的なアプローチの価値を示している。というのも、それは、夢の機能に関して広く知れ渡った誤った概念――夢は「動機づけの面では中立的な」出来事であるという見解（McCarley & Hobson, 1977, p.1219）――を正す知見だからである。この誤った概念はほぼ五〇年にわたって夢に関する神経科学的思考を支配してきた。それは生理学的解剖学的な方法から生じてきた概念だが、それだけでは心理学的問いに答えることはできないのである（Solms, 1995a, 1999s, in press［a］を参照）。

この症候群を生み出す病変の部位（前頭葉の腹内側白質部分）は、重い精神疾患の治療として二〇世期中頃によく行われた修正型前頭前部白質切断術という外科手術の標的となった部分に正確に一致する。白質切断術を受けた患者の神経症状や精神病的症状を抑えるものが何であれ、それは夢を生み出すことも妨げる。[2]

繰り返しになるが、これらの知見は、「動機づけ」の機能（あるいはリビドー的欲動）が前頭葉の腹内側の深部白質に局在しているということを意味するものでは決してない、ということを言っておかねばならない。ただ言えることは、この部位の神経線維が人間の動機づけに決定的に重要な基本的機能に寄与しているということだけである。

脳の他の部位への損傷は夢見についてはより軽微な障害にとどまる。そして、そのことは、夢見の過程全体を神経心理学的に組織化するうえでさらに光を当ててくれる。この場合、基本的な心理学的欠損は一次症状の定性化とは容易に区別され、症候群分析は、最初の結論を単に確認するか詳しいものにするだけである。

第四症候群：非視覚的夢見（後頭 - 側頭葉の損傷）

後頭 - 側頭葉の腹内側の領域（図3 - 1、領域D）の損傷は、非常に奇妙な症候群をもたらす。これらの患者は夢の体験は続くが、その夢は、視覚像を欠いている、あるいは視覚像の特定の側面を欠いている（顔を視覚的に思い描いたり色や動きを視覚的に思い描いたりすることができない）という事実以外は、他のすべての点で正常である。このきわめて選択的な夢見の障害は、覚醒時の像の選択的障害——神経心理学者には想起不能 *irreminiscence*（心的像を形作ることができないこと）として知られている症候群——を同じように伴う。ここで、覚醒時と夢の双方の像の障害を説明する基本的構成要素の機能は視覚パターンの活性化（Kosslyn, 1994）として知られているものである。そしてこれはフロイトが「視覚の表象可能性」と呼んだものの、欠かすことのできない先行条件である。この機能は、知覚表象の内因性の活性化を含むと考えられている。先に述べた頭頂葉下部の症例とは違い、これらの（後頭 - 側頭葉の）

症例では、障害は患者が視覚的な知覚情報を具体的に表象する能力に及んでいる。これは象徴的な認知の障害ではない。だから、この構成要素の機能は夢見の視覚的な幻覚過程に関わることになるのだが、それは驚くことではないだろう。

しかしながら、特に興味深いのは、視覚パターンの活性化は、現代の心理学者によって「逆行性投射 backward projection」（Kosslyn, 1994）と呼ばれている現象と密接に関連していると考えられているということである。これは、フロイトが「局所的退行 topographical regression」と記述したメカニズムと同一の過程である。これらの事実と、このような患者の夢が（非視覚的な夢であるという特徴以外は）あらゆる点で正常であるという事実と合わせて考えるなら、夢見の「パターン活性化」という構成要素は、夢という幻覚的な過程の終末端側に置かれるべきであるということになる。このことから、夢においては、抽象化、象徴的認識、概念化の段階は、具体的な知覚表象の段階よりも先行する（すなわち、夢は通常の知覚的認知の順序と逆の順番で生じる）ということが示唆される。[3]

第五症候群：夢／現実の混同（前頭葉辺縁系の損傷）

前頭葉辺縁系領域（図3－1、領域E）[4]における損傷も、同じように奇妙な、しかし先のものとはまったく異なる症候群をもたらす。この領域に損傷を受けた患者は、夢を見続ける――実際のところ、夢を過剰とも言えるくらい見て、ときに一晩中夢を見ているようなこともある。しかし、彼らは夢と現実の体験を区別する能力を失っている。これらの患者の心理学的研究よれば、その他の点でも現実面でのモニタリングに関する判断が障害されていることが明らかになっている。従って、彼らは、関連する広範な症状を示す。例えば、病態失認（病気の自覚がないこと）、無視（空間の左半分への無関心）、複製的記憶錯誤（二つの異なる現実を融合して一つと体験すること）、作話性健忘といった症状である。症候群分析から明らかになるのは、これらの症例に通底する共通の要因は、現実検討の障害で、さらに神経心理学的分析によれば、これは「〔記憶〕痕跡の興奮性の均等化」によると示唆されている。これは、心の選択性が基本的に欠損していて、知覚、思考、記憶、幻想、夢の間の区別が出来なくなる。臨床の面接場面から引用した次の抜粋は、その欠損をよく示している（Solms, 1997a,p.186）。

患者：夜、夢はまったく見ませんでしたが、絵の中で考えるような感じはありました。私の思考が現実のものとなるような気持ちがしました。私が何かについて考えると、それが実際に目の前に見えてきて、私はとても混乱してしまい、実際に生じたこととただ考えているだけのこととの区別が時々わからなくなるのです。

検査者：これらのことを考えていた時、起きておられましたか？

患者：答えるのは難しいですね。まるで寝ていないかのようです。というのもあまりにもたくさんのことが起こりましたから。でももちろん、それは実際に生じたことではありませんでした。私はただ、これらのことを夢で見ていました。でも、普通の夢のようではありませんでした。これらのことが実際に私に起こっているかのようで……

例：私は〔亡くなった〕夫の姿が見えました。彼は私の部屋に入ってきて、私に薬をくれました。そして私に何か言ったのですが、翌朝、私は娘に尋ねました。「本当のことを言って、彼は本当に死んだの？」。娘は「そうよ、ママ」と言いました。だからそれは夢だったはずで……

もう一つの例：私はベッドで寝ていました。そして、ちょうどそのようなことが起こりました。夫がそこで私に話しかけてきたのです。それから私は立ち去って子どもを風呂に入れ、突然、私が眼を開けると「私はどこにいるのだろう」と思いました。私は一人でした。

検査者：眠っていたのですか？

患者：そうは思いません。私が考えていることがそのまま現実になったかのようです。

それゆえ、これらの症例では、明らかに、夢見の障害を扱っているというよりも、通常は夢見や夢のような思考を抑えている因子（つまり、退行を抑えている因子）の障害を扱っていると言える。その結果、覚醒時の認知と夢見とが区別できないようになってしまうのである。

第六症候群：反復する悪夢（側頭葉てんかん）

側頭葉辺縁系（図3-1、領域F）を侵す神経発火性の病変と関連するこの症候群は、ステレオタイプな悪夢の反復という形を取る。これらの悪夢はてんかんの複雑部分発作と関連していて、実際、このような悪夢はてんかん発作に相当するものであると述べるのは理にかなっていると思われる。この相同性は、例えば、これらの患者が体験しているステレオタイプな夢の場面がてんかん患者の覚醒時の発作やアウラ〔前兆〕においても現れる、という事実によっても示される。さらに、同じ夢の場面が人工的に側頭葉を直接刺激することによっても生じるという事実、また、反復する悪夢はその基礎にあるてんかん性障害の薬物治療もしくは外科的治療がうまくいくと消失するという事実は、辺縁系での神経発火が実際の所、これらの夢の発生において、原因的役割を果たしていることを示す。このことは、感情的覚醒という要因が、夢過程の機能母体の全体像に追加されねばならないことを示唆する。また、この要因は、この過程の発生側、開始端側に置かれるべきことも示唆する。つまり、先に議論した視空間的表象メカニズムが置かれる端とは反対側に置かれるということである。

結論：夢見の機能解剖学

これら六つの臨床解剖学的症候群の分析を終えた今、私たちは、夢見の機能の神経力動的局在化を概観するところにやってきた。夢見の過程は、六つの根本的構成要素の部分を持つ機能系の上に展開するように思われる。その六つとは、左頭頂葉の下部領域、右頭頂葉の下部領域、前頭葉の深部腹内側領域、後頭頭頂葉の腹内側領域、前頭葉の辺縁系領域、側頭葉の辺縁系領域である（図3－1の領域AからF）。夢見の機能が、これらのいずれかの領域の中に局在しているわけではないことに注意されたい。夢見はむしろ、機能系のこれらの異なる構成要素の部分の間で全体的に展開する力動的過程であると考えなければならない。この過程は、力動的には次のように局在化されると言ってよいだろう（図3－1を参照）。夢見は覚醒刺激とともに始まるが、その刺激は、腹側の中脳（領域Cにおける病変によって損傷を受ける神経線維の神経核がある部分）、もしくは側頭葉の辺縁系領域（領域F。反復する悪夢を引き起こす神経発火性病変の位置）に端を発する。夢見がしばしばREM睡眠（図3－1の領域Gにある橋－脳幹メカニズムによって生み出されることが知られている状態）として知られる生理学的状態を伴うという事実は、こ

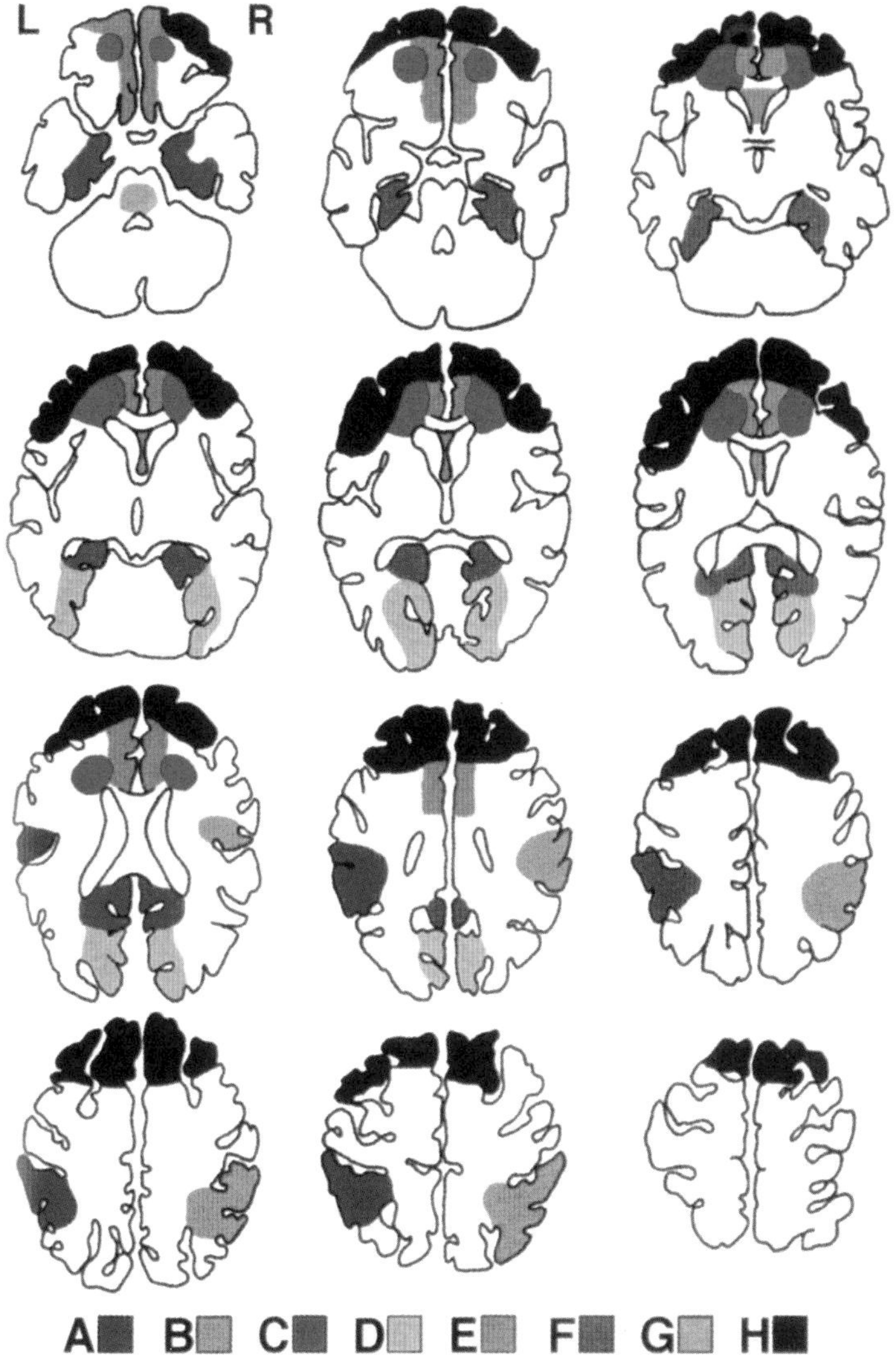

図 3-1

の領域も夢見の過程の引き金を引くメカニズムに含められねばならないということを示唆する。この事実とその他の根拠（Solms, in press［a］）から、眠っている脳を覚醒させる刺激は何であれ、夢の過程の引き金を引く力を持っている可能性が示唆される。しかしながら、これらの領域の中でも、前頭葉の深部腹内側領域の損傷だけが夢見の完全な停止をもたらすという事実からは、脳のこの領域が、夢の過程そのもの（フロイト（Freud, 1900a）の用語を用いるなら、夢の作業）を開始させる最終的な共通経路となっていることが示唆される。

前頭葉の深部腹内側領域が、通常の動機づけに不可欠な領域であることは既に見たとおりである。この領域の深部にある神経線維がひどく損傷を受けると夢見が停止するという事実は、夢見が動機づけられた過程であり、通常の覚醒時の認知と自発的な行動を始めるのと同じ力によって駆動されるということを示唆する。今しがた概観した夢の過程の引き金に関する他の知見も一緒に考慮に入れると、これらの動機づけのシステムの活性化は、まず第一に、眠っている脳を覚醒させる刺激に対する反応（例えばREM活性化）であることが示唆される。これらのシステムが働かなくなると夢見が完全に停止するが、覚醒系そのものが損傷を受けた時にはそうならないという事実からはさらに、夢見は睡眠中に覚醒刺激が動機づけとなる関心を惹いた時だけ生じるということが示唆される。運動系（図3-1の領域H）、もしくは少なくともその出力路[5]が睡眠中に抑制されているという事実も一因となって、このように活性化される動機づけのプログラムは、意図的な運動活動に終着することができない。つまり、意図的な行動と睡眠状態とは、相互に相いれない状態なのである。この理由のために、動機づけされたプログラムは、運動的活動よりもむしろ、知覚的活動に終着するように思われる。[6] このことは、ふつうは前頭葉の寄与を受ける継起的なプログラムが、頭頂葉の働きの特徴である同時的なパターンに置き換えられるということを意味する。そして、覚醒刺激に対する反応は、象徴的に（領域A）、空間的媒体において（領域B）[7]、表象される。結果として生じる夢は、睡眠中に前頭葉の辺縁系領域（領域E）が被る機能状態のために反省的な判断が弱められることにもなる。その結果、注意の備給が、夢を見ている間は批判を受けないまま知覚領域に向けられ、頭頂葉領域で活性化される記憶パターンが、視覚バッファー（領域D）へと逆行性に投射される。このように、その過程が終着するのは具体的な知覚表象で、それが今度は振り返りのシステム（領域E）によって過度に備給され、まるで本当の体験であるかのように体験される。夢の妄想的で幻覚的な性質はこのように説明される。

　この例は、ルリヤの力動的局在化という方法が実際にどのように働くかについて、少なくとも何がしかを読者に伝えてくれるだろう。詳細な説明についてはこの概略の基礎となっているオリジナルの研究を参照していただきたい（Solms, 1997a）。簡単に述べたが、この概要によって、この方法が、フロイトは心的機能を狭く局在化する古典的な臨床解剖学のレベルにとどまっているという意見に打ち克つことのできる方法であることが明らかになればと願う。ルリヤの方法を適用することによって生じてきた夢作業の全体図は、「心的構造は一般に、神経系の有機的な要素の中に局在しているとみなしてはならず、むしろ、それらの間にあるというのがよい」というフロイト（1900a, p.611）の仮定とまったく合致する。それは、彼の次のような推奨とも合致する。つまり、私たちは、

　心の活動に捧げられる未知の装置を、実際のところいくつかの部分からなる道具のようなもの（こ

れを私たちは「作用主」と呼ぶ）と思い描かねばならず、そのそれぞれが特定の機能を遂行し、相互に固定された空間的な関係を持つ。［Freud, 1926e, p.194］

ルリヤの方法が夢見の神経力動について明らかにすることは、フロイト（1900a）によって記述された心的装置全体がどのように力動的に脳組織の中に局在しているかについて、なんらかの最初の重要な指摘を与えてくれる。

心理学からの基礎神経科学への出入口

第一章で述べたように、神経科学は広範な下位学問分野を包括し、そのそれぞれがそれ自身の特別な方法を持っていて、神経系の異なる側面（たとえば、神経解剖学、神経生理学、神経心理学、臨床神経学など）と、その生物学的組織化の異なるレベル（全体としてのシステムの機能活動のレベルから個々の細胞の分子生物学のレベルまで）の研究に用いられている。私たちが議論したことは、精神分析と神経科学の適切な接触点は、神経心理学の学問分野で、もっと厳密に言えば、その中でも、神経心理学の中の力動的な伝統を受け継ぐ部門だということになる。それは、神経系を機能的組織化の観点から研究し、心理学的方法を存分に用いており、人間の心的機能の神経学的表象を解明するという目的を持っているからである。

しかしながら、精神分析的知識と神経科学的知識の相関は、神経心理学的なレベルの分析で終わるわけではない。複雑な心的機能を支える機能系の基本的構成要素の部分を、力動的局在化の方法を使って同定することによって、実際、心理学的科学と神経学的科学の間の出入口——概念的な橋——が確立された。それゆえ、神経科学のさまざまな下位学問分野の間の、よく確立された方法論的、概念的なつながりを利用することができるようになる。これによって、精神分析の概念とそれに対応する神経生理学の概念との間を、神経力動的な組織化という全体的なレベルから分子生物学の微細なレベルまで、滑らかに移行することができるようになる。

例えば、臨床解剖学的症候群分析というルリヤの力動的な方法を用いると、夢見を支える機能系の基本的構成要素の部分として、前頭葉の腹内側深部白質を同定することできた。さらに、そのシステムのこの部分の基本的働きを同定することができた。つまり、この領域に損傷を持つ、夢見が停止した患者の心理学的な分析によって、根本的な欠損は、動機づけに関わるものであることが明らかにされた。神経心理学的なレベルから神経生理学的なレベルへと分析のレベルを移すと、なぜこの特定の領域がその特定の働きに寄与しているのだろうか、という問いを立てることが可能となる。解剖学的なレベルの研究からは、この症候群で巻き込まれている白質は、本質的には、中脳の腹側の神経核を辺縁系（たとえば帯状回や側坐核）と前頭葉皮質に結び付けている神経線維からなるということが明らかにされる。ついで、生理学的、化学的方法によって、問題となっている神経線維が、上行性ドパミン作動系の一部を形作り、それは——研究の臨床的、薬理学的方法からわかるように——脳の「好奇心 - 関心 - 予期」もしくは「探索的」な指令システムの一部を形作っている（Panksepp, 1985, 1988）。「これらの系は、獲物探索的な行動や、生物と世界との欲望を掻き立てるような相互作用を扇動する」（Panksepp, 1985, p.273）のである。

これらのつながりは、神経心理学的方法によって私たちが到達した理論的結論を強化するために使うこともできる。たとえば、前頭葉の深部腹内側領域の損傷の症例における夢見の停止は、夢作業そのものの開始へとつながる「最終的な共通経路」の遮断によるということ、また、夢見の機能系のこの構成要素は、夢見の過程の中でも表象の側ではなく生成の側に置かれるべきである、といった結論は、（L-dopa を介した）ドパミン作動性の「探索」回路の刺激が、過剰な夢見や夢様思考の状態をもたらす（これは上述の第五症候群で記述された状態と非常によく似ている）という知見によって確かなものとなる。この結論は、この中脳皮質‐中脳辺縁系のドパミン作動性回路を抑制する薬理学的物質（たとえば、ハロペリドール）が、過剰な夢見や夢様思考を抑制するという事実によってもさらに確かなものになる。

そして今度は、このことによって、夢見の精神分析的理解と、精神病的症状の生成におけるこのドパミン作動性回路の役割に関して近年蓄積されてきた膨大な薬理学的知見との間に、新たな理論的つながりを作り出すことが可能になる。フロイトは常に、夢見はその機能的組織化という点で精神病と類似していると議論してきた。それゆえ、正常な夢見と精神病的な病とが、解剖学的、生理学的、化学的レベルで結びつけられるということがわかっても、驚くことはまったくない。このように、現在利用可能となった膨大な量の精神薬理学的知識をメタ心理学的に理解することが可能となり始めたのである。これらは、ルリヤの神経心理学的方法がいかにして、精神分析をあらゆる神経科学と統合し、私たちのメタ心理学的概念を、解剖学とだけでなく、生理学、化学と、最終的には分子生物学とさえ、つなぐことが可能になるかを示す例である。

要点が明確になったのであればよいのだが。つまり、症候群分析というルリヤの方法が精神分析と神経科学との間の適切な接触点になると私たちが言うとき、精神分析的知識の身体的相関物に関する知識が他の神経科学的な方法によって得られないと言っているわけではない。私たちが言おうとしているのは、ルリヤの方法が適切な接触点であるということだけである。広い相関が、このレベル（臨床的、心理学的レベル）――これは精神分析的概念が運用できる唯一のレベルだが――でひとたび確立されれば、さらに、神経心理学的レベルを超えて、神経学の科学の分野で現在利用可能なあらゆる方法や概念とつながることが可能となるだろう。

第四章　神経科学における精神分析の未来——方法論的提案

ルリヤが自分で編み出した「力動的局在化」という方法を人間の心的過程に適用した三〇数年の間に、彼は多くの複雑な心的機能がどのように神経学的に組織化されているかを明らかにした。亡くなる少し前に書かれた著書の中で（Luria, 1973）、自分が見出したことを六つの章題の元にまとめている。「知覚」「動作と行動」「注意」「記憶」「発話《スピーチ》」そして「思考」である。これらの章の中には精神分析家の関心を惹くものが多くある。しかしながら、最終章でルリヤは次のように述べている。

神経心理学はまだとても若い学問で、最初の一歩を踏み出したところである。三〇年というのはどんな科学であれ、発展するにはあまり長い期間とは言えない。そういうわけで、いくつかの章、例えば動機づけとか、複雑な形の情動、パーソナリティの構造といったとても重要な章を本書に含めることはできなかった。おそらく今後の新たな版でそれらは付け加えられるだろう。［pp.341-342］

残念なことに、ルリヤは新たな版を書くところまで生きられなかった。[1]さらに、（一九七七年の）彼の死後、神経心理学はまったく異なる方向に発展し、しばらくの間、ルリヤ（とフロイト）が常に反対してきた狭い局在論の伝統に後戻りした。その結果、神経心理学的な方法は、フロイトが探求してきたような心的生活の側面——人間の主観性の深層構造——に適用されることはなかった。この傾向をオリヴァー・サックス[2]が簡略な言葉で見事にまとめている。「神経心理学は賞賛に値するが心を排除してしまった」。さらに彼はこう述べている。

神経心理学は、古典的な神経学と同じように、完全に客観的であることを目指し、その絶大な力や進歩もまさにその姿勢からきている。しかしながら、生きている生物、特に人間は、終始、主観的であって客観的なものではない。「神経心理学から」排除されているのは、まさに主観、生きた「私」にほかならない。［Sacks, 1984, p.164］

ごく最近になって、この不均衡を是正するような動きがあちこちで生じてきた。「情動的な脳」に関する神経心理学的な研究が突如として湧き起こってきたことに示されるとおりである。しかしながら、これらの研究の知見を精神分析の領域につなげることは難しい。それらは精神分析にはまったく馴染みがない概念的枠組み、方法論的な枠組みの中で行われてきたからである。たとえば、ハイルマンとザッツ（Heilman & Satz, 1983, p.1）が、最新の情動の神経心理学シリーズの第一巻の序文で、情動の精神分析的説明は「脳の物質的な状態について述べてはおらず」、したがって「神経心理学と直接的には関係していないので、本書では論じていない」と記している。そのような研究の知見は、第一章で述べた文献（Panksepp, 1999; Solms & Nersessian, 1999a, 1999b を参照）で行われているのと同じような、間接的な翻訳という手段によるしか精神分析との相関を見ることはできない。このために、思弁的な方法論という解決不能な問題が生じてくるのである。

必要なのは、精神分析的探求の対象（人間の主観性）と神経科学的研究の対象（脳の構造と機能）のいずれにも応えられ、同時に、これら二つの対象を、それぞれの学問分野の概念的な前提を侵害することなく相関させる（両方の対象を同時に見る）ことのできる神経心理学的な方法であることは明らかである。

方法論的提案

パーソナリティ、動機づけ、複雑な情動——いずれも人間のあらゆる心的機能の中でも最も重要で特別の関心を惹くものだが——、これらがどのように脳の組織の中で表象されているのかを知るには、その複雑な心理学的組織化とそれを支える神経学的な組織との関係を直接調べることが欠かせない。

第一章で見たように、フロイト自身は常に、この種の比較研究は原則的に実現可能だと考えていた（もちろん、利用できる方法の限界を考えれば、当時これを実践することは不可能なことだったが）。フロイトはあらゆる心的過程は、脳という組織の中で生じる生理学的な過程としてなんらかの形で表象されているに違いないということを十分に意識していたが、複雑な心的機能を、限定された神経学的「中枢」に局在化させることは誤りであるという見解も保持していた。この見解の背後には、心的過程とは複雑な力動的実体であり、静止した「中枢」として脳の個々の解剖学的構造と同型的に相関させることはできないという考え方があった。それゆえ、フロイトは、心的現象を神経学的な用語で理解することができるためには、⑴その力動的な心理学的下位構造を明らかにすること、⑵神経科学がそのような複雑な力動的実体の身体的な相関物を同定できるようになることが不可欠であると結論づけた。フロイト自身は、その科学的なエネルギーを前者の（純粋に心理学的な）課題に傾注し、後者の、相関を見るという（神経心理学的な）課題は将来へと先延ばしにして、将来の方法論的な進歩に期待したのである。

第二章で、今や必要な進歩が生じてきたと述べた。臨床解剖学的方法（フロイトがもともと拒否していた方法だが）のルリヤによる修正は、複雑で力動的な心的機能と神経解剖学的な「作用現場」とを、フロイトの主たる方法論的反論のいずれにも応える形で、相関させることを可能にした。ルリヤの力動的局在化という方法は、心的過程の基礎をなす心理学的な構造は、局在化する前に明確化する必要があること、これらの複雑な力動的過程を個々の解剖学的構造と同型的に相関させることはできないことを認めている。こうして見ると、フロイトの心理学的概念（人間のパーソナリティ、動機づけ、情動の複雑な機能的構造に関する彼の研究成果）の神経学的表象は、射程圏内に入ってくる。本研究の方法論的提案はこのような進歩を出発点としている。

ルリヤの方法は、精神分析家が関心をもつような心的生活の深層部分に適用されたことはなかった。心的生活のこれらの部分には独特の性質があるため、それを適用することが可能となるためにはルリヤの方法を修正する必要があるからである。

人間のパーソナリティ、動機づけ、複雑な情動の構造を研究する中で、フロイトは主観的な心的生活の内容は、科学的研究では容易に近づけないことを見出した。個々の心の私的な内容を明るみに出そうとする研究者の企図に強く反対する強力な力が働くからである。フロイトは、臨床的には羞恥、罪悪感、不安などの形で表現されるこれらの力を、「抵抗」という集合的な見出しの下に分類した。この抵抗が存在するために、人間の主観性の研究における一次的な観察データでさえ、得ることが著しく難しい。

これらの困難をさらに複雑にしているのが、一次的な観察データから推定される原因となる決定要因（意識的な思考過程の基底にある無意識的な心的出来事）は、定義上、意識されないという事実である。フロイトは、意識的な自覚の深部にあるこれらの決定要因を取り上げようとするいかなる試みも、考えうる最大の抵抗を受ける、ということを見出したが、それでもそれは精神分析の研究者の最大の関心を惹く過程なのである。それゆえ、フロイトはこれらの抵抗に打ち克つためのさまざまな技法（催眠とか「プレッシャー」技法など）を試みた。そして、その経験をもとに、徐々に、自由連想という精神分析の決定的な技法を発展させていった。フロイト自身が挙げるこの技法に対する正当な根拠とその説明については、多くの場所で注意深く概観されている（例えば、1900a, 1904a, 1910a, 1912e, 1913m, 1914d, 1923a, 1924f, 1925d, 1937d）。

フロイトとルリヤの双方が、複雑な心理的過程を脳の表象と相関させることが可能となるにはその過程の内的な構造を理解する必要がある、と常に主張してきた。したがって、精神分析において理解されているような人間の心的装置が神経学的にどのように組織化されるかを見出そうとする私たちの試みで最初に取るべきステップは、さまざまな脳の構造への損傷に引き続いて生じるパーソナリティ、動機づけ、複雑な情動のさまざまな変化の内的心理学的構造を解剖すること、となる。その後で、これらの症状や症候群を生み出している複数の基底的要因を同定することが可能となり、そのそれぞれを、その解剖学的な「作用現場」と相関させることが可能となる。

しかしながら、今しがた述べた抵抗の力のために、これらの要因は、通常の神経心理学的な技法によっては明らかにできない。神経心理学者が神経疾患の患者の心的状態を評価するために用いる心理検査やベッドサイドでの行動技法は、情動的な抵抗からは比較的独立して作用する、（発話、計算、視覚的知覚などの）「表層」の認知機能の障害を調べるよう組み立てられている。一方、自由連想の技法は特に、抵抗によって見えにくくなっている内的機能構造を明らかにするために開発されてきた。それゆえ、神経疾患の患者が患っている、パーソナリティ、動機づけ、複雑な情動の障害の基底にある心理学的構造を明らかにするためには、自由連想の技法がルリヤの神経心理学的方法に導入されなければならない。

これはルリヤの標準的なアプローチから根本的に離れるものではない[3]。しかしながら、精神分析家の興味を惹く心的機能の内的構造はたいてい、通常の神経心理学的技法では近づくことができないという事実を考慮に入れるなら、この修正を行うことが必要となる。単に患者をベッドサイドで診察するだけでは、神経疾患の患者のパーソナリティの変化の内的心理学的構造を適切に明らかにすることはできないが、これは他のどのようなタイプの患者にも言えることである。患者が脳に損傷を受けているかどうかにかかわらず、どんな患者であれ、内的な心的生活に近づくためには、患者を人として知ることができるようにならねばならない。そのためには、信頼できる人間関係を作り、気配りと理解によって患者の信用を得られるような専門的な状況設定をし、患者が徐々に自分の抵抗を意識できるようになることが必要である。そうして患者の私的な思考、感じ、記憶に比較的自由に近づくことができるようになれば、それらの思考、感じ、記憶の無意識的な決定要因が転移関係の中で明らかになっていくような方法を探ることも許されるし、これと関連して適切な解釈という形で生じてくる仮説を検証することも許されるようになる。ただこのようなやり方でのみ、そして、それに引き続いて生じる連想の素材に解釈が与える効果を注意深く観察することによってのみ、今私たちの関心の的となっている心理学的症候群の内的構造を明らかにすることができる。

精神分析家であれば誰でも、これが心理学的症候群を明らかにする一番簡単なやり方ではないことを知っているが、同時に、神経心理学が手付かずのままにしておいた心的生活の深層部分に取り組むと、このやり方が、利用できる最善の方法である、ということも知っている。そしてこの部分こそ、精神分析において私たちの中心的な関心事であり続けてきた。実際、パーソナリティ、動機づけ、複雑な情動の内的構造を隠す情動的な抵抗の存在はおそらく、これらの神経学的な組織化が、あらゆる心的機能の中でも最大に重要なものでありながら、神経心理学の方法によって今なお体系的に探求されていないのはなぜかということを説明してくれる。そしてこの点こそ、精神分析が現在において神経科学になすことのできる科学的な貢献だと信じる。

主観的な心的生活の深層構造を分析する臨床的手順の発達は、フロイトが、神経科学の研究方法が心的過程の力動的で「仮想的」な性質に応えることができないと認識して、神経心理学的方法を断念したおかげである、というのは皮肉なことである。今や、フロイトの努力の成果を、それをもともと生み出すことになった神経科学の領域に再導入する時が来た。その際、眼前の課題の大変さを低く見積もるつもりはないが、精神分析と神経科学を、徐々に、堅固な臨床的基盤の上に、両方の領域に恩恵をもたらす形で、精神分析の先駆者たちが長い間格闘して学んだ貴重な教訓を無視することなく、つなぐことができるようになってきたと信じる。

それゆえ、私たちが推奨するのは、そして、精神分析と神経科学の持続的な統合の基盤を提供するのは、巣症状のある神経学的病変を持つ患者の十分な精神分析的調査ということになる。言い換えれば、ルリヤの症候群分析という方法の修正版を用いて、精神分析的状況設定の中で見分けることができるような神経学的患者の心的変化の深層構造を研究することによって、精神分析が明るみに出してきた人間の心的過程の神経学的組織化の地図を作ることを推奨する。

正式な精神分析的探求は精神分析的治療の文脈でのみ行うことができるので、私たちが推奨する探求方法には二次的な恩恵の可能性もある。精神分析的治療が、巣症状のある神経学的病変と関連するパーソナリティ、動機づけ、情動のさまざまな障害のリハビリテーションに寄与するかどうか、寄与するとすればどの程度かは、今後見ていく必要がある。願わくば、本書がこのとても重要な臨床疑問になんらかの展望を開く光を当てられれば、と思う。

本書の概観

本書の以下の部分では、私たちが一四年前に始めた、この方法を厳密に用いた研究の暫定的な結果を報告する。私たちはこれまで、三五例の神経学的症例において、精神分析もしくは精神分析的治療を行いながら、脳損傷の後に生じたパーソナリティ、動機づけ、情動に生じた変化を研究してきた。

よく知られているように、精神分析的方法の正式な適用には、以下のような基本的変数が含まれる。患者は守秘を保証された信頼できる状況設定の中で、自由に（心に浮かんできたことをすべて隠すことなく）連想することが求められる。その際、患者は横たわり、分析家は患者から見えないところにいる。通常、一回五〇分で週に四回か五回のセッションが行われる。経験的には、患者と分析家の関係はすぐに治療の重要な焦点となる（転移）。このように作業を行いながら、分析家は、一見ランダムで断片的に現れてくるように見える、患者のパーソナリティ、動機づけ、複雑な情動の根底にある（無意識的な）機能的組織化を、分析家との転移関係の中で現れてくる様子から見出そうとする。分析家は、あるセッション（あるいはセッションの一部）の素材を生み出す根底にある要因とはどんなものかについての仮説が形作られるまで、平等に漂う注意をもって臨む。この仮説の検証は、セッションの間に適切なタイミングでそれと関連する側面を言葉にして患者に伝えることでなされる（これを「解釈」と呼ぶ）。そしてその後、患者の反応やその後の展開に応じて仮説は修正される。このようにして、長い時間をかけて、特定の臨床像を決定しているさまざまな根底要因を（一貫した形で）徐々にまとめていく（これを「構成」と呼ぶ）。この方法の中に、第二章で述べたルリヤの「症状の定性化」と「症候群分析」の本質的な特徴が認められることがおわかりいただけるだろう。

経験が示すところによれば、人間のパーソナリティのとらえどころのない複雑なデータは、そしてその探求に逆らう強力な抵抗は、これらの非常に骨の折れる方法によってのみ制御することができる。この技法からの逸脱はどんなものであれ、調べている症候群複合体の理解を限定的なものとすることとなり、その結論の信頼性を損なう。しかしながら、一〇〇年以上にわたって数え切れないほどの患者がこの方法で調べられてきたので、特定の典型的症状と症候群の構造は今や十分に確立されていて、臨床像の本質的な事実は一〇〇年前と比べるとはるかに短い時間と少ない労力で確かめることができるということもまた真実である。この点で、個々の精神分析の科学的目的と治療的目的とを区別することは必要となる。

以上のことから、本書の目的には、理想的には以下の手順を適用すべきであるということになる。対象は脳の巣症状のある神経学的疾患の患者で、病理学的、解剖学的、臨床的病像の全範囲をカバーできるようにさまざまな患者を選び、それらの患者に、適切な管理のもと、標準的な臨床神経学的、神経心理的調査を行う。その後、週五回の精神分析の文脈の中で調査が行われる。さまざまな症状や症候群はこのように観察され定性化されて、その内的構造が明らかとなり、しかる後にそれぞれの分析の結果と、関連する病理学的‐解剖学的所見やその他の関連する所見との相関を見ることができる。この手順によって、パーソナリティ、動機づけ、複雑な情動の神経原性の症候群の完全な疾病分類学が得られ、それらの症候群の深層の心的構造の全体像が得られる。こうして、人間のパーソナリティの根底にある心的過程の解剖学的表象の決定的な説明への道が開かれることになる。

しかしながら、一人の一回の精神分析を行い報告するために必要な時間と労力を考えると、この理想の実現には二人の調査者のライフワーク以上のものが要求されることは読者の皆さんにも明らかだろう。この理由から、本書の目的のためにさらに修正を行った。それは、この広大な領域に少なくとも予備的な足がかりを得るためである。それらの方法論的修正とは、主に、セッションの回数の低減（私たちのほとんどの症例が週に五回の分析に届かなかった）と分析期間の限定（私たちのほとんどの症例が数ヶ月の間しか治療できなかった）である。それぞれの症例におけるこれらの修正の詳細については、第二部（第五章から第九章）で示される症例報告の中で提供されている。

報告された知見と、本書の以下の部分で展開される仮説とは、より徹底した治療を受けたより多くの患者のさらなる研究によって、十分な確認と拡大、見直しを行うことが必要だろう。しかしながら、本書の予備的な研究という限界の中でさえ、私たちの研究は、セッション毎の記録から豊かな生のデータ

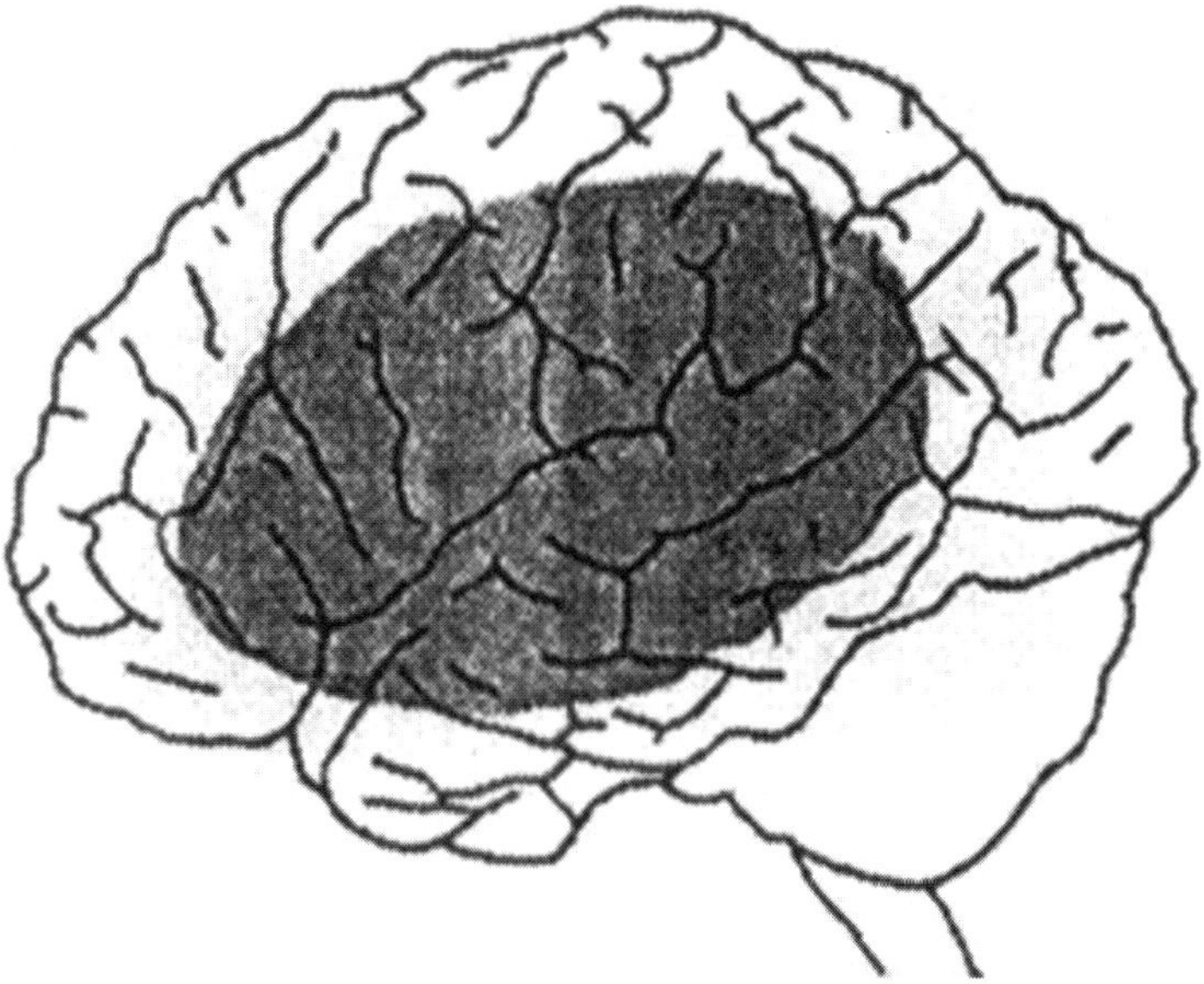

図 4-1

が生み出されたので、それだけでも読者に莫大な注意と関心を求めることになる。それで、本書では、私たちの知見の非常に大雑把な概略だけを示すことにした。

第五章、第六章、第七章では、左側のシルビウス裂周囲領域（図4－1）に損傷を受けた三例の精神分析的治療の要約を報告する。これらの章の目的は、第一に、神経学的疾患の患者に精神分析的治療を行うことで生み出されるようなデータに対して、読者が最初の方向付けをもてるようにすること、第二に脳の異なる部位に損傷を受けるとその臨床像がいかに変わってくるかを例示することである。このことはこれらの章で報告する三例から特に明白なものとなる。というのも、これらの症例では、病変部位は脳の同じ側でお互いにほんの数センチ離れているだけだが、根本的に異なる臨床症候群を生じるからである。第

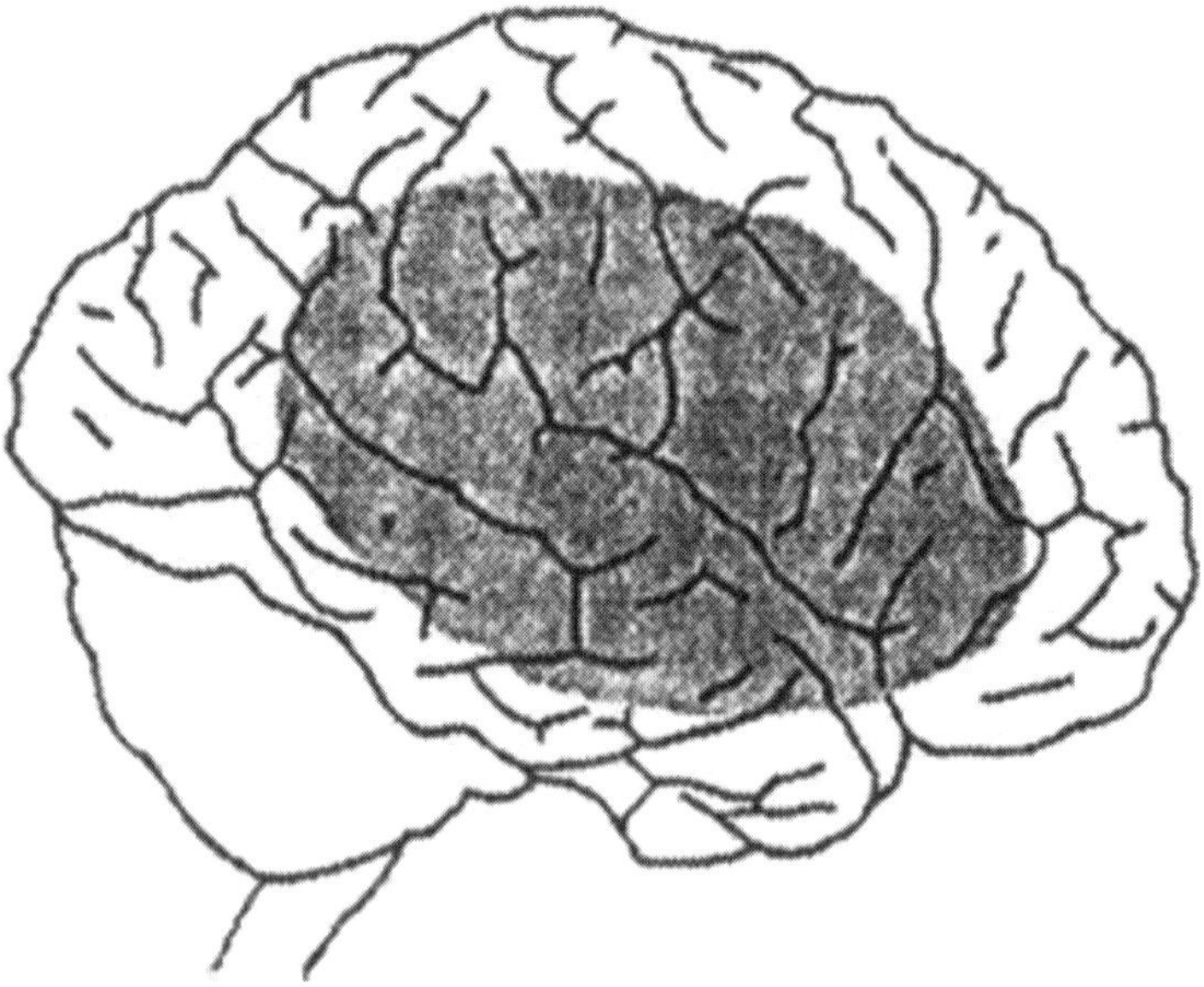

図 4-2

八章と第九章では、二つのグループの患者たちの要約された報告を示す。第八章では、脳の右側のシルビウス裂周囲領域（図4－2）に損傷を受けた五例の精神分析的知見について記した。第九章では両側の前頭葉の腹内側領域（図4－3）に損傷を受けた四人の患者について記した。

　これら三つのグループの比較によって、精神分析で理解するところの心的装置がどのように神経学的に組織化されているかについて多くの重要な洞察が得られる。しかし、それが表すのは、その広大な領域の最初のサンプリング以上のものではなく、さらなる探求が求められる。第一〇章で報告しているように、私たちは本書で報告されたデータを神経系の他の領域にも拡大し始めたが、私たちの知見を初めて示すという本書の目的に照らして、今しがた述べた三つの解剖学的領域（左のシ

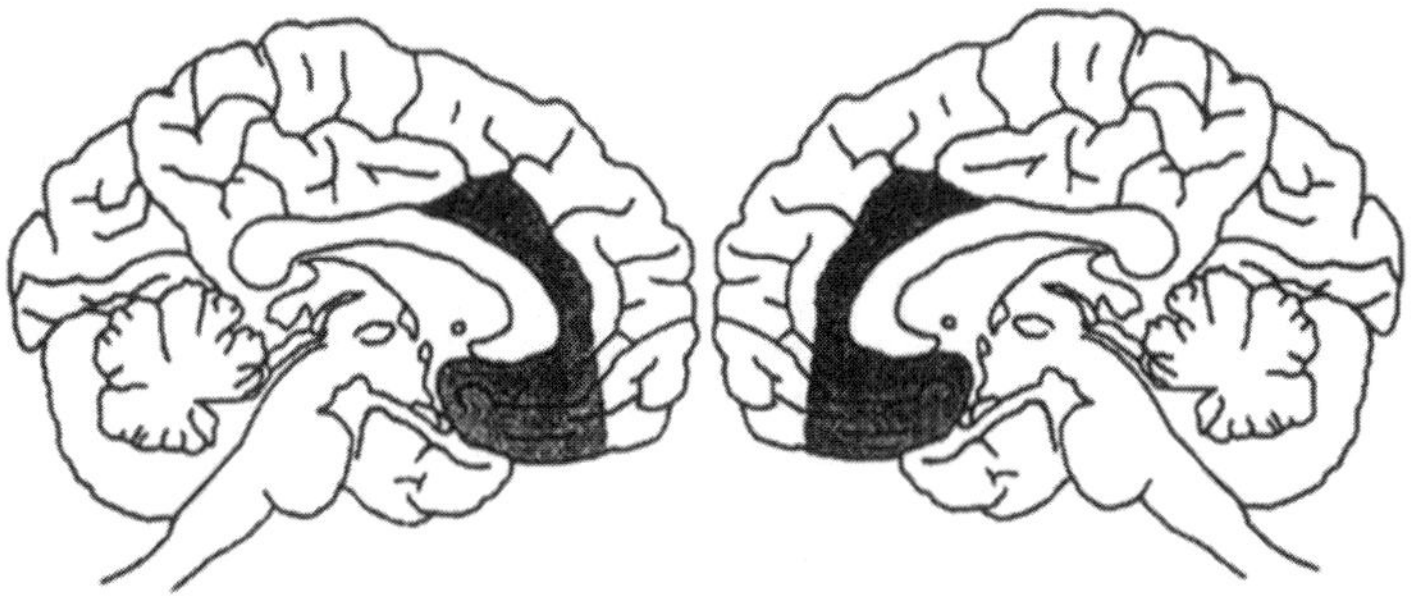

図 4-3

ルビウス裂周囲領域、右のシルビウス裂周囲領域、両側の前頭葉腹内側領域、図4-1、4-2、4-3）に限定することとした。一つの状況で消化すべき臨床データが多すぎて読者を圧倒してしまわないようにしながら、精神分析が理解する人間の心の構造が神経学的にはどうなっているのかを見出すことを可能にする原則を読者に知ってもらうにはこれで十分であると考える。最後に、第三部では、現在利用可能なあらゆる証拠に基づいて、人間の心的装置が脳の中ではどのように表象されているように見えるのかを概観する。

しかしながら、この初めての概説は決定的なものには程遠く、かなりの見直しを受けることになるだろうということを強調しておきたい。私たちはこの極めて複雑な領域の探索をまだ始めたばかりなのだ。より多くの患者が、より多くの探求者によって、より徹底的な形で治療されて初めて、精神分析で理解しているような人間の心的装置の神経学的相関物を科学的に信頼できる形で説明できるようになるだろう。

精神分析的な心のモデルが脳という組織の中でいかに表象されているかについての最初のスケッチを描くという私たちの試みの現段階では、大胆で思弁的な公式化を避けるべきではない。これらの公式を検証し、その過程で誤りを訂正できるような方法をもはや手にしているのだから。まさにこういう理由から、科学においては、誤っていることが証明されることはまったく恥ずべきことではない。

第二部　観察

第五章　ブローカ失語症例の精神分析的観察——正常な喪の過程[1]

本章では、ある単一の症例に認められた精神分析的所見を要約する。その患者は脳のある特定の部位が損傷されていた。本章の目的は、第一に、神経学的疾患の患者に精神分析的治療を行うことで生み出されるようなデータに対して、読者の皆さんが最初の方向付けをもてるようにすることである。そうすれば、この患者についての観察は、他のさまざまな症例との比較を行うための出発点となる。後の章では、脳の別の部位に損傷がある症例について紹介していく[2]。

この症例の最も注目すべき特徴は、これから見ていくように、患者が比較的「正常である」ということである。重大な神経認知的障害、すなわち、自らを言葉で表現する能力を失った（さらに、右半身麻痺という身体的な喪失をも被った）という事実にもかかわらず、彼は、パーソナリティや動機づけ、情動といった点において、大きな変化を受けていなかった。彼は、その本質的な病像という点では、大きな喪失を経験して正常な喪の過程の最中にいる（すなわち、その喪失と折り合いをつけ、機能的に順応する過程にある）他の患者たちと異なる点はなかった。この点において、彼は、例えば、私たちが精神分析的心理療法の中で治療してきた七人の対麻痺患者や四肢麻痺患者[3]と変わらない。このことは、それ自体、一つの興味深く重要な科学的所見である。したがって、一連の症例報告を行うのにこの患者の記述から始めるのが適切だと考える。この患者は以後の各章で報告するさまざまな症例と比較される「対照」症例のような役割を果たしてくれるだろう[4]。

この最初の報告は、読者の皆さんに、すべての「脳損傷」の患者が同様ではないということを示す端緒にもしたいと思う。脳に損傷を受けた患者には、脳にかなりの損傷が残り、運動機能や知覚機能、認知機能がひどく損なわれているにもかかわらず、それでもなお本質的には正常な自我（と超自我）を保っている患者がいるかと思えば、同程度の損傷でも脳の他の部位に損傷を受けると、パーソナリティが根本的に変化すると同時にきわめて異常な情動的変化や動機づけの変化が臨床的に見られる患者もいる（第七章から九章を参照）。これらの主な違いを決定しているのは、一つの要因、それもただ一つの要因で、それは神経学的損傷の部位である。これは神経心理学の基本的な事実、脳の異なる部位は異なる心的機能に寄与するという事実を指し示すものである。この単純な事実こそ、この研究の本質的な科学的原理を提供する。私たちの課題は、私たちが研究する脳のそれぞれの領域が人間の心的装置の機能的組織化に全体としてどのような貢献をなしているかを、精神分析の言葉で発見し記述することである。

読者の皆さんには、この最初の症例報告を読むにあたり、上記の点すべてを心に留めておかれるようにお願いする。後続する章では、心的装置の機能的な表層からその無意識的な深層へと進みながら、心的機能が深く障害されている症例を徐々に示していきたいと思う。

症例J

J氏は二二歳の右利きの未婚の男性で、中流下層の出身。脳梗塞を起こした時は陸軍の下級将校だった。一二年間の公的教育を受けた。二〇歳の時に脳梗塞を発症したが（左中大脳動脈、皮質、視床線条体

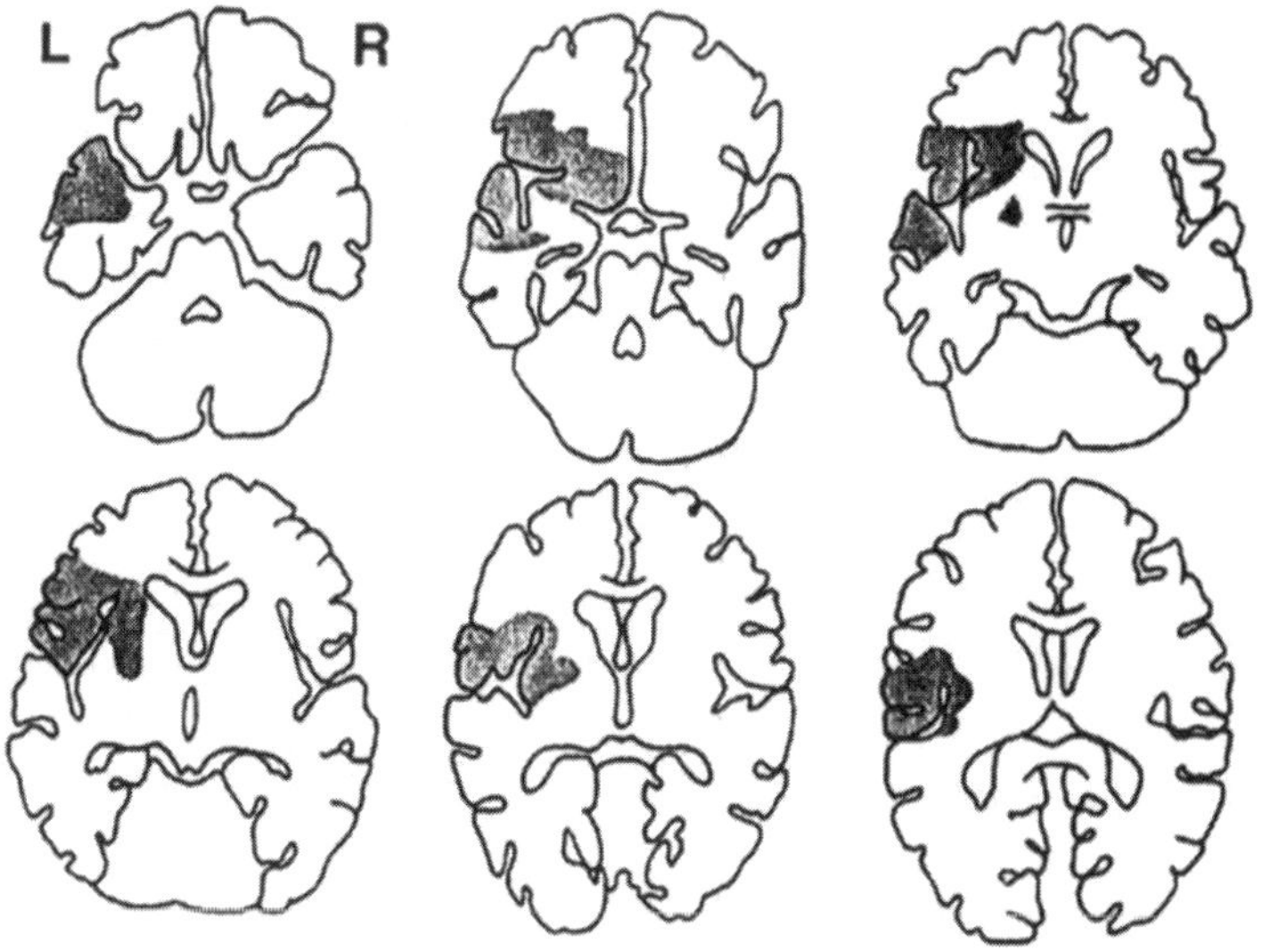

図5-1

枝領域の血栓症）、血栓の原因は亜急性感染性心内膜炎だった。前頭葉左下部、側頭葉前部とその底部の白質が障害されたことがCTスキャンで認められた。その様子を図5-1に再現している。

この梗塞のために、若いJ氏には、強い右片麻痺（麻痺は顔、腕、足に及んでいた）と重度の非流暢性失語という後遺症が残った。彼は技術を要しない軍の仕事（清掃員の監督者）に戻った。しかし、言葉と右側の運動麻痺が十分に回復する見込みがないということがまもなく明らかとなり、遠まわしに名誉除隊という称号を与えられて辞めることになった。

神経心理学的評価

集中的な言語療法、理学療法、作業療法が行われた後、J氏は神経心理学的評価を受けた。評価が行われたのは発症から二〇ヶ月後のことである。この時点で慢性の非流暢性失語と右上肢の強い麻

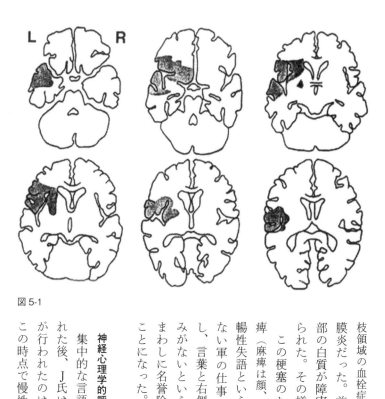

痺が認められた。彼の失語はブローカ失語という古典的症候群に該当するものだった。自発的な発話は散発的で、電報のように極めて簡素な文しか話せず、文法も失われていた。話しかけられた言葉の復唱は、自発的な発話に比べるとわずかによい結果だった。物品の名前を言うことはほとんどできないし、書字と読字の検査では失語性失書（書字は、発話と同様、ひどく流暢さに欠け、電報のように短く、文法が失われる）と字性失読（個々の文字が読めない）が認められた。しかしながら、書字は発話に比べるとややよい結果で、このことは彼の発話の障害に口部失行の要素があること（複雑な発語ができないこと）を示唆する。そして実際に口部失行があることが検査で直接確認された。言葉の理解は基本的に保たれていたが、語意の疎隔（言葉の意味がわからなくなること）が時々あった。これらの純粋な失語障害に加えて、中等度の失算（計算できないこと）、重度の四肢運動失行（非麻痺側の手の巧緻運動の複合的障害）を認めた。J氏は発症後もふつうに夢を見ていた（実際、夢の中では彼は再び五体満足となっていて、発話も運動機能も正常だった）。その他に特記すべき神経心理学的症状や徴候は認めなかった。特に前頭葉、側頭葉の内側部、頭頂葉の機能不全を示す証拠もなかった。

この評価に続いて、J氏に精神分析的精神療法（週二回のセッション）が提案され、その提案を彼は喜んで受け入れた。後の章で記す大半の患者とは違い、彼の治療は外来でなされた。そのセッションの主な特徴は以下のように要約される。

精神分析的観察

ブローカ失語の患者が仮にも精神分析的な心理療法を受けると聞いたら驚かれるかもしれない。というのも、精神分析は結局のところ、会話療法 *talking* cure なのだから。精神分析の文献ではこの種の症例の記述が過去に一例だけあったことが知られている（Weitzner, 1987）。J氏が（修正版とはいえ）精神分析的治療の状況設定にスムーズに導入された様子はとても印象に残った。彼は左手にペンを握りながら、小さな机の横に座っていた。たくさんの身振りと抑揚に富んだ言葉にならない音を交えながら、図形を使ったり、複雑な絵を描いたり、時に単語を書いたりして、自分のことを理解してもらおうとした。彼がこれをいとも簡単に行ったのには驚いた。セラピスト［カレン・カプラン＝ソームズ］に伝えたいと思ったコミュニケーションの内容の複雑さと抽象的な性質とを考えるとなおさらである。彼がこれをどんなふうに行ったのかを伝えることは難しい。セラピストは、J氏が本当に自分の考えや感じを彼女［セラピスト］にまったく明確に伝わるようになんとかしようとしていることを感じることが多かった。もちろん、はっきりと伝えられない時もあったが、それはどんな精神療法にも見られることではないだろうか。そのような時、J氏は自分の意思を伝える努力を諦めることもあったが、セラピストが聞き続けようとしていると、あれこれの表現方法を使って、ついには自分の言いたいことをなんとか伝えてくれた。

このことだけ見ても、すでに述べてきたように、J氏の臨床像一般の主な特徴と言えるようなことが表れている。その特徴とは、彼の自我機能の統合性が著しく保たれているということである。彼は、コミュニケーションをとる際の困難について十分認識していた。そして、これらの困難を乗り越えるためには努力を惜しまなかった。J氏は相手が理解したかどうかを確認するために常にセラピストの表情や言葉の応答に目を配りながら、次の話題に移ったり、その話題に留まったりした。あれこれの表現方法を使いながら、しばしば、かなりの工夫と創意をつぎこんで、ついに自分が伝えたいと思った部分を正確にセラピストが本当に理解すると、満足することができた。

コミュニケーションの内容も、彼の自我機能が同じく正常に保たれていることを示していた。すなわち、J氏がそのように長い時間をかけて思いを伝えたということは、その基底に正常な知性があり、優れた問題解決能力があり、高度な意識的自覚があり、心に機敏さと柔軟性があり、さまざまな情動もすべてある、という証拠をふんだんに提供してくれた。発話や言語の障害の重症度と深さを考えるなら、また、通常、自我のメタ心理学の概念化において言語的な処理に割り当てられる中心的な役割を考えるなら、重度のブローカ失語の症例にこのような高度の自我統合性が見られることは実に驚くべきことである。この事実は、心的装置一般の深層心理学的な組織化において脳のこの領域が果たす役割について最初の重要な手がかりを与えてくれる。この役割が何であれ、全体として見ると、この領域は、自我が行なうことに対してさほど中心的な役割を果たしていないということは確実だと言える。(古典的メタ心理学の観点からすると)「発話装置」がひどく障害されると自我の働きに支障が出ることが予想されるが、実際にそのような自我機能の欠失を示したのは、第九章で見るように、脳のまったく異なる部位に損傷を受けた患者だったのである。

J氏は精神分析のセッションに積極的に深く取り組んだ。治療の特定の地点で内的抵抗の段階と関連していることが明らかな稀な例外を除いては、彼はいつも定刻にやって来て、利用できる分析のセッションを十分に活用した。治療同盟はまったく正常で、それが妨げられたのは最初の「ハネムーン期」の後に始まったように思われる転移抵抗の時だけだった(繰り返しになるが、このような転移抵抗は神経疾患以外の症例でも生じる)。

J氏が治療を回復のための自己動機づけのプログラムの一つとして利用しようとしていることは最初から明らかだった。ここで「回復」とは、J氏が精神分析的心理療法によってかなりの身体的ハンディキャップを実際に治そうと考えているというような、非現実的な考えを意味しているのではない(もちろん、当然のことながら、無意識的にはこの願望が実際にあっただろうが)。私たちが言おうとしているのはむしろ、この種の治療が提供する機会を利用して、自分が失った能力を受け入れることを学び、それと情動的に折り合いをつけることができるように努力し、自分が置かれた悲劇的な状況の中でもできるかぎり普通の充実した生活を送るための新しい現実的なやり方を見出そうと自らを支えることであった。言い換えれば、J氏は自分の正常な喪の過程を支えるためにその治療を利用したのである。この点において、第八章で見るように、彼は右大脳半球の同じ領域に損傷のある患者とは根本的に違っていた。というのも、右半球の患者が抱いていた喪失感は、もしあったとしてもこの患者より少ないものだったからである。

開始直後のセッションでは、J氏は、セラピストに対して、脳卒中を発症する以前の生活とかそれ以前の家族歴を語るのにそのほとんどの時間を費やした。J氏は三人兄弟の長男で、兄弟はそれぞれ二歳ずつ離れていた。妹とはまったく疎遠で、子どもの頃は弟と喧嘩が絶えなかった。だが最近になって、弟は情動面でなくてはならないような関係となり、二年前に脳卒中を発症してからは特にそうなった(J氏は二本の指を近づけて＝のようにして、弟との現在の関係の質を示してくれた)。

幼少期の家庭環境には問題があった。父は大酒家で、酔うとしばしば暴力を振るった。J氏の母がその暴力の主な対象だった。しかしながら、J氏自身もしばしば巻き込まれ、特に成長するにつれ、母を守る役割をとるのが常となった。このことは、言うまでもなく、彼にとって非常に重要なことであり、明らかに男らしい誇りを持って、母を守ろうと覚悟して苦労し、強さでも大きさでも全然かなわないにもかかわらず、体を張って父の前に立ちはだかったと話してくれた。反撃はJ氏の主な性格特性の一つであると思われた。そしてこれは彼が脳卒中の後遺症に立ち向かっていくやり方にもはっきりと表れていた。

家がこのようにごたごたしていたので、J氏が一五歳の時、両親は離婚した。その後彼は父とほとんど連絡をとらず、自分自身の道を歩みだした。そして、男性としての自身のアイデンティティを、父に抱いていたのとは正反対の像に形成した（反動形成）。彼は、父のようには決してならない、特にどんな状況に置かれても決して女性を殴ったりしないと誓った。彼の職業選択も、少なくともその一部は、道徳的に「善い」人間でありたいという欲望から生じているように思われた。彼自身も社会全体も誇りに思ってくれるような人になりたかった。言い換えれば、彼の自我の理想は、父親像とは反対の自己愛的な像だったのである。

学校を卒業するとすぐに陸軍に入り、憲兵の下級将校の地位についた。彼の主な仕事は――少なくとも彼の言葉によると――陸軍の自分がいる階級の中で、望ましくない要素を突き止めてそれを除くことだった。彼が述べるところでは、主な仕事は、許可なく休んだ若い兵士を突き止めて説明を求め、そのやり方が間違っていることを教えるということだった。

J氏の主観的な観点からすると、脳血管疾患に思いがけず見舞われたことの重要な意味は、誇りを感じることができる自己像、彼の目にはろくでなしと映っていた父親とは異なる大人の男性像、を自分で作り上げようとしていたのに、その努力が台無しになったその経緯にある。初期のセッションで、彼は軍隊での生活がどれほど楽しかったか、そして、それを失ってどれほど寂しい思いをしているかを細部にわたって話してくれた。その描写はとても痛烈で、悲しみに満ちていた。それは、かつての心温まる生活の記憶や、病気にならなければ送ることができたであろう、しかし取り返しがつかないほど失われてしまった人生の暖かい記憶のためだけではなく、父親代わりとも言える軍隊にクビにされたやり方に対して彼が感じた屈辱のためでもあった。彼にとってこの経験は、自分の市民社会への価値や有用性に対する堪え難い判決であり、それゆえに、男性性という点で受け入れることができると彼自身が考えていたあり方に対する堪え難い判決だった。今や彼自身がいわば無断欠勤をしているかのように感じており、幻想の中では、心の内なる軍の裁判によってそのような判決を下される危険が絶えずあると感じていることを話してくれて、心を動かされた。この部分の分析的作業によってJ氏がすんなりと認めることができたのは、軍の「望ましくない要素」、そういう者を鍛え直して現場に戻すことが彼の仕事だったが、その望ましくない要素は、無意識的に彼自身の悪い父親を表わしているということだった。同じように、彼自身がその父親のようになり、情動的障害者の一人となり、良き社会の厄介者となり、すべての人の重荷となって、どう感じているかも彼にはよく見えていた。この情動的な文脈で、J氏にとって神経学的回復とはどういうものであるのかを理解することは難しいことではなかった。それは、ごく単純に、自尊心の回復を意味した。

これまでの記述から、J氏の場合、脳に損傷を受けているにもかかわらず、精神分析では自我理想、超自我などの言葉で概念化されている機能がすべて、機能的には保たれていると私たちが考えているのはなぜなのか、わかった読者もいるだろう。

治療の初期の段階では、J氏は、最初は軍警察の仕事に戻りたいと願っていたこと、軍隊は、つまり彼の内的な良い父親は、まだ彼のことを必要としていると想像し、願い、信じていたと述べていた。最初は、現在の状況に適応し、適切な新しい役割を見出すために必要な努力をしたいと思った。これがうまくいかなくなると、J氏は、その願いを小さな農場を経営している親戚に向けた。彼は田舎や自然一般を愛し、その親戚が自分の苦境に共感してくれて仕事をくれるのではないかと大きな期待を寄せた。J氏はあるセッションで、特に心を動かすような言葉で、脳卒中になってからというもの動物には親密な愛情を感じるようになった、なぜなら動物たちも自分のことを言葉で表現することはできないからだ、と述べたことがあった。しかしながら、親戚の農場でもっと長くいていいという誘いはあったが、心待ちにしていた仕事の申し出はなかった。

精神分析的治療が開始される頃までには、彼は、自分のような障害を持つ者が世の中で自分自身の道を進むことがどれほど難しいかということについて、幻想は一切抱いておらず、自分がセラピストとやるべき仕事について十分な準備ができていた。その仕事とは自分が今後決して生きられないような生を失ったことに対する喪の仕事である。この過程は、当初は、自分がどれほど人に頼らず自分のことができるかをセラピストに証明しようとするという形をとった。特に、彼がまだ参加していた活動、例えばビリヤードとかボーリングの試合、一度はバーでの喧嘩すらあったが、そのような男性的な活動をあからさまに強調していた。しかしながら、衰えていない男性像というこの像を保ち続けることができないことが、患者にもセラピストにも徐々にはっきりとしてくるにつれ、（それまでのいわば否認に基づいていた時期が）抑うつを深く感じる時期に変わっていった。

治療のこの段階は、悲劇的な喪失を被った多くの人々の思考を占める辛い問い、「なぜ私なのか」という一連の問いから始まった。J氏は、いかに運命に見捨てられたと感じているかを（そして運命が表現［／再現］する想像上の父親によっていかに残酷に不公平に扱われたかを）生き生きと描写した。彼はついに、自分ではなく兄弟の誰かが脳梗塞になればよかったのにという願望を言語化することが、いやむしろ象徴化することができた。これらの感じは、妹が間も無く結婚することになっているという偶然の状況によって、まさに前面に出てくることとなった。この出来事の情動的な衝撃の全体がJ氏に明らかになったのは、結婚式の日の朝に起きて、その日が妹の結婚する日だということをすっかり忘れていたことに気がついた時だった。この時のセッションの気分はとても重く、霧がかかったようで、ほとんど遁走状態と言っていいほどだった。セッションにしばしば遅刻するようになった。それまでは遅れることは極めて稀だったが、ある時など、セッションのことを完全に忘れて来なかったこともあった。この遁走状態から浮上してくるにつれ、J氏は初めて、妹のことをどれほど羨ましく感じていたか、そして普通に動けて幸せそうな妹の様子をどれほど恨めしく思っていたかを認めていった。

その後彼は、結婚したいとも子どもが欲しいとも思わない、なぜなら、それにまつわるすべてのことに失望し苦しむことになるのは目に見えているからだ、自分自身の両親がまさにそうだったから、と話した。彼にとって、結婚は常に、出だしはよくても結局は破綻するものだった。その過ちを犯したくないと思っていた。子どもに対しても正しいことではなかったから。この幻想の自己破壊的な側面は、

〔分析的に言えば〕先に述べた父親との同一化まで比較的容易に遡ることができた。そしてその同一化〔した父親像〕に対してJ氏は激しく戦っていたのである。

治療におけるこの難しい段階は、家での攻撃的な行動化という形に至る（J氏はまだ母親と同居していた）。母親は彼の攻撃の矢面に立たされた。彼は、自分が長男としての、家庭の大黒柱としての以前の威厳をどれほど失ったか、そしてそれ以来特に母親にどれほど頼ることになったかについて、激しく憤慨した。妹は結婚し、弟は（J氏と同じように陸軍に入隊するために）最近家を出た。J氏は、いなくなって寂しい弟に手紙を書くにも、母の助けを借りなければならないという苛立ちをどれほどがまんし続けなくてはならないかを話してくれた。母親の方は、思いがけず背負うことになった新たな責任を果たすべく以前にもまして長く働かねばならなくなり、彼が繰り返し求めたにもかかわらず、手紙を書くのを手伝えるのは何日も経ってからというような状態だった。それに引き続いて生じた彼の怒りの爆発はまぎれもなく幼児的な性格のものだったが、それは、改めて母親に頼らねばならなくなったという貶められた役割に感じていた屈辱と同じように明白なものだった。

このような感情の爆発は、長期間にわたるセッションの中でいやおうなく語られた。それに続いて、J氏は、自分が被った大きな喪失を嘆き悲しみ、自らの悲劇的な状況に折り合いをつけるという、長くてつらい過程を少しずつ歩み始めることができた。この過程が徹底した性質を持つものであることは間違いない。一体いかに多くのものを失ったか、これが現実ではないことをどれだけ願っているか、そしてもはや自分の手にはないものをどれだけ寂しく、恋しく思っているか、ということを、J氏は十分に認めた。彼の状況の痛ましさは、彼が治療のこの時期に繰り返し口にしていた「私は寂しい〔／私は失う」I miss」といぅたった二つの単語からだけでも痛いほど伝わってくる。言葉の流暢さを失っていたために、彼は文を完成させることができず、対象〔／目的語〕を示すことはできなかったが、それだけに、彼の「私は寂しい〔／私は失う〕」といぅ対象〔／目的語〕のない文は、どういぅわけか彼の情動的な状態の本質を伝えているように思われた。

このように自分が失ってしまったものを十分に認識した上で、J氏はついに、人生に新しい情熱を見出すことができるようになった。もはやもつことのできなくなったものを取り戻そうとするのではなく、次のような四つの具体的かつ現実的で手に届く特定の目標を定めることによって、失ったものを補おうと新たに決意したのである。その四つとは、⑴仕事に就くこと、⑵車を買うこと、⑶ゆくゆくは家を買うこと、そして⑷最後に、なかでも最も強く感じられた願いは、妻を得ることだった。そして、それが障害のある女性であったとしても気にしないと言った。このような但し書きを加えたのは、彼が自分は正常で健康な女性に受け入れられることは決してないだろうとの思いが頭をよぎることがあったからである。自分が体験したのと同じような試練を経験し、乗り越えてきた者だけが、身体的な障害を持つ者も価値ある人間で、人生の伴侶として望ましいと理解してくれるかもしれない、と考えたのである。J氏からすると、正常な女性が、麻痺した腕や正常に話せないことをなんとも思わずに、自分がそうであると思っているような愛情に溢れた思いやりのある意欲的な若者だと見てくれるとは決して思えなかったのだ。

これらはすべて、後で見るように、転移の中でも同時に生き抜かれた。最初、J氏は、セラピストに恋愛的な感じをはっきりと示していた。彼は明らかに、流行の服を着るなど自分の容姿にはかなり気を使い、セラピストの容姿が素晴らしい、彼女のジャンパーはとてもソフトだ、彼女はとても優しくて理解がある、などと繰り返し述べた。彼女が自分の探し求めていたパートナーになってくれるだろうという希望を（おそらく意識的にも）持つようになったことは明白だった。言い換えれば、彼の治療が、文字どおり彼女と結婚することで終結を迎えることを望むようになった。これは最初にそう見えたほど具体的で未熟な幻想ではない。彼は極めて孤独な人生を送っていたし、実際、ごく親しい家族以外の人々とコミュニケーションを持つ機会はほとんどなかった。彼の中で育ってきたセラピストとの関係を、ともかくも、女性と情緒的に親密な関係を作ることのできる数少ないチャンスだと彼がみなしたことは、健康な自我のリソースがあるという兆しだった。彼にとって、彼女はまさに彼が必要としていた人であることは明白だった。彼の障害に惑わされず、彼の中に閉じ込められている本当のパーソナリティを見つけてくれる人こそ必要としていたのだから。彼が接触をしたほとんどの女性とは違って、彼のセラピストは、彼がしゃべれなくても、腕が麻痺していても、いやがらなかった。彼女にとって、その専門性を考えると、それは当たり前のことである。彼の中でこのような願望に満ちた幻想が育つことを可能にし、徐々にそれに捉えられることを可能にしたのは、このような背景だった（ここでいう願望に満ちた幻想とは、セラピストも実際彼と恋に落ちて、彼のすべての夢に応えてくれるというものである）。

言うまでもなく、このような夢が失望に終わると、治療同盟は深刻な脅威に曝され、陽性転移は危険な抵抗の源泉となる。セラピストはもはや、彼が直面している情動的、社会的に困難な課題を手助けしてくれる頼もしい専門家とはみなされない。彼女は今や、まるでその正反対のもの、自分のことを心配するふりをしている利己的な女性になってしまったように思われた。それも、セラピストが適切と思う範囲に限られていて、彼には、セラピストが自分のことを手助けが必要な幼い少年とみなしているとしか思えなかった。彼が大人の男性であるという現実を扱う必要が出てくるとすぐに、彼女は口を閉ざし、却下してしまう。そのような女性と分析的な作業を続けていくことは、彼にとって耐え難い屈辱であり、彼のセラピストに対する態度には、しばらくの間、以前母親に向けられていた攻撃性が沁みわたっていた。

特に難しかったあるセッションで、J氏は彼女に対して、自分にはすべてわかっている、自分が彼女の目にどのように映らねばならないかも、自分がかつては女性にも魅力的だったということを彼女が本当は決して信じていないということも、かつてすでに持っていたもの（あるいは少なくとも、家や妻など、まだ持ってはいないが、すぐに手に入れてもおかしくなかったもの）が今や人生の最大の目的となっているということも、と動転しながら話した。脳卒中にかかった時、仕事もしていて、車も持っていて、アパート暮らしで家賃も自分で払い、二年間交際していた美しいガールフレンドもいた、と言った。さらに、脳卒中になって目が覚め、麻痺していて話すこともできないとわかった時、家を出て一人の自立した男性になってから築き上げてきたすべてのものを一挙に失ったということを知った。その当時はまだ、失ったものをすべて徐々に取り戻すことができるのではないかという希望も抱いていた、と言った。ガールフレンドはそばにいてくれたが、長くは続かず、その後のガールフレンドでも似たようなことが続いた。その結果、現在は社会的にほとんど完全に孤立した状態となった。この時期の分析的作業を特徴づける抵抗と否定性の程度をよく伝えてくれるのはおそらく、あるセッションで、J氏が弟のガールフレンドを連れてきて、まさに面談室の中まで入れたことだろう。彼はその時、セラピストの前で不意をつかれたそのかわいそうな少女に質問を浴びせはじめ、彼女が決して障害のある男性とは結婚しないということをセラピストに示すよう彼女に無理強いした。

J氏がこの困難な段階を徹底的に作業し続け、（転移の願望がひどく残念な結果になったとしても）心理療法の利用方法を見出すことができたという事実は、彼の一途な決意、性格の強さの証であり、反撃に向けての彼特有の決意であり、そしてその背後には、先に述べたような自我機能の統合性がある。この時期の分析的作業の直接的な結果として、彼は、幻想の中でも中心的なまとめ役とも言える幻想と直接取り組むことができるようになった。その幻想こそ、脳卒中やその結果として生じた障害と無意識的に結びつけられるようになっていたものだった。要するに、J氏にとって脳卒中は無意識的に、去勢の行為として体験されていたのである。この幻想に初めて近づいたあるセッションで、J氏は表向きは麻痺した右半身について話していたが、描いた絵は半分の人間だった。そして、（その語句の比喩的な意味に明らかに気づきながら）「半分の人間（半人前）half a man」と言ったのだ。これは彼の現在の姿でもあった。この像について話し合うことで、J氏の（過去と現在の）傷ついた脆い状況が情動全体にどんな影響を与えているかを徹底作業することが可能となった。最終的にはこの作業を通じてJ氏が早期のエディプス葛藤を尋常ではないやり方で解消したように思われる、ということも明らかとなった。彼は父と自分自身との関係を逆転させ、何の役にも立たない父親を去勢された子どもとみなし、自分自身を最終的に母をわがものとして家長になった強い父親であるとみなしたのである。

こういうわけで、脳卒中のために仕事を諦めざるをえなくなった時、小さいペニスしか持たない少年の低い地位を逆転させる必要があると感じただけではなく、同時に彼が嫌悪していた傷つき打ち負かされた父親に彼自身がなってしまったようにも感じたのだ。このような自我／超自我の配置の結果、分析作業のこの最終段階で生じてきたことは、深い無意識的なレベルでは、J氏が（脳卒中の発作以来）妄想のようなものを感じているということだった。人々が、傷ついた状態に陥った自分のことを完全に嫌悪しているかのように感じ、人が自分のことを笑っているかのように感じ、特に男性が自分を攻撃し打ち負かしたいと思い続けているかのように感じていた。これが、彼が治療初期の頃に見せていた筋肉質で男根的なものの底に隠れていた主な幻想であるかのように思われた。こうして、最初の「私は寂しい［／私は失う］I miss」という文に新たな文を加えることができる。それは「私は怖い」という文である。脳卒中が彼に残した、このひどく脆くて怖いという感じとそれにまつわる去勢幻想を徹底作業することで、J氏は治療の終結が近づく頃には社会的な環境への適応がはるかによくなった。

こうして適応が改善したことは、たとえば、障害のある人々の社交クラブを苦労して見つけ出し参加したという事実によく表れている。このクラブはほとんどメンズ・クラブといえるようなクラブだった。初めてミーティングに参加する時は不安だったが、その後はこのクラブをとても楽しむようになった。そこで、たいていの夕方を、自分と似たような状況にある「奴ら」（彼らは皆何らかの障害を抱えていた）とともに、ビリヤードやダーツ、トランプなどをして過ごすようになった。とても親しい友人も何人かできた。彼はそのクラブの熱心な支持者になり、その活動を取りまとめるだけでなく、かつて彼自身が徹底的に取り組んで乗り越えた不安と抑うつを乗り越えるべく格闘している新しい参加者にたくさんの手助けをし、親切に面倒を見ているように思われた。

J氏の心理療法が終結する前に、J氏が定めていた生涯の四つの目標のうち第一目標を達成したこと

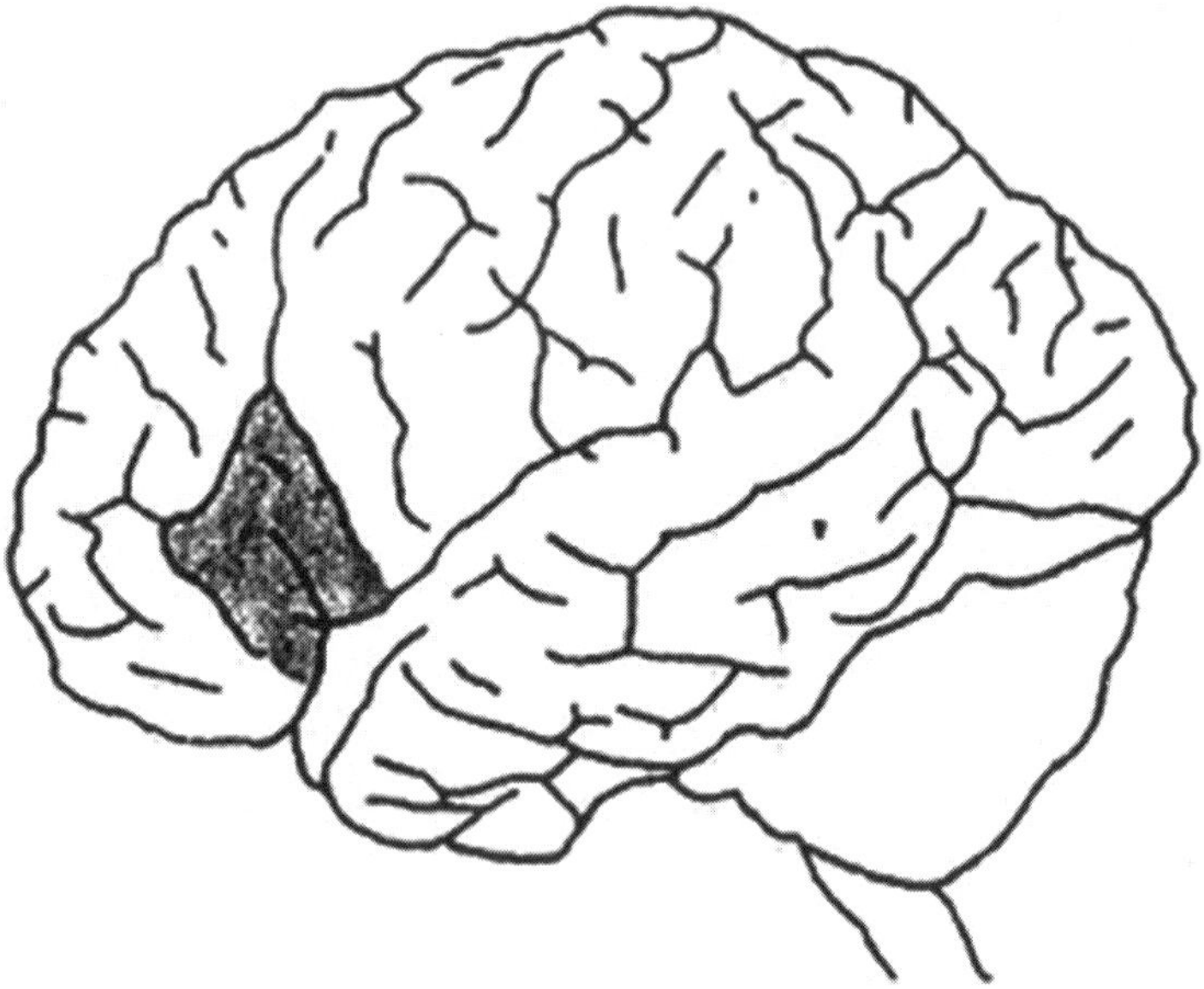

図 5-2

を報告できることは嬉しいことである。そう、障害者クラブで築いた交友関係の一つを通じて、彼は仕事を見つけたのだ。治療が終結する頃は、彼は第二目標と第三目標を、車を買い、最終的には自分自身の家を購入するという目標を達成するのに必要なお金もきちんと貯めているところだった。

考察

以上がブローカ失語の症例に関する私たちの精神分析的な観察である。この後の各章で、脳の他の部位に損傷を持つ患者がこの症例とはまるで違うということが見えてくると思う。他の部位とは、ウェルニッケ野（第六章）、左頭頂葉（第七章）、右大脳半球（第八章）、そして前頭葉の内側面（第九章）である。しかしながら、これらの部位に損傷を持つ患者の症例に進む前に、この症例によって明らかになった、脳の前頭葉の左下外側領域（ブローカ野、図5‐2）が人間の心的装置の機能全体に及ぼす影響について、ごく手短に振り返っておくことは意義があるだろう。

神経精神医学的文献においてはしばしば、左大脳半球に病変がある患者は抑うつを患うが、右大脳半球に病変がある患者は自分の病気に対して無関心になると述べられている。（それらの文献では）左半球の患者の「抑うつ」は右半球の患者の「無関心」と比較して、その基底にある機能的非対称性を反映しているとも言われる。つまり、左半球は「ポジティブ」な情動が優位を占めると想定されるのに対し、右半球は「ネガティブ」な情動が優位を占めるというわけだ。後の章で、この広く流布した仮説を私たちの精神分析的な知見に照らして再考したいと思う。ここでは、J氏が臨床的に言えば抑うつ状態ではなかったということを指摘するにとどめたい。彼の反応はいかなる点でも病的なものではなかった。むしろ、既に述べたように、彼の治療過程は、正常な喪の作業が優位を占めていた。

正常な喪は、正常な自我と正常な超自我の働きなくしてはありえない。このことは、この症例における私たちの第一の結論、すなわち、彼の自我と超自我の働きは本質的に障害されていないという結論を裏付ける。彼の自我は、その基本的な仕事を行っていた――つまり、願望（イド）と理想（超自我）との調停を、また願望と外的現実との調停を、適切と思える以上に行っていた。このことは、J氏が、非常に困難と思われる、自分が失ったものへの喪の過程を乗り越えて、非常に制限された新たな環境を土台として自分でその代わりとなる生活を構築していったやり方に表れている。

この事実は、精神分析で流布している、自我機能を言語によって媒介される思考と同じとみなす傾向を考えると、とても際立つ。この傾向は、フロイト（1915e）の「語表象」と「もの表象」の区別に端を発する。フロイトはその機能領域としてそれぞれ、前意識系（Pcs.）と無意識系（Ucs.）を割り当てた。しかしながら、自我機能を言語によって媒介される心的機能と同一のものとみなすこの従来の見方には誤っていた。その誤りが生まれたのは、フロイトが前意識系（Pcs.）と無意識系（Ucs.）の大部分の両方が、後で一九二三年以降は「自我」（Freud, 1923b 参照）と呼ぶことになる部分に組み込まれることになるということが見えていなかったからである。

　この重要な問題には後で、左半球の患者群の分析による臨床像を右半球の患者群のそれと比較するときに、再び戻りたい。精神分析の文献では自我がしばしば、「語表象」の機能的領域とまとめられてしまうのと同じように、しばしば（誤って）前意識系（Pcs.）と無意識系（Ucs.）はそれぞれ、左半球と右半球の機能であると、非対称的に同一視されてきた。

　しかし、たとえ「語表象」が自我と同じ広がりを持つものでないとしても、この症例で何らかの重要な自我と超自我の機能の障害を予測していたのではなかっただろうか？　語表象は自我と超自我の極めて重要な働きを行っていたのではないだろうか？　例えばフロイトも、言葉は無意識的な思考過程を意識的なものにすると述べ（Freud, 1915e）、超自我は主として内在化された言語的な禁止に基礎を置くと述べた（Freud, 1923）のではなかったか。それならなぜJ氏の症例では、発話と言語の能力が（そしてそれに寄与する脳の組織が）明らかに損傷を被っていたのに、これらの自我と超自我の基本的機能が、障害されなかったのだろうか。

　この問いに対する答えは、フロイトが一八九一年に既に認識していた事実の中にある。つまり、「語」は複雑な機能系によって生み出されるのであり、多くの要素となる部分が、（他のものの中でも）特に四つの主たる言語的モダリティと結びつくことで生み出されるという事実である。そしてその四つとは、視覚的、聴覚的、運動感覚的、運動的の四つである（Freud, 1891b）。これらの主要な要素のそれぞれが異なる脳の表象部位を持っている。J氏が患った部位であるブローカ野は主として、発話の運動要素と関連する部位であり、他の三つの要素とは間接的につながりがあるだけだった。そして、この運動要素は、フロイトによれば、今しがた述べた自我と超自我の重要な機能に役立つ言語要素ではなかった。

> 言葉の残存物は、主として、聴覚的知覚に由来するものなので、前意識系（Pcs.）には、いわば、ある特別な感覚の源泉が与えられている。語表象の視覚的要素は、二次的なものとして、つまり読むことを通して得られるので、さしあたっては無視してよいし、同様に、言葉の運動像も、聴覚障害者の場合を除いて、補助的な役割を果たすものでしかない。本質的には、言葉とはまさに聞かれた言葉の記憶の残存物なのである。［Freud, 1923b, pp.20-21、強調は追加］

したがって、語の運動的側面、そしてそれゆえに発話装置の運動要素であるブローカ野は、自我の感覚運動的な周辺部に位置することになる。それは自我の複雑な働きにとっては出力路にすぎない。言語的な思考においてそれが果たす役割は不要なものである。自我が外界とのこの連絡路を奪われたとしても、その内的な働きは（そしてそれゆえに自我そのものも）基本的には損なわれないまま残る。自我はそれ以外の要素は簡単に利用することができる。しかしながら、発話装置の聴覚的要素の機能的役割はまったく異なる。そしてこの聴覚的要素を通して、後の章で見るように、心の機能的組織化の中へ一段と深く踏み込むことになるのである。

第六章　ウェルニッケ失語症例の精神分析的観察——穴の空いた意識[1]

前章では、ブローカ失語（運動性失語）の症例の精神分析的な観察について論じた。本章で述べる症例はウェルニッケ失語（感覚性失語）から回復しつつあった患者の症例である。精神分析的な観点から見て、前の症例の際立つ特徴は、彼が比較的正常であることだった。彼の精神分析的な観察を通じて、発話と言語の障害にもかかわらず、そしてその他の身体障害にもかかわらず、当該の若い男性は、人としては本質的に変わらないままだった。このことは、心的機能の構造と力動において精神分析的なメタ心理学が「言葉」に割り当ててきた中心的な位置を考えると、注目すべき観察だと感じる。こういうわけで、第五章の終わりに「言葉」は複雑な神経心理学的統一体であり、数多くの要素的な部分から成り立っていて、そのそれぞれが人間の心的装置の機能的組織化において異なる役割を果たしているということに注目していただいた。本章で述べる患者の心的機能は、これから述べるように、発話と言語の障害によって大きく影響を受けていた。

症例K

K夫人は六七歳だった。彼女は三度結婚しており、三度未亡人となった。そして三人の成人した子どもがいる。二人は息子で一人は娘。小さな田舎で中流下層の家に生まれ、多くの点で、彼女の言葉を借りれば「自分を磨いて」きたにもかかわらず、目的を叶えるために常に一生懸命働かなければならなかった。不公平とも言えるほどの人生の苦労を背負いながら、それに打ち負かされることはなかった。彼女は人生から、自分がつぎ込んだ以上のものを期待していないようだった。その結果、多くの困難にもかかわらず、十分に活動的で楽しい生活を送っていた。

彼女の不屈の、野心的で、実際いたずら心のあるような病前性格の本質を伝えるには、一つのエピソードを語るだけで十分だろう。三人目の夫ががんで亡くなった後、彼女は経済的に厳しい状態となり、その結果、二つの仕事を同時に掛け持たざるをえなくなった。昼は秘書として、夜はウェイトレスとして、フルタイムの仕事を一日一六時間、週に六日働いた。この仕事を一年以上続け、情動的にも身体的にも消耗し、これ以上働くことができないというところまできた。破綻寸前でウェイトレスの仕事を辞め、豪華なホテルに泊まった。そのような過ごし方が彼女の収入をはるかに超えるのは確実だった。彼女は一ヶ月近くそこに滞在して過ごした。遅くまで寝て、ゆっくりと風呂に入り、テレビを見たり、四品料理のディナーを楽しんだりした。その間、彼女はとても社交的で、レセプションのスタッフ、厨房のスタッフ、さらには、当直マネージャーの一人とさえ仲良くなった。ホテルをチェックアウトする頃には、ホテルのほとんどの人と知り合いになり、ほとんどすべてのことを知るようになり、プライベートな生活についても知るところとなった。彼らは彼女のものとなっていたのだ。その結果、彼女が十分休みが取れたと考え、自分に差し迫った責任ともう一度直面すべき時期がやってきたと考えた時に、彼女はただ、当直マネージャーとのアポイントメントをとってホテルで働きたいと言った（厨房スタッフから聞いて、あるポジションに空席があることを知っていたのである）。そして彼女は、そのまま、貴重なお客からとても愛される従業員へと変貌し、そこで働いた（厨房のスーパーバイザーになった）。最初は仮採用だったが、その後正職員になった。

神経リハビリ病棟に入院して来た頃までには、定年退職後の再雇用で非常勤の仕事をし、慎ましい居住用ホテルで生活し、慈善活動もしていた（宝くじを僅かの手数料で売っていた）。彼女がどうして脳に損傷を受けることになったのか、誰もはっきりしたことはわからなかったが、ある日朝食に姿を見せず、翌日に見つかった時には、部屋で意識のない状態で横たわっており、左の頭頂部領域に大きな裂傷があった。床は血だらけで、宝くじのお金と彼女が持っていたその他のいくつかの貴重品がなくなっていた。

彼女は最初、病院の救命救急部門に入院した。神経リハビリ病棟はそこに併設されている。CTでは左前頭‐頭頂葉の急性硬膜下血腫（わずかに正中偏移を伴う）と左側頭‐頭頂葉の脳内出血を認めた。彼女はすぐに神経外科病棟に移り、血腫除去手術を受けた。術中所見では、側頭葉の中部に出血による脳の実質的な損傷があり、損傷は後方に伸展して縁上回にも及んでいた。手術後、フォローアップのCTでは左側頭葉に広範な低吸収域を認めた。図6‐1はこの残遺病変の部位と広がりを示している。

神経心理学的評価

K夫人の意識は、最初に外傷を受けてから三週間は回復がはかばかしくなかった。三週間たって初めて言語的な指示に反応し始めた。とはいえ、その時点で、ほとんど理解は示さず、彼女の発話も、流暢ではあったが、ほとんどがまったく意味のわからない言葉だった。これは「ジャルゴン失語」と呼ばれ

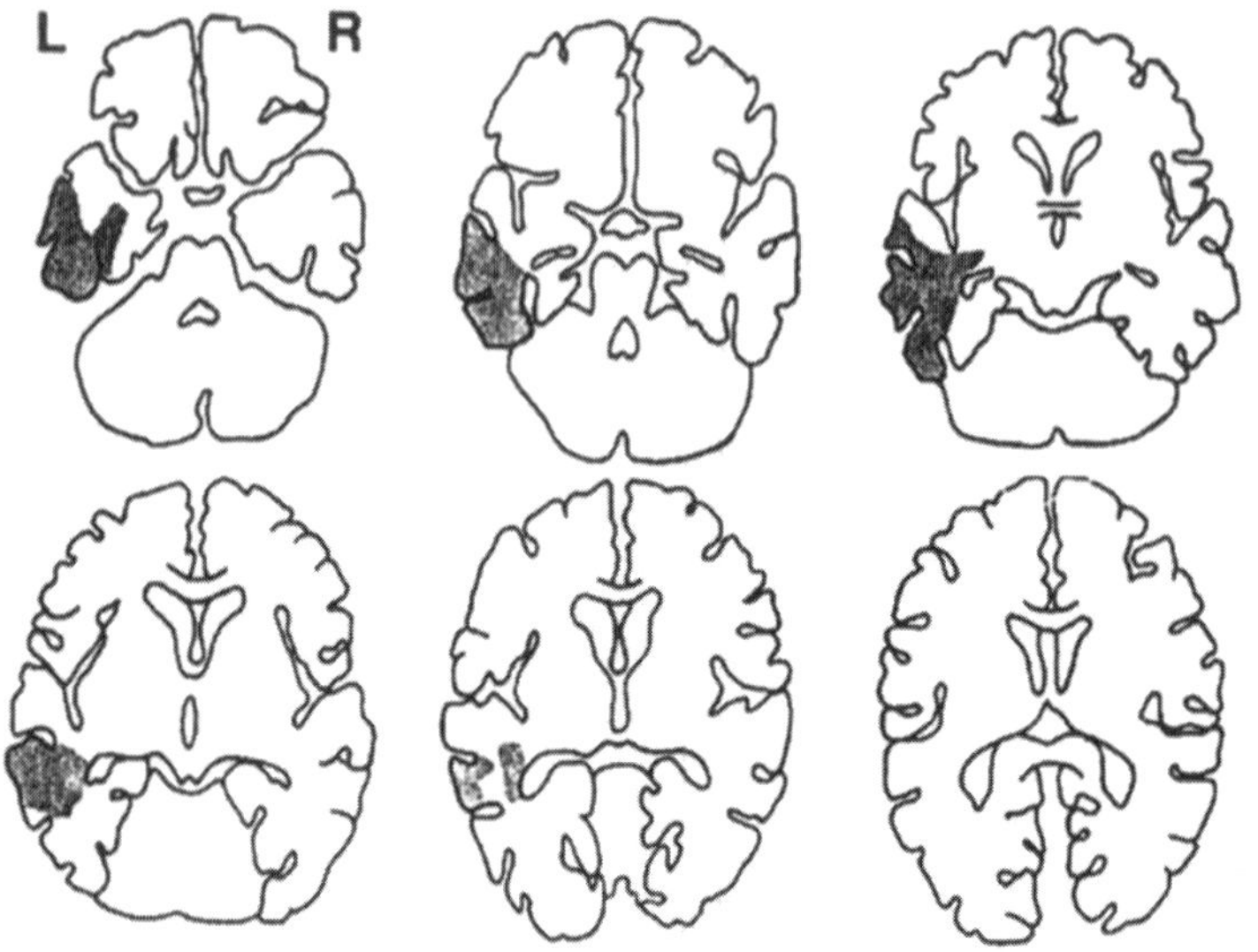

図6-1

る（この急性期の期間に進行していたことに関する彼女の主観的な経験は、後にわかるようにとても興味を惹くものである）。しかしながら、彼女は急速に回復し、外傷から五週間が経ち、私たちが最初に彼女に会った頃、彼女の言語には、豊富な錯語（言葉の誤用）を伴う、流暢な「空《から》の発話」（つまり、実詞のない連続した言葉の流れ）という特徴が見られた。この評価を行った時、K夫人は（J氏とは異なり）、暴行を受けてから夢をまったく見なくなったと報告した（第三章の第一症候群を参照されたい）。

　精神分析的治療は一ヶ月後に始まった。その頃にはウェルニッケ失語はさらに改善していて、おそらく、重度の健忘性失語 *amnestic* aphasia と呼ぶのが最適であるような状態、あるいはルリヤ（Luria, 1947）の言う聴覚記憶性失語 acoustico-mnestic aphasia のような状態になっていた。その時点で、彼女の発話は依然として流暢だったが、内容のないものというよりは回りくどいものになっていた。K夫人は読むのは容易にできたが、理解は限られており、書字も話された言葉と同じように流暢だが錯語的だった（そして、自分が書こうとしていたことがなんだったのかを忘れることが続くということもあり、上手く書くことができなかった）。

K夫人が絶えず訴えていたのは、彼女が書くところによれば「考えることができないこと」で、それは後に見るように、彼女が失語を主観的に体験している主な仕方だった。しかしながら、公式の神経心理学的評価では単純な計算は（書かれさえすれば）容易にできることが示された。実際、頭頂葉の機能不全のはっきりした兆候は認められなかった。左右の方向、手指の認知、構成的実践、書字感覚、計算はすべて保たれていた。（左の頭頂葉が損傷を受けると通常これらの機能がすべて失われる）。視空間記憶も完全に保たれていて、右上四分の一の視野が消失していることを除けば、視空間的知覚機能も同様に保たれていた。右半球の機能障害の兆候はなく、前頭葉に関連したさまざまな実行機能も完全に保たれているように思われた。まとめると、K夫人に臨床的に認められたのは、右上四分の一視野欠損、流暢性失語、さらには、深い意味では失語と区別することが不可能な、聴覚言語的で素材特異的なワーキングメモリの障害となる。

精神分析的観察

K夫人の精神分析的治療は数ヶ月しかできなかったので、彼女の精神分析的理解は限られたものになる。これから示す素材はいくぶん断片的なものだが、ここには、後に見るように、彼女の困難の本質的な性質が反映されている。K夫人が（第九章で述べる前頭葉腹内側の患者のように）全般的に断片的でバラバラになっていると言いたいわけではない。そんなことは決してなかった。事実、K夫人の病前のパーソナリティは保たれているというのが公正だろう。この点で、第五章で論じたブローカ失語の症例とは何ら異なるところはない。彼女は相変わらず古風な不屈の精神を持っていて、かつての彼女が常に抱いていた楽しみの感覚も、誇りある自立心も、同じままだった。

彼女のパーソナリティの詳細な分析に立ち入るつもりはない。ここではむしろ、彼女の場合、そうしても科学的に興味深いことが伝えられるわけではないと思うからだ。ここではむしろ、彼女の脳への損傷が彼女の心的生活に与えたことの本質を捉えているように思われる二、三の著しい臨床像の特徴をまとめておきたいと思う。これらの特徴は基底にある一つの異常の二つの側面であるように思われた。この異常性が、既に述べたように、その他のすべての点では本質的に正常なパーソナリティであるものに付け加わっていたのである。

彼女はその体験を次のように述べた（ここでは彼女の錯語と他の発語障害的な間違いは再現されていない）。

「最初どこにいるかわかりませんでした。最初は天国にいるのだと思いました。そして、人々が言っていることが理解できないので、天国で別の言葉を話しているのだと思いました。そしてその言葉を私は学ばねばならないと思いました」（笑）。「人々の天国での生活や服装はこんなふうなのだと思いました。でもその後、私はもしかしたら天国の外にいるのではないかと思い始めました。私がいた場所は、天国に行けるかどうか、あるいは地獄に行かなければならないかどうかを聞くために座って待つ場所ではないかと。えーと、どんなに些細なものであっても罪を犯したのなら地獄に行く、と彼らは言います。それで、私は自分が何も悪いことをしていないことを確かめてもらおうと思います。そうすれば天国に行けますから。きっと人生の中では何か悪いことをしたとは思います。でも、それが正確に何なのかはわかりません」（再び笑い）。

セラピスト［カレン・カプラン＝ソームズ］の問いに答えて、彼女はこう言った。自分がこの世で本当に生きていると初めてわかったのは子どもたちが訪ねて来てくれた時でした、と。「彼らがやってきた時も、まさに最初の瞬間は、私はまだ天国にいて彼らもそこに私と一緒にいるのだと思いました。でも、それから、彼らが皆死んでいたはずはないとわかり、それなら私が間違っているに違いないと思ったのです」。

第九章で、前頭葉腹内側の症例の中に、脳卒中から回復した時に自分は死んで天国にやってきたと信じていた一例があるのを見るだろう。実際、自分が死んでいるという妄想はよく見られるので、コタール症候群という専門用語があるほどだ。この症例のように意識が突然、ある一定期間失われ、患者の存在感の連続性が劇的に遮断されると、個人的なアイデンティティの感覚が障害されるように思われる。脳がもはや正常に働かず、それまでのような形で現実を表象しなくなったために、これらの患者の世界が根本的に変わってしまったように思われるという事実によって、この障害は間違いなく強化される。たとえばK夫人の症例では、ウェルニッケ失語のために、昏睡から初めて意識が戻ってきた時、彼女にとっては皆が外国語を話しているかのように思われた。そして、彼女の意識には、以下に述べるようなもう一つの重要な変化もあった。死んでしまったという幻想は、自分に起こったことを理解するための最初の方法だった。しかし、その説明はすぐに棄却され、明らかになってくる証拠の断片を合理的なやり方でまとめ始めたのである。

事実、彼女に何が起こったのかという問いは、彼女の思考の大きな部分を占めていた問いで、それに答えようと格闘することが、心理療法のセッションを行った主な目的だった。生じたことの主観的経験（つまり、主観的には何も生じていなくて、単に空白の時期があるだけで、存在の感覚には不連続性があること）と、客観的な証拠（実際には大変なことが生じていて、彼女が知る由のないこれらの出来事が彼女を永久に変えてしまったということ）とを一致させることに大きな困難を感じているように思われた。彼女はセラピストに、たとえば、本当に三週間まるまる意識がなかったのかと繰り返し尋ね、傷害を受けた正確な日にちや手術を受けた日付を知りたがった。それから彼女は、その空白の期間に生じたに違いないと彼女が信じていることを、何度も何度も、詳しく話した。このようにして、彼女は、人生の連続的な経験の中に穴が開いていても持ちこたえようとし、生じたと思われる出来事に対して考えられる説明をしてその穴を埋めようとしたのである。

これらの再構成はいつも、直前の意識から、傷害を受ける前にしていたことを思い起こすことから、始まった。彼女は鏡の前に座り、髪を梳かしていたのを覚えている。ここで彼女がいつも強調したことは、以前は長くて流れるような黒髪だったのに、今は髪も短く切られてしまった姿になったということで、そんな姿から自分を切り離してしまいたいようだった。次に何が起こったのかは知らなかった。他の人から聞いてわかったのは、翌日にベッドの上で発見され、その傍には杖が置かれていたということだけだった。彼女を襲った加害者が彼女の杖を凶器として使い、その後で血を拭き取ったと信じていた。床は血だらけだったが、杖には血がついていなかったからである。それに杖は凹んでいて、いつも置いてある場所には置いてなかった。おそらく加害者は犯行のしばらく後に戻ってきて、杖の血を拭き取り、ベッドの上の自分の傍に置いたのだ、と彼女は推測した。そんなふうに話は続いていった。このテーマは際限なくさまざまな形で語られた。

同じくらいはっきりしなかったのは加害者がどんな人かということである。K夫人はこの点については確固とした考えを持っていた。彼女の疑念は主にある便利屋に向けられていた。彼女がいつも強調していたのだが、その男は無骨で平凡な男だった。もう一人疑われたのが清掃婦で、その女性に対して彼女はいつも明らかに不信感を抱いていた。例えば、便利屋が、おそらくは強盗以外の何らかの理由で彼女を襲い、そして翌朝に清掃婦が彼女を見つけ、彼女をベッドに移し、部屋にあった貴重品すべてを盗んだのだというストーリーが語られたこともあった。こんなふうに、清掃婦がその犯罪を報告しなかったことを説明するのである。そしてそれをヒントに、もしかしたら便利屋は彼女に性的な興味を抱いていたのに報われず、そのことがこの襲撃の背後の最初にあるのかもしれない、という筋書きが展開することさえあった。

どの筋書きでも、何が本当に起こったにせよ、ありとあらゆるさまざまな並べ替えが同じようにもっともらしく思われた。K夫人にとって最も大切なのは、混乱の元となっている、彼女の存在の連続性のギャップがどんな形であれ埋められねばならない、意識的な記憶によってでなくても、少なくとも、わかっているすべての事実を矛盾なく説明してくれる、もっともらしく思われるストーリーの再構成によって、埋められねばならないということだった。それでもやはり、このギャップを埋める過程のやや衝動的な性質は注目に値する。同時に興味深く思われるのは、彼女が再構成したさまざまなストーリーのどれ一つとして彼女を満足させることはなかったということである（そのどれ一つとして本当は現実とは何の関係もないかもしれないということに彼女は常に悩まされていた）。この点で、自分が語るいくつかのストーリーはまるで夢のようだと話すこともあった。一日中とりついて離れず、本当に起こったことなのかどうかわからないといった曖昧な感じを残すような夢である。この夢のような思考を扱うために、K夫人はセラピストに対し、しばしば少し当惑しながら、時に絶望も仄めかしながら、セラピストはどう思っているのかと尋ねるのが常だった。セラピストはK夫人が言っていることが意味のあることだと思っているのか。それは本当に自分に起こったことなのだろうか、あるいは自分の考えはすべておかしいと思われているのだろうか、と。

ギャップを埋めるというこのニーズは、間違いなくK夫人の臨床像の最も重要な特徴である。この特徴は臨床像の主要な側面であり、K夫人はこれを「思考不能」と呼んだ。K夫人の意識のギャップは三週間の昏睡状態に限られたものではなかった。彼女は依然として意識の中にギャップを体験しており、彼女が語るところによれば、自分自身の自己と思考に関する現在進行中の自覚は消失し続けているとのことだった。彼女の心は、いわば、意識から漏出し続けていたのである。この困難は彼女の失語と不可分なものであり、実際、彼女の主観的体験の核心であるように思われた。

彼女は最初のセッションで問題を次のように述べた。面接室に入ると、むしろとても警戒しながら入ってきたが、K夫人はセラピストが自分に彼女の（セラピストの）名前を言ってもらったことがあったかと尋ねた。人の名前を忘れてしまうものですから、と説明してくれた。もう一度尋ねるやいやな同じことが起こり、今度は少しイライラし当惑しているように見えた。前に会ったことは知っているけど、どこで会ったのかははっきりしない、と説明してくれた。前に警察で聴取を受けた時にいましたかと尋ねた。セラピストはそこにはいませんでしたと答え、K夫人には神経心理学的評価の時にお会いしました、また、病棟回診の時にも何度か一緒にいたことがありますよ、と説明した。こうしてK夫人はセラピストが誰なのかを定位して、セラピストのことを本当に認識したように思われた。

それから彼女は、その襲撃について話してくれたが、話しながら、しょっちゅう場所を見失い、言おうとしていることがなんだったのかを忘れてしまった。実際、彼女は中断しては深呼吸してまた始めるということを繰り返していた。二度か三度、覚えている直前の出来事は、鏡の前に座っていて髪を梳いていたことです、と言った。加害者だと疑っている男は平凡な人だと言った（暗に彼女自身は平凡ではないということを強調したいかのように思われた）。誰かが自分を襲ったに違いない、と説明してくれた。彼でなければ他の誰かで、というのも医師も警察も、頭に複数の打撃の跡が残っていたと彼女に話していたからである。「彼は私を殺そうとしたに違いない」と彼女は回想し、明らかに怯えていた。彼か他の誰かが翌日に私の体をベッドに移したに違いない、と彼女は推測した。多分そこに一晩中横たわったままだった、と強い情動を込めて付け加えた。そして、しばらく黙ったまま反芻した後、かつてはとても自立していた、自分のことはなんでも自分でやっていた、それが今、この経験の結果、どこに出かけるにもとても怖くて誰かに付き添ってもらわないと行かれない、昼間、病院の庭に散歩に行くことさえできない、と言った（この時点で、セラピストは彼女が最初に面接室に入ってきた時どれほど警戒しているように見えたかを思い起こしていた）。

このことは彼女にとって大切なポイントにつながっていた。「そして、自分自身バカなことをしていないだろうかと、わからなくなることがあるんです」と言った。セラピストが彼女に、どういう意味ですかと尋ねると、彼女はこう答えた。「ええ、私を見てください。私は常に賢くてとてもよく話しました。それが今、考えることができません。私は何が起こっているのかわからないのです。動物の名前というような簡単なことさえわからなくなるのです。農場育ちですから、とてもよく知っていたはずなのに。例えば、学校に行きました……いや、動物園です。……昨日動物園に行きました。そして……とても大きい動物、なんでしたっけ？」。セラピストは彼女に、象のことではないですか、と尋ねてみた。彼女の反応はこうだった。「ひどい。私はそんな簡単なことも思い出すことができない。こんなのぜんぜん私じゃない！」。何度かこう繰り返して言った。「私は自分に起こったことをまったく理解できません」。セラピストは、この時点で彼女が自分に起こったことに関する具体的な事実を彼女がどのくらい知っているかわからなかったので、セラピストは言葉を制御している脳の部分、言葉の記憶に関わる部分が損傷を受けたのだと説明した。K夫人はすぐに遮ってこう言った。「でも私がどれほどバカになってしまったか、もう一つの例をあげましょう。ええっと、私はあなたが言っていることがまさに理解できないのです。私はそれが英語であることは知っています。でも、それが何を意味するかはわからないんです。あなたは何を言おうとしているのですか？」それで、セラピストはできるだけ簡潔に、短い文や語句を使って、繰り返し説明し、明白な聴覚記憶型の欠損の裏をかこうとした。K夫人は一生懸命説明に耳を傾けてくれ、とても驚いているように見えた。説明が終わった後、短い沈黙を挟んで、彼女は叫んだ。「ああ、私はまともなのね」。しかしながら、セラピストが言ったことを彼女がどのくらい取り入れているかははっきりしなかった。

それから彼女は、また繰り返して言った。とても簡単なことを覚えることができないと。彼女はこう続けた。「私は何が起こっているのか全然わかりません。もし外出するとしたら、多分、誰かに話かけていろいろとしてもらわないといけません。そして、私はできない……こんなことではなくて……誰彼となく話しかけたいわけではなく、話しかけたい人は……ここにいる人、病院の人。友達にこんな姿を見せたいとは思いません。そして、とても神経質になっているので、どこに行くにも一人で行くことはできません」。さらに続けて言う。「私は仕事がしたいんです。かつてそうだったように、自立したい。よく働いたものです。ダンスにも行った。でも今ではまったく違っています。絵を売る仕事をしていました。……チケットのことです。図書券……最近まで……」。この時点で、彼女は雇い主の名前を思い出そうと長い時間をかけて格闘した。そして、彼女が雇い主に対してしたことがなんだったのかを説明しようとした。その後、身体的な容姿のことに話題は移り、このことについては後で触れたいと思うが、このような連想は明らかに、彼女がいうところの「思考不能」と関係していて、彼女が抱いている自分自身から疎遠になった感覚とつながっていた。

まず、彼女が「思考不能」という言葉で言おうとしていることについての詳しい印象を記しておきたい。これは、既に述べたように、彼女の臨床像の中心的な特徴だった。以下の引用は彼女の治療の第二週目の記録からのものである。いつものように、K夫人は面接室にためらいながら入ってきた。実際看護師によると、彼女は最良の状態だったとしてもベッドを離れるのは気が進まない、彼女はいつも不安げに見える、でも特に、心理療法のセッションに参加するためにベッドを離れることには気が進まないようだ、と言っていたという。同時に、部屋を離れる勇気を奮い立たせた時にはいつでも、そこでタバコを吸うことはできますかと尋ねた。

いつものようにタバコと灰皿を持って面接室に入ると、最初はその部屋のことをわかっていないように見えた。そしてセラピストをとても不安げに疑い深く眺めた。これは一体なんなのかということが彼女にははっきりしていないかのようだった。彼女の視覚的近時記憶は確かに保たれているにもかかわらず、わからないようだった。あとで彼女が説明してくれたところによると、たいてい、セッションが始まって数分ほどすると突然、前のセッションの意識的な記憶が心に溢れるかのごとく蘇ってきて、その後はそこにいることについてはるかに安心を感じられるようになる、ということが起こっているようだった。知的には前にもここに来たことがあるということはわかっているけど、自分に馴染みがあるようには感じ*られない*のだと説明してくれた。ひとたび会話が始まってしまえば、そしてその後にだけ、以前に二人の間で起こったことを意識的に思い出せるようになると。その後突然、馴染みの感覚が、そして安全の感覚も戻ってくるという。

この連結の仕方で注目すべきは、彼女の主観的な時間の流れの感覚が異常であるという事実である。典型的には、セッションとセッションの間は、実際の二、三日という間隔よりもはるかに長いものと感じられていた（彼女は週に三回のセッションを行っていた）。

あるセッションでは、いつものように、腰を下ろし、最初しばらくは躊躇してから溢れるばかりの連想を話し始めた。彼女はこう言った。「とても混乱しています。覚えていることもあれば、忘れてしまうこともある。……混乱しています。とてもよく知っていることやかつて知っていたことをしばしば忘れてしまうのです。子どもの名前とか孫の名前、友人の名前もです。息子の名前さえ混乱して他の名前で呼んでしまいます」。こう言っている間も、言葉に詰まってしまった。それからこう言った。「これを見てください、い、い、い。昔はとても流暢に話せたんです。少なくとも考えることができました。でも今はもうできません。しばしば、自分が何を言おうとしているかさえ覚えていることができないんです。そして、丸ごと抜け落ちてしまい、忘れてしまうんです」。そして彼女は、当惑を伝える独特の表現でこう叫ぶ。「私はどうしてこんなふうになったのかまったくわかりません」と。

次に彼女が訴えたのは、考えようとすると頭痛がするようになったということだった。でもたいていは、考えることがうまくできなくて、考えるのを諦めていた。いつも休日に訪ねていた場所をはっきりと思い出すことさえできなかった。「例えば、フロリダで私が好きだったのは……」。そしてそこで止まってしまい、呆然と困った様子でセラピストのことを見つめながらただ座っていた。セラピストはフロリダについて話していましたよ、と彼女に思い出してもらおうとする。「そうです」と彼女は言い、「それが起こったことです。そう、それらのイルカがいました。イルカたちがいる場所が好きでした」。セラピストが「水族館」という言葉を補うと、K夫人は、それが好きでした、家族の他の人たちは嫌っていましたが、と続けた。セラピストは彼女に、少し前に自分と世界のつながり track of her self and world を見失ったようですね、と言った。K夫人はこれを誤解して、自分が世界旅行 international travel について話しているのだと思った。セラピストは、「世界 world」という言葉で、K夫人にとっての、自分の周りで進行していることの体験のことを指していたと説明した。するとK夫人は、「そうです。私は砕けて、[2]バラバラです。私の心が砕けてバラバラなんです」と頭を指差しながら言った。「しばしば、一人でただ椅子に腰掛けていたいと思います。そうすれば話す必要はありませんから。だって私は物事を覚えられないのですから。そして、そんなの私らしくありません。だって、私は温厚な人ですから。そして私が話しかけたくないと思うような人は世界に一人もいませんから」。そして彼女は再び容姿について話し続け、こうして、彼女の容姿に関する体験と心の体験との間にある、すでに述べたような、つながりを強調した。あとで、彼女が自分の容姿をどのように体験しているかについて述べようと思うが、その前にもう少し、彼女が「思考不能」という言葉で何を意味しようとしているのかについての例を示しておきたい。

　彼女はあるセッションの冒頭に、正しく話すことができない、こんなことは、以前には一度もなかった、と言った。早口で簡単に話していたものです、と。ところが、今は単語を忘れるだけでなく、全体として何が言いたいのかということも忘れ、それから、彼女の言葉を使えば、「すべてが消えてしまう」ことに気がついたと言う。前日にした会話のことを話してくれたが、誰かが彼女にある直接的な質問をして、彼女は答えが浮かんでこなくて、「そこに何もない」ことを認識したそうだ。さらに詳しく話してくれた。「それはひどいものだと感じます」。申し訳なさそうな、信じられないという様子で、続けてこう言った。「以前はこんなことは決してありませんでした。前は話すことができたんです。……ああ、違う——話すことができた！——それは何？……言いたいのは、……とても流暢だということです。人生でこんなことはありませんでした。でも今は、たくさん話すことができません。このホテル hotel

の人々に対しても同じです……ああ、聞いてください。……病院hospitalと言いたかったんです。あのインドの方に尋ねるのはとてもしんどいです……彼の名前はなんですか？　……思い出すことができない時は助けてください。これらのことが消えてしまいます」。セラピストは彼女に対して「すべてが消えてしまいます」という言葉で何を言いたいのか教えて欲しいと頼んだ。言葉が消えてしまうと、すべての思考が、言語的な思考も非言語的な思考も、一緒に消えると言いたいのですか、と。K夫人はこう答えた。「ええ、すべてが消えてしまいます。ええ、最初に、すべてが消えてしまいますeverything goes。そして、その頃には私も行ってしまってI go家で横になっています。……ベッドという意味です。だって他に何ができるというのでしょう。そして、誰にも会いたくありません。でもすべてが戻ってこないわけではありません。すべてではありません。戻ってくるものもあれば、戻ってこないものもあります。そして、突然、思い出そうとしていない時に物事を思い出すのです。この前も、自分の名前を言い、自分の住所も言っていましたが、突然消えてしまいました……私自身の住所がですよ！　そして、自分自身の名前さえ思い出すことができないこともあるのです。今は、今日は、わかります。でもわからない時もあるのです」。そして彼女は、人生の中では二、三の名前で呼ばれていた、と言った。ニックネームとかその類である。でもすべての名前が同じように簡単に消えてしまうのだった。

　これらの例から、K夫人が体験していたことが、彼女の意識における絶え間ないギャップ、あるいは、意識の連続的な流れの分断であるということが明白になるだろう。この点で彼女は、第五章で論じたブローカ失語の症例とは極めて対照的である。そして、彼女の障害は、言語の土台となる脳の部位に損傷を受けた後に（メタ心理学的に）生じると予測されることにも、極めてよく合う。言語は心的装置に関する私たちの精神分析的概念化においてはとても中心的な役割を果たすので、この問題については少し後で論じたい。ここではもう一つの抜粋を示しておく。

治療の三ヶ月目のあるセッションで、K夫人は、そのような奇妙な障害を持つのが、世界で自分一人ではないということがわかるととても安心すると言った。彼女は病棟の他の失語の患者たちも自分自身と同じような困難を持っていることに気づいたのだ。さらに続けて、かつて社会的な問題を抱えたことは一度もなかったのに、傷害を受けてからは話すことができないので、自分一人だけでいるのを好むようになったと言い、こう続けた。「大丈夫な時もあればそうでない時もあります。心がまったく空になる時がありますーー言葉がなくなるのです。ただベッドに横になって、心は空っぽで自分の向こう側にあるテーブルをみつめ、言葉が戻ってくるのを待っているのです」。再び、セラピストは彼女に、消えたのは言葉だけなのか、すべてなのか教えて欲しいと頼んだ。K夫人は、時々は心の中に何もない、言い換えると、心は完全に空白で、自分ではどうすることもできないことがある、と力強く答えた。彼女ができることと言えば、座って、言葉が再び戻ってくるのを待つことだけで、戻ってくる時も、断片的なものがごたまぜになって戻ってくるのだった。当惑した独特の表情が顔に浮かんできた。それから、彼女はもう一度、自分の容姿について話し続けた。

これまで、彼女の容姿の問題を棚上げにしてきた。意識の主要な障害についてまず述べたいと思ったからである。しかし、これまで述べてきたように、彼女の連想は非常に頻繁に、言葉と思考の困難から、自分の容姿について彼女がどう感じているかに向かった。自分の容姿に関するストーリーはいつも同じような形をとった。思い出せる直前のことは鏡の前に座っていて髪を梳かしていたことだ、とよく言った。そして、その次に思い出せることは、目が覚めると天国のようなところにいて、皆が外国語を話していて、そこには自分の家族もいた、ということだった。そして、鏡のところまで歩いて行き、そこに映った姿を見て「それは私じゃない」と思ったことを思い出した。髪の毛の上に包帯を巻かれ、顔は腫れているのを見たので、自分が見ている人物が彼女自身だと信じることは本当にできなかったのだろう。

ここに例を示す。

私［セラピスト］はK夫人に自分の心が当たり前のものではなくなったように見えますと言った。彼女は叫んだ。「そうです！　全然そう思えません。私は何が起こっているのか全然わからないのです。もし外に出たら、誰かに話しかけて私ができないことをしてもらうよう頼む必要があるでしょう。それでとても神経質になっています。こんな頭で自分に何ができるのかわかりません。こんな状態だとしたら、どうすれば自分が何をしたらよいかわかるのでしょうか。もうまったく私ではありません。そしてもう一つあります。私の髪を見てください。カールさせることも、ヘアスタイルを変えることもできません。それでこんなにひどい様です。私がひどい姿だとあなたは思いますか。私はとてもひどいと感じます」。彼女は［セラピストに］自分の写真を見せてくれた。数年以上前に撮られた、とても若く見える写真だった。「数年前のものです。髪は黒いですが、染めていましたから。でも今はそういうこともできません。石膏《プラスター》さえ塗ることができません……ああ、聞いてください、……マスカラと言いたかったんです」。続けて、自分がかわいくないことは知っているが、いつも見苦しくない姿をするようにしていて、服装にはとても気を使っていたんです、と言った。さらに続けて「こんな髪にしたことは一度もありませんでした。全然私ではありません。こんな長さの髪にしたこともありません。もっと長くしたい。あなたのように。麻痺のない側でさえ自分で切ることができません。前髪もなくて、いつもひどい姿だと思っています」。話している間、彼女は思考を失い続けていた。彼女の説明では「何が言いたいかということはわかっているんですが、言葉を見つけられません。言葉がそこにないだけなんです。そして、言葉を見つけられる前に、思考が消えてしまうんです。まさしくそれ以上考えられなくなるんです。ええっと、心が働かなくなります。いつもはもっとうまく話していたんです」ということだった。そして続けて言う。「それは私ではありません。……それは私ではありません」。

彼女は続けて言う。「そして最初に鏡を見た時、私が見たのは私ではありませんでした。私は完全にショックを受けました。私は完全に別人に見えました。その鏡を見た時、そこに誰か他の人がいるのが見えました。それは包帯を巻いているからに違いないと思いました。そしてさらに悪いことに、頭の半分の毛が剃られているのが見えました。そして顔はとても腫れていました。そのショックに耐えられなくて、鏡から背を向けてしまいました。そして私は二つの点を見たのです……ほくろという意味です……右頬に二つほくろを見つけました。私が依然として同じ人であるということを思い出させてくれるほくろです。同時に、私は自分らしい話し方をしていません。昔はとても流暢でした。いつも知っていたこれらの言葉がすべてわからなくなったとは信じることができません。それは全然私ではありません。……それは私ではありません」。そんなふうに続けていった。

あきらかに、彼女の連想は、言葉を見つけ出して考えることができないために自分が自分自身でなくなったという感じから、鏡に映った自分自身の姿を認識することができないことへと移った。主観的には、それらは、同一のことの二つの側面であるように思われた。二つの側面があるとはいえ、個人のアイデンティティのこの障害には深い統一性があり、それは同時に、自分自身の名前と住所を思い出すことができないということによっても仄めかされていた。K夫人は本当に、自分が自分自身であるとは感じられないように見えた。このことは、言葉とものの関係というメタ心理学的に非常に重要な問いに触れるものである。

このことをさらに説明するために、治療が始まって四ヶ月後のあるセッションから引用してみたい。彼女は自分の心が時にどのようにして完全に空白になるかについて話していた。そして、続けてこう言った。これにもかかわらず、傷害を受けてから数ヶ月の間、自分がどれくらい回復してきたかということもわかっています、と。「弟や親戚たちは、私がどのくらいひどかったかということを話してくれました。神経外科の病棟に見舞いに来た時、私の口から音が出ていたけれど、全然理解することができなかったそうです。私が中国語を話しているかのようだったと言います。実際、最初は全然話すことができませんでした。私が言っていたことは無に等しかった。ここの病棟に来る頃まで、私は相変わらずたくさん話していましたが、意味をなさないものでした。でも私は自分が意味のないことを言っているということを自分で聞いていてわかることができませんでした。同時に、神経外科の病棟では私の顔はとても腫れていて、家族は私だと認識することが全然できませんでした。私も鏡を見て自分だと認識することができませんでした」。

そしてK夫人は告白するような調子でこう続けた。「実際、それは私が話しているのではありません。自分が知っている言葉を見つける、いや、私は見つけることができません。……私は自分が何を知っているのかについても混乱しています。たとえば、先日息子たちが訪ねてきました。……上の子だけが夫に似ていて、下の子は似ていませんでした。ところが、息子たちがここにいた間ずっと、下の子が本当に夫だと思っていました。息子が帰って数時間後になって初めて、自分が間違っていたとわかったのです」。続けて、この種の混乱は絶えず起こっていて、でも最初よりは減ってきた、と言った。それでも、他の特定の例をあげることはできなかった。それから、息子の名前や時には自分自身の名前や住所さえ忘れることがあり、どれほど当惑した感じになるかということをもう一度話し続けた。彼女の友人や家族はこの種のことに決して出会ったことはないと確信していた。

その後ある時、病院の別の病棟にいる友人の一人を訪ねてみるつもりだと言った。でも後になって、この友人は居住用ホテルで一緒に生活していた人たちで、病院にいるのではないということがわった。この繰り返される間違いは特に興味深い。というのも、彼女が頻繁にする綴りの間違いを具体的に示していると思われるからである。つまり、彼女は、病院 hospital とホテル hotel いう言葉を混同しているのだ（錯語）。だからここでも、言葉 words を失うことと彼女の心の中での言葉についての混乱とが、（何らかの方法で）それらの言葉が表している、その底に隠れているものごとにまで広がっている、ということは明らかである。

K夫人は普通は基本的に現実志向的な人という印象を与えていたことを強調しておきたい。彼女はいつも、自分の間違いに気づき、当惑しながら修正して、自分の周りで起こっていることの理解を、時間的にも空間的にも、改善しようとしていた。この点で、すでに述べたように、あらゆる混乱にもかかわらず、第九章で述べる前頭葉腹内側の患者たちとは根本的に異なる。彼らは混乱の中に完全に没頭していて、現実を把握することは全然できなかった。K夫人は、ここで述べたように、彼女の心が完全に空白の時でさえ、そう体験しながら、思慮深くふるまい、自分でベッドに移って思考が戻ってくるのを待っていた。

実際、彼女は十分すぎるほど健全な思考〔／自己管理〕compos mentisができる人で、自分の状況にどれほど当惑しているかを鮮明に意識しており、自分が他人にどう見えているかを常に気にしていた。そして、かなり長い時間をかけて、何度も何度も、セラピストに対して、自分はいつもこんなふうではないと、昔は機転が利き、自分の考えをはっきりと述べ、身なりも整っていたと、いつもはよく話すし、知的でもあったと、保証しようとした。事実、このようなことが転移の主題だった。これは本当のK夫人ではなく、セラピストが一度も会ったことがないもう一人の私、写真の中の私が本当の私だということをセラピストが知っているかどうか、不安になるのだった。他の何よりも、この当惑と恥ずかしいという感覚が、自我の統合性がしっかりとあるということだけでなく、自我理想やその他の基本的超自我構造と機能もしっかりとあるということを物語っている。

もう一つの主な転移のテーマは、その姉妹版とも言えるもので、K夫人がセラピストに身を寄せるように秘密を打ち明けてくれたこと、つまり、彼女が自分のプライベートな思考や心の奥底にある不安や秘密を、思春期の子が信頼できる親友に話すように語ってくれたということである。その他の点では、K夫人はセラピストを単に自分を手助けするものとして使い、そうして自分に生じたことに対して自分の方向づけをした。意識的な想起のギャップを埋めるための手助けを得て、自分がまだおかしくはない、バカになってはいないということを保証してもらう。そして自分だけがこのような体験をしている唯一の人間ではないということを保証してもらう。そんなふうにセラピストを用いたことは、すでに述べたとおりである。これらの点で、セラピストは主に補助自我として用いられた（第九章を参照されたい）。

彼女の短期間の治療も終結にさしかかると、彼女はその時間を、将来、退院した後、外の世界でどんなふうに対処したらいいかとても不安だと繰り返し表現することに費やした。息子たちやソーシャルワーカーが用意してくれた実際的な手順を何度もおさらいした。ここで繰り返しになるが、かなりはっきりと浮かび上がってくることは、――言葉と意識は全体として非常に信頼がおけないものであるにもかかわらず、さらに、つかの間の混乱に絶えずさらされていたにもかかわらず――彼女が現実とどれ程固くつながっていたかということである。彼女は基本的には同じ人物のままだった――脳に傷害を受けた後も、かつての自分と変わることのない、地に足をしっかりとつけた生存者だった。その地面は彼女には絶えず消えてしまうかのように感じられていたが、それでも地に足をつけていたのである。

治療が終わる頃には、彼女の回復はさらに進んでいた。発話と言語が戻ってくるにつれ、彼女の「思考」全体も回復し、彼女が自分の自己を振り返る感覚において、はるかに統合されたと感じるようになった。彼女は、自分が以前のような自立した水準に戻ることはできないということも認識していた。このように、回復するにつれ、自分の苦境に動揺することは少なくなり、セラピストとはより深く、より率直な関係を持てるようになり、同時に、ある意味では悲しみも大きくなった。それゆえ、この点では、第五章で述べた症例と同じように、治療過程は、究極的には正常な喪の作業のためにも使われたと言える（第八章を参照されたい）。

それゆえ、まとめると、ここで示したのは、ウェルニッケ失語から回復していった症例で、日常的な用語を使って記述するなら、そしてそれはまさに最初の古典的症例記述でもなされたことだが、「言葉の記憶の喪失」と言えるだろう。この喪失は、外的には、言葉を見出すことの困難や錯語として、また自分に言われた言葉に対する理解不能として表れるが、内的には、彼女の意識に穴が開いたものとして、そしてそれゆえ、存在の布地に穴が開いたものとして体験されていた。この「言葉の記憶の喪失」の結果として、K夫人は自分を「思考不能」であると体験していた。彼女の意識のこの変化は（容姿の変化とともに、そして、三週間意識を失ったことによって想起の持続性に生じた大きなギャップにより強調されて）彼女の個人的アイデンティティの感覚を根本から損なうこととなった。時に、これは存在のまさに基盤に届くものであるように思われ、言葉の間の混乱が事物の間の混乱になった。しかしながら、K夫人は、いつでも、これらの奇妙で深く混乱を生じる経験について、合理的に考えることが十分にできた。彼女はセラピストにそれを話すことができたし、利用可能なあらゆる情報を用いて、自分がおかしくなっているわけではないこと、自分はまだ本当に存在していて、世界が、彼女がその場を占めているその場所が、見かけはどうあれ、かつて常に存在していた世界と同じままであることを確認していたのである。

考察

この患者の言語障害は、主観的には彼女が言うところの「思考不能」として経験された。しかしながら、ここで明らかになったように、彼女は本当に考えることができない状態からはかなりかけ離れていた。むしろ私たちが示唆したいのは、彼女が思っていたのは、言葉を思考に付与することができないということであり、その結果として、思考を意識にもたらすことが（そしてそれを意識に保つことが）できなくなっていたということである。ここから即座に、言葉とものの関係に関する、メタ心理学的な理解が生まれる。

精神分析の最も基本的な仮定の一つが、「心的過程はそれ自体、無意識である」（Freud, 1915e, p.171）というものである。この仮定からは当然、それなら心的過程はどのように意識的になるのだろうか、という疑問が生じる。フロイトの提案は次のようなものだった。

> 意識的な過程は自我の周辺で生じる。そして自我にあるその他のものはすべて無意識である。そのような状況が、私たちが思い描くことのできる最も単純な事態であり、それは動物でも同じような状況かもしれない。しかし、人間では、自我の内的な過程が意識という性質も獲得するような複雑さがそこに加わっている。これは言葉の機能による作業であり、それによって自我の素材が、視覚的あるいはより特異的には聴覚的な知覚の記憶痕跡と、固く結びつけられる。それ以後は、知覚にかかわる皮質層の周辺部分が内部からも興奮させられる度合いがはるかに大きくなる。こうして観念の流れや思考の過程のような内的な出来事が意識にのぼることが可能となるのである。［Frued, 1940a（1938）,

p.162]

そうだとすれば、これがK夫人の症例で不足していた機能であると示唆することは理にかなっているように思われる。これとはすなわち、自我の素材に聴覚的な知覚の記憶痕跡を固く結びつける能力のことである。彼女は思考することができなかったのではなく、むしろ、思考に言葉を付与することができず、そしてそれゆえに思考を意識的なものにすることができなかったのである。

ここで、フロイトが意識を少なくとも二つの要素からなるものとみなしていたことに皆さんの注意を向けておきたい。その二つはPcpt.（知覚系）とCs.（意識系）という略号で記述された。Pcpt.系は外的な刺激によって賦活され、刺激がCs.系から余分に注意の備給を惹きつける時だけ意識的なものになる。Cs.系は、（思考のような）内的な過程によっても賦活させることができるが、これらが意識的になるのはPcpt.の興奮による記憶痕跡と連合的なつながりがもたらされた時だけである。

［このように］新たな発見のごとく浮かんできたのは、かつては知覚にすぎなかったものだけが意識的になることができるということ、そして、（感じを除く）内部から生じたもので意識的になろうとするものは自らを外的な知覚に変容させようとしなければならないということである。［1923, p.20］

K夫人の症例は、意識の下位構造のこのような分析に対する確固たる証拠を示すものである。K夫人は新しい外的知覚を心に刻む能力は完全だった（Pcpt.系は本質的には保たれていた）。しかし、心の内から生じてきた心的過程に意識を付与することには大きな困難を抱えていた（Cs. 系は不完全だった）（彼女の失語は、次のような言葉で理解することさえできる。彼女は自分に言われたことは聞こえるが、それが何を意味するかを決めることはできない、と）。ここで、メタ心理学に対する神経精神分析的なアプローチの科学的な有用性が見え始める。フロイトのこの特別な局在論的仮説を純粋に精神病理学的な素材でどのように検証すればよいか、思い描くことも難しい。しかしながら、（K夫人のような）巣症状のある神経疾患の症例では、この障害の機能的な分離を示すことは比較的容易である。さらに、このようなメタ心理学的な概念をひとたびこのように局在化してしまえば、その機能的な性質をさらに詳細に検索することが可能となる（つまり、Pcpt. 系と Cs. 系にそれぞれ割り当てられている機能をより正確に同定することが可能となる）。たとえば、ルリヤ（Luria, 1947）は、このタイプの症例における基本的欠損は、聴覚言語的な痕跡を固定化することができないこと（つまり、左の側頭葉中部のニューロンの反響的発火パターンを保持できないこと）であると示唆したが、この機能は、今日示唆されるところでは、前頭葉の背外側部から監視を受けている。このことから、一方では Pcpt. 系と Cs. 系の間〔にある関係〕と、他方では前頭葉の背外側部と側頭葉中部領域の間〔にある関係〕との並行性を認める可能性が引き出され始める。こうして、フロイトの古典的なメタ心理学は、現代の認知科学が大いに注目する「ワーキングメモリ」システムの機能的な構成とつながり始めるのである。しかしながら、この段階では、そのような詳細な理論的疑問を追求することまでは提唱しない。とりあえず、このような基本的なメタ心理学のメカニズムは、私たちが推奨する方法を用いると、原則的には脳の組織のうちに力動的に局在化することが可能であるということを重視するだけにしておきたい。

精神分析的メタ心理学では、ここで問題になっている特別なメカニズムを非常に重視する。それは、精神分析的治療が無意識的な思考過程を意識的なものにすることを中心に展開してきた（それゆえ「会話療法」と呼ばれるのだが）という事実だけでなく、フロイトが最初に提唱した心の局所論的モデルにおいて、抑圧はそれ自体、この過程を単純に反転したものと理解できると論じていたからでもある。つまり、フロイト（Freud, 1915e）は、抑圧は単に、Cs. 系が内的な心的過程（Ucs.）と聴覚言語的（Pcpt.）痕跡との間に確立することのできる連合的なつながりを撤退するという過程を含むと提唱していたのである。このつながりがひとたび撤退されてしまうと、当該の思考過程はもはや意識的なものになることができない。つまり、抑圧されるのである。

しかしながら、抑圧は、単なる意識の欠如以上のものを含んでいる。問題となっている思考過程に対する実行的制御の喪失が示唆されている。フロイトは実際、これら二つの過程（意識と実行的制御）も分離可能であることを認めている。このために、あるいはその他の理由から、フロイト（Freud, 1923b）は、Cs. 系は心の実行機能の遂行者ではないことを認識していた。抑圧を構成しているのは、語の連合（つまり、意識）の撤退ではなく、実行的（すなわち自我の）制御の撤退で、後者は意識の性質とは独立しているのである。

この機能的分離の正当性もまた、K夫人の症例によって示される。意識を思考に付与することができないにもかかわらず、彼女は本質的には理にかなったやり方で振る舞い続けていた（いくつかの例外については後で論じる）。すなわち、彼女の自我と超自我の機能は本質的に元のまま保たれていた。本質的には理にかなった、現実的志向をもつものとして振る舞い続けた。そして、彼女は恥と罪悪感などを体験し続けながら、自分に生じていることを把握しようと努力していた。この点で、彼女はＪ氏と同じである。彼女は自分の行動に対して実行的制御の力を保っていた。彼女が失ったのは、意識に対する制御だけだった（そしてＪ氏と異なるのは唯一この点だった）。このことはフロイトが、意識は心の実行的な機能の担い手ではなく、自我自身でさえ基本的には無意識であるという趣旨で改訂した（Freud, 1923b）局所論的提案を確証するものでもある。

それではなぜ、Ｋ夫人とＪ氏は、反省的意識の特定の機能との関連において違いが見られるのだろうか。フロイトのメタ心理学によると、この違いは言葉の機能を構成する下位構造によって説明される。私たちは、Ｋ夫人の症例における意識の欠損は、語表象の損傷にその原因が求められるのではないかと述べた。しかしながら、Ｊ氏も語表象に損傷を受けていたのではなかったか。この一見矛盾することに対する解決は、第五章の終わりで論じたように、「語表象」という単純な言葉で表される複雑な機能系の異なる要素が、これら二つのそれぞれの症例で損傷を受けていたという事実に見出すことができる。Ｊ氏の場合、損傷を受けていたのは、言葉の運動要素であったのに対し、Ｋ夫人の場合、それは聴覚的要素だった。フロイトの時代においてさえ、神経学者たちは「言葉」が単純な神経心理学的構造を持つものではないということを知っていた。早くも一八九一年に、フロイトは、言葉が複雑なものであり、複数の感覚運動分析装置の内に複雑に分配されて表象されるものであることを強調していた。フロイトはこの洞察を忘れることは決してなく、精神分析的メタ心理学をのちに発展させた時も、意識と特別な関係を持っているのは言語の聴覚的な要素だけであるということを、一度ならず骨を折りながら強調した。フロイトの失語の理論化と精神分析的理論化のこの連続性は、以下の引用に示されている。本書でもすでに一度引用しているが、『自我とイド』(Freud, 1923b) からの引用である。

言葉の残存物は、主として、聴覚的知覚に由来するものなので、前意識系 (Pcs.) には、いわば、ある特別な感覚の源泉が与えられている。語表象の視覚的要素は、二次的なものとして、つまり読むことを通して得られるので、さしあたっては無視してよいし、同様に、言葉の運動像も、聴覚障害者の場合を除いて、補助的な役割を果たすものでしかない。本質的には、言葉とはまさに聞かれた言葉の記憶の残存物なのである。[Freud, 1923b, pp.20-21、強調は追加]

それゆえ、精神分析で言葉の連合が自我過程に意識をもたらすというとき、実際に意味していることは、聴覚言語的連合がこの機能を実行するということである。言語の運動的成分と聴覚感覚的成分を単純に区別することが、J氏とK夫人の症例の臨床的な基本的差異を説明するのである。

これまでのところを要約すると、この症例に向けられる科学的な関心には二重の意味がある。(1)反省的意識(あるいは少なくともその重要な部分)は「語表象」(すなわち聴覚言語的連合)によって賦活される。(2)この連合的機能(あるいは少なくともその重要な部分)は左大脳半球皮質の側頭葉の中部領域に局在化される(図6-2)。これによって、今度は、核となるメタ心理学的概念を、現代の神経科学に利用可能な一連の方法を用いながら、さまざまな新しい実証的研究の俎上に載せることができる。

この臨床解剖学的相関は、この重要なメタ心理学的機能の破綻によってもたらされる心理学的な影響を探索する機会を与えてくれる。K夫人の自我は基本的には元のままだったが(フロイトの第二の局所

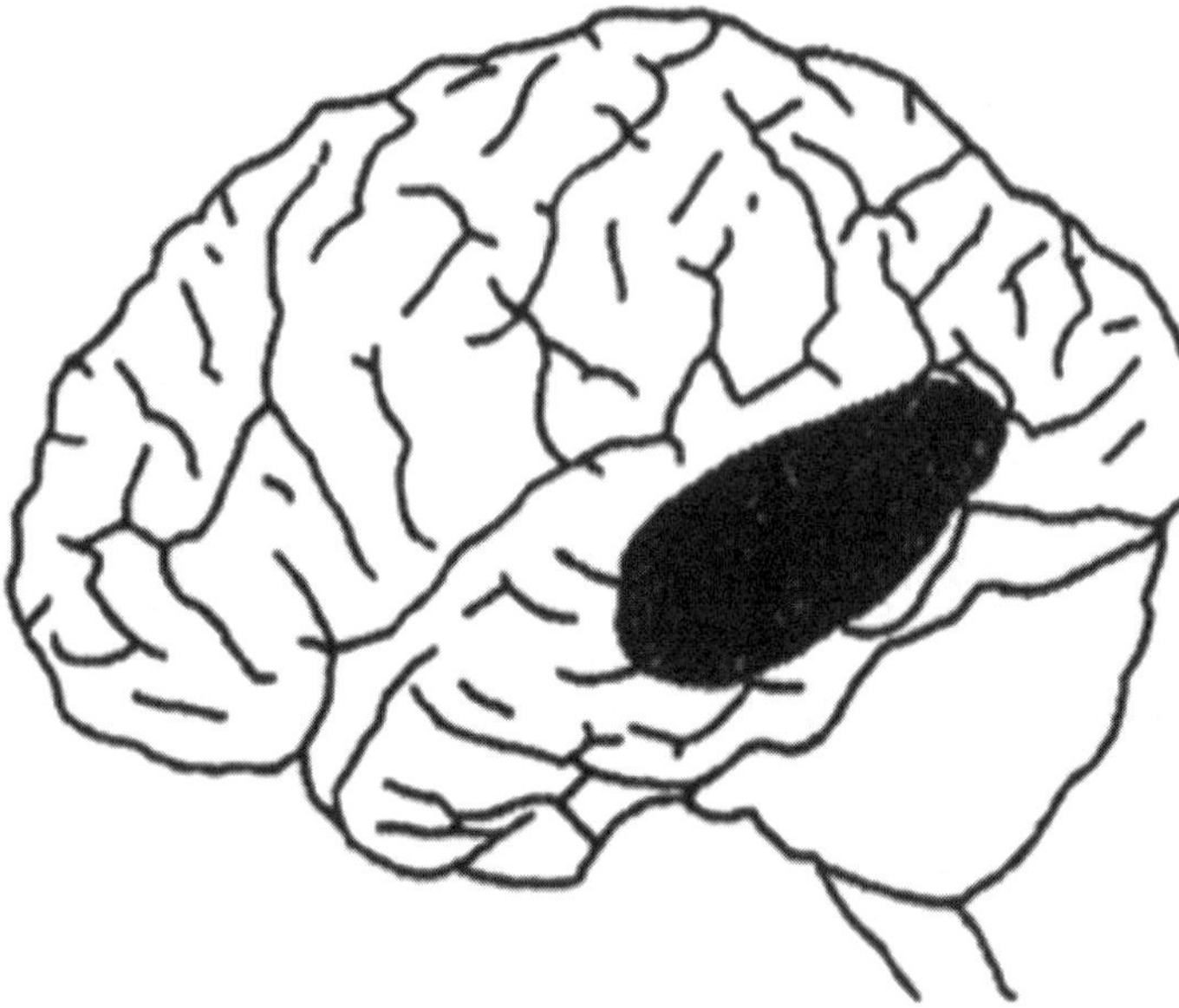

図 6-2

論的モデル［Freud, 1923b］によって予測されるとおりである）、完全に無傷というわけではなかった。K夫人の臨床像から明らかなように、J氏とは違って、言葉に関する混乱のいくつかはものに関する混乱にも広がっていた。もう少し正確に言えば、聴覚言語的な反省的意識の喪失は、無意識系（Ucs.）に特徴的な機能様式が意識に瞬間的に侵入してくることで、一定程度、自我の働きが損なわれるという結果を実際にもたらしたことは明らかだった。例えば、個人的なアイデンティティの感覚が瞬間的に障害されるということがあった（K夫人の名前や要望に関する自信のなさが自分の自己に関する不確かさに広がっているように思われることがあった）。軽い具体主義も見られた。さらに、瞬間的な記憶錯誤 paramnesia（圧縮と置き換え）や時空間の主観的感覚の基本構造におけるその他の障害もあった。不安の水準も全般的に増加していた。これらの観察は、フロイト（Freud, 1915e）が列挙している無意識系の機能に特異的な特徴を思い起こさせる。「[1]相互矛盾からの免れ、[2]一次過程（備給の可動性）、[3]無時間性、[4]心的現実による外的現実の置換」（p.186）。

第九章において、前頭葉の腹内側表面に損傷を受けた一連の症例について述べるが、それらの症例では、これらの「無意識系に特異的な特徴」が完全に臨床像の優位を占める。K夫人の症例では、これと対照的に、その影響ははるかに限定されている。とはいえ、この症例と第九章で述べる前頭葉腹内側グループの症例の間にはまぎれもない連続性が存在する。

この連続性の最も著しい例はおそらく、自分は死んでいるという妄想だろう。これはK夫人と第九章で述べる前頭葉の症例に共通している。しかし、彼女の場合、この妄想は前頭葉の症例よりもはるかに穏やかな形で現れた。K夫人の場合、その「妄想」は、本質的には、仮説という形をとり、彼女の自我は適切にそれを現実の証拠と照らして検証し、その証拠と合わないということで、正しく拒絶した。

このことは、精神分析理論において自我に割り当てられている機能的役割の核心を示す。自我の主要な仕事は心の活動と出力を制限し、それを外的現実によって課される要求と折り合いをつけることである。この基本的機能はK夫人の症例では元のまま保たれていたが、前頭葉腹内側の症例では（後に見るように）保たれていない。第九章で述べる前頭葉腹内側の患者は自分が死んでいると本当に信じていた（そして、彼はこの信念を外的現実と触れる時に割れ目をふさぐ布のように使っていた）。対照的に、K夫人は死んでいるという自分の幻想を、自分がまだ生きているという証拠となるような知覚的根拠と照らして検証し、それによって自分の幻想と知覚との間にある相互矛盾を明るみに出し、それによって、判断という行為に基づいて、幻想（内的現実）を拒否して外的現実の方をとったのである。

これらすべてが示唆するのは、自我の基本的な抑制機能は、二次過程と現実原則の全体の基礎となるもので、（第九章で見るように）前頭葉腹内側の症例では根本的に障害されているものだが、左側頭葉に損傷を受けたこの症例（K夫人）では基本的に無傷のままで、左前頭葉凸面に損傷を受けた症例（J氏）でもまさに同じく元のままだった。これらの機能は、K夫人の方がJ氏より不安定だった。ここから示唆されるのは、語表象の聴覚的要素は自我の実行機能に何らかの形で参加しているが、この寄与はその働きの統合性の土台を構成するものではないということである。第九章において、自我のこれらの機能を根本的にまさに下支えしているものが何なのかについて考える。今は、それが語表象ではない、そして、それは語の運動的要因にも感覚的要因にも当てはまる、と言うことができるにすぎない。言語の聴覚言語的要素は意識という織物の基本成分だが、自我という織物自体は言葉の感覚運動的な表象以外のものによって提供されているのである。それゆえ、この症例で見られた自我の欠損が限定されていたということから明らかになるのは、意識が全体として自我の実行機能に対して行っている寄与が限定されたものであるということに他ならない。K夫人の症例から見られるように、その寄与は現実的なものかもしれないが、そして、自己の感覚（個人的アイデンティティ）などに確かに影響を与えたが、それでも全体としては、自我の基本的な反省的、実行的作用の土台を形作るものとは決して言えない。これらの機能は、この症例が生き生きと示すように、意識と言語に依存してはいない。そしてこれは、フロイトが純粋に精神病理学的な素材から得た利用可能な根拠から二〇年の考察を経て到達した結論でもある。

なによりも思考過程を構成する自我の内部は、前意識的であるという性質を持っている。これは自我の特徴であり、自我だけに属する特徴である。しかしながら、言葉の記憶的痕跡との結合が前意識的な状態に必要な前提条件であると考えることは正しくない。反対に、結合の存在はその過程の前意識的な性質の推察を無難なものにするとはいえ、その状態はそれとの結合からは独立している。［Freud, 1940a［1938］, p.162］

この症例のもう一つの特徴を手短に強調しておきたい。その後で、次の症例に進んで、心的装置の機能的組織化の中へ一段と深く踏み込むことにしよう。その特徴とは、その元のままの自我と超自我の機能を用いて、K夫人は（第五章のJ氏と同じく）、正常な喪を目的として治療の過程を利用したという事実である。これについては、特に目立つことはなにもない。それは例えば、病前の自己像（いつも持ち歩いていた自分の写真の中の若くて独立心のある黒髪の女性に表されている像）を徐々に諦めていかねばならないやり方に例示されている。治療作業が終わる頃には、この像は、今は損傷を受けた、年老いて、人に頼らねばならない自己像に置き換えられ、それが必然的に暗示する喪失や諦めや悲しい感じもすべて伴っていた。これらすべてのことと、正常な喪の過程に必要な自我と超自我の基本的機能は（基本的にはいわば、現実検討の機能に基づくものだが）、J氏やK夫人と同じような損傷を脳の右側に受けた症例では著しく欠如していた（第八章を参照されたい）。

これらの異なるグループの症例を区別する心理学的メカニズムを分析することで、人間の心的装置を全体として構成するメタ心理学的な基本的機能の神経的相関物を少しずつ同定していくことが可能となる。J氏とK夫人の症例の違いが、これを行うことが可能であり、どのように行われるかということを示す端緒となることを期待する。J氏やK夫人の症例との相違が際立つ前頭葉腹内側の症例と右半球の症例の考察に進む前に、次章では、もう一つの左のシルビウス裂周囲領域に損傷を受けた症例を記述したい。その症例は先の二例の表層的な混乱と、その後で述べるより深い混乱のちょうど中間的な位置を占めるように思われるからである。

第七章　左頭頂葉損傷症例の精神分析的観察——世界が粉砕された男[1]

症例L

L氏は二六歳の化学研究者で、未婚だった。私たちの神経リハビリ病棟に入院してくる五ヶ月前に自動車事故で頭の一部に損傷を受け、最初は別の病院のHCU（ハイ・ケア・ユニット）に入院した。入院時、彼の意識レベルはグラスゴー・コーマ・スケールで一五点中七点だった[2]。右側に片側不全麻痺があり、脳のCTでは左頭頂葉の出血性挫傷が認められた。当初回復は順調だった（そして、自発的に両方の腕を動かし始めていた）。しかしながら、その後呼吸不全を生じ、人工呼吸器での治療が二五日間必要となった。その後、右の痙性片麻痺を生じていたことが明らかとなった。事故から三九日後に言語的な指示に応じ始めたが、話そうとする様子から、全体的な失語があるのではないかと疑われることになった。

フォローアップのCTでは左頭頂葉に境界明瞭な損傷領域があり、主に縁上回に限局していたが、前方は一次感覚運動皮質を含む領域まで広がっていた（図7-1）。三ヶ月の集中的な言語療法と理学療法が次の病院で行われた後、私たちの神経リハビリ病棟に転院してきた。最終的な診断は混合性超皮質性失語 mixed transcortical aphasia で、この時点で片麻痺はまだあった。片麻痺は上肢にも下肢にもあったが、上肢の方が強く、車椅子から離れられない状態だった。

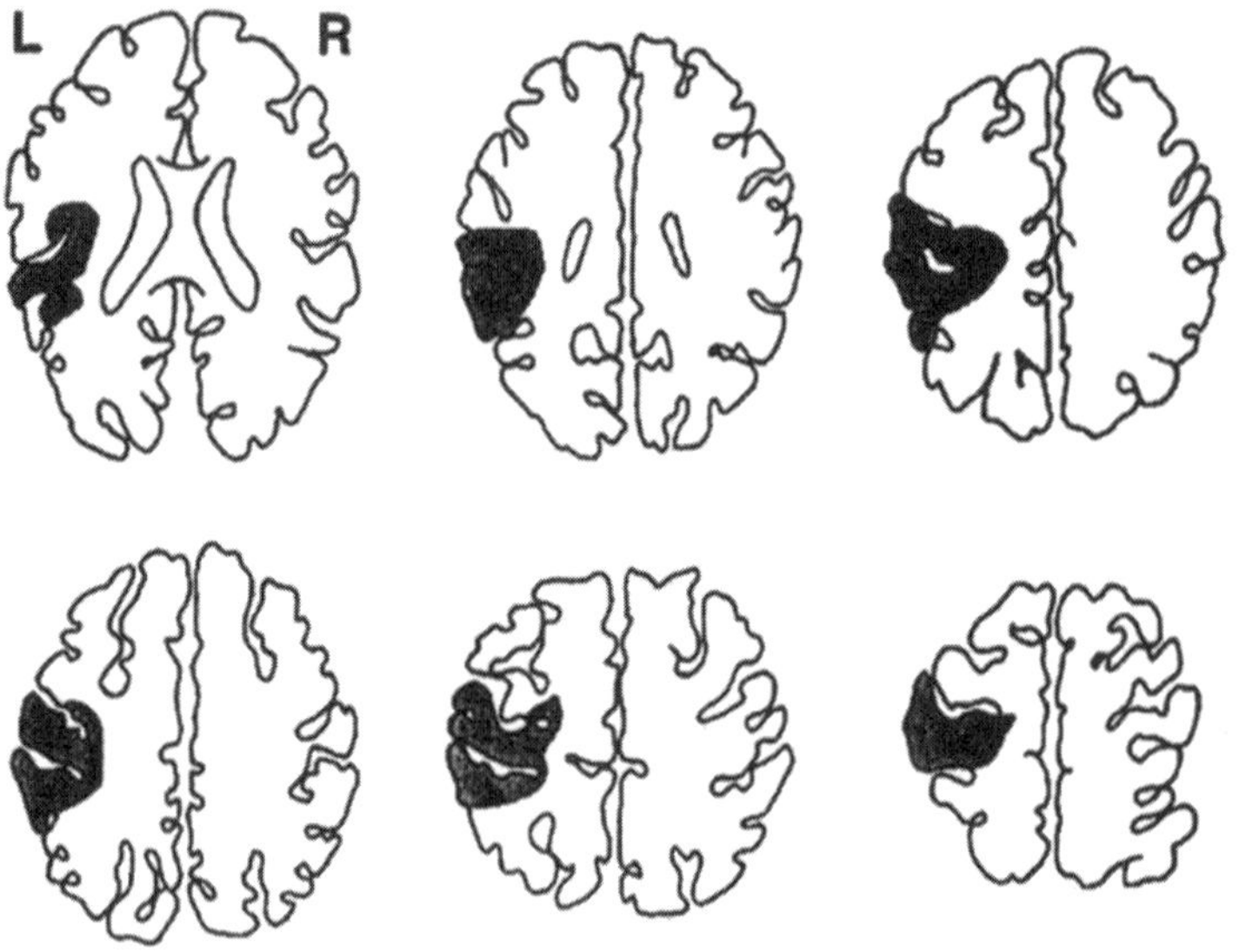

図 7-1

神経心理学的評価

神経心理学的評価は事故の二一週間後に行われた。L氏の臨床像では言語障害が優位だった。自発的な言葉の発声は非流暢性で、電報のようで、錯語もあった。錯語は文字のレベルでも単語のレベルでもあった（つまり、発音も間違えるし、単語を誤用することもあった）。言語新作も見られた。反復（検査者の言葉をそのまま繰り返すこと）は、それと対照的に流暢だった。基礎レベル呼称（指示されたものの名前を言うこと）は非常に悪い成績だった。聴覚言語的理解は保たれていたが、複雑な論理的文法的素材になると崩れた。この欠損パターンは、混合性超皮質性失語という彼が受けた診断と一致する。書字は著しく障害されていた（失行性失書という形をとった）。読み上げは文よりも個々の文字や単語の方が難しいようだった。意味的錯読paralexiaがよくみられた。（たとえば、温度計

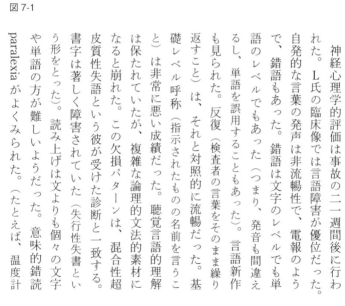

thermometerを計器gaugeと読み、精神spiritをウィスキーwhiskeyと読んだ)。さらなる認知検査で、深層性ディスレクシアdeep dyslexiaの存在が確認された。

その他の機能では、重篤な観念運動失行と口部失行ideomotor and oral apraxiaを認め、言語的な指示にしたがって自分自身の体の部位を指すこともできなかった。彼の身体像も異常であったことがのちに明らかになった。たとえば手指失認(自分の指を正しく同定できない)があった。さらに、計算もひどく障害されていて、左と右もしばしば混同した。コンパスを正しく使うこともできず、時計で時間を言うこともできなかった。言い換えれば、超皮質性失語症候群と深層性ディスレクシアに加え、L氏はゲルストマン症候群の症状すべてを患っていた。

構成的課題は右側の注意だけが障害されていた。右半分の空間を無視するというこの傾向は、片側空間への注意に関する公式の検査で確認されたが、その後二週間で急速に改善した。L氏はまた、事故の後では夢をまったく見なくなった(第三章の第一症候群を参照されたい)。前頭前部、右大脳半球、後頭葉の機能は完全に正常であると考えられた。

リハビリ病棟に入院して間もなく、L氏は心理療法に紹介された。彼はひどい抑うつ状態と考えられ、死にたいと口にしていたからである。さまざまなセラピスト(言語療法士、作業療法士、理学療法士)が皆感じていたのは、彼が使っているよりもはるかに多くの機能が残されていて「抑うつ」のために最大限の回復が妨げられているのではないかということだった。

心理療法での彼の様子を記述する前に、L氏の個人的な経歴について少し述べておきたい。

個人的経歴

彼の父はマレーシア系の中国人で、敬虔なイスラム教徒だった。しかしながら、ヨーロッパへ移住した後、彼はカトリックの英国女性と結婚した（女性はイスラム教に改宗した）。L氏には兄で一番年上のコンラート、そして二人の姉と妹がいて、姉、妹とはいずれも一つ違いでドリスとロクシーといった。L氏の父親は富を得た成功者だったが教育は受けていなかった。英国に初めてやって来た時は肉体労働者で、冷凍魚類の梱包会社に勤めた。しかし、五七歳で亡くなる頃には会社全体のマネージャーになっていた。彼はしつけが厳しいことで評判の家長であったようだ。家族が一緒にいることと教育をしっかり受けることを何よりも重んじた。空手の国体で優勝して有名になったこともある。L氏の母は父が亡くなるまで働いていなかった。その後、彼女は本当の天職を見つけたという。居住用ケア施設で脳性麻痺の子どもたちを世話することだ。コンラートは原子力産業のエンジニアで、気難しい性格だった。家長として父の役割を引き継いだ。ドリスは弁護士事務所で秘書をしていた。L氏が事故に遭ったころ、一番若いロクシーはルドルフ・シュタイナー運動の音楽療法士になるべくドイツで学んでいた。彼女は最終的には母と同じような仕事がしたいと思っていた。

L氏の病前のパーソナリティは姉妹たちが述べたところによると以下のとおりである。彼はいつも「真ん中の人 middle man」で、仲たがいしたり敵対しているグループの間に入って交渉をしたりなだめたりしていた。のんびりした社交的な性格で、気さくで人気もあったという。ユーモアのセンスも優れていた。でも時に自己不信に陥ったり軽い抑うつになったりすることもあった。大学に入学した時、彼は学校の風紀委員のトップに選ばれた。卒業後はどんな仕事につくか二年間考えあぐね、スコットランドの大学で無機化学の学位をとることに心を決めた。事故に遭う頃までに、彼は研究を完成させて勝利を勝ち取り、有名な技術研究所の准講師の地位を手に入れたところだった。

どうして事故が引き起こされたのかはまったくわからなかった。L氏は運転していた。二人の友人と一緒で、一人は同僚、一人は卒業生で、週末の休日に田舎に向かっているところだった。（家族がL氏に対して話した）「公式版」のストーリーによれば、直線道路でタイヤが破裂し、車が木に激突したとのことだった。もう一つのヴァージョンでは、L氏が居眠りをしていたという。公式版では二人の同乗者は無傷で脱出したとのことだが、もう一つのヴァージョンでは助手席に座っていた同乗者は即死したとのことだった。L氏が心理療法に紹介されてきた時には、セラピスト［カレン・カプラン＝ソームズ］は公式版しか聞かされておらず、家族が彼に聞かせまいとしていた別のヴァージョンがあるとは思いもよらなかった。

それでは、心理療法場面でのL氏の様子を記述していくことにする。私たちが彼と会ったのは彼が急速に回復しつつある時期だったので、話が複雑になっている。そのため、彼の治療を比較的明瞭に分けられる二つの時期に分けて述べることにする。

精神分析的観察：第一期

第一期の特徴は、とりわけ、あらゆる自我の活動がひどく制限されていたということである。実際、時々、あらゆる心的活動が消失していると思われることがあった。L氏ほど自由連想の技法に向かない人も滅多にいないと思われるほどだった。初期のセッションはやりきれないものだった。L氏は極端な、本当に極端な、パニックと不安の感覚を伝えてきたが、同時に、我を忘れ、無気力と精神病的な無表情の、見通しのきかない厚い霧の中にいるかのようだった。臨床像の要素のこの組み合わせを伝えるのは難しい。ただ何も言わず、当惑し、怯え、訴えるようにセラピストを見つめていた。そうしつつ、完全に生気を失って半分寝ているかのようにも見えた。構成的な思考やあるいは単に能動的な連想さえ、本当に欠けているように見えた。洗練されたところはまったく見られず、抽象的なことも一切なかった。ただ、ひどく具体的な存在があるだけだった。

すぐに、従来の分析的技法は何も生み出さないことが明らかになった。セラピストはL氏をこの状態に残しておくのはとても残酷なことのように感じた。また、何らかの形で彼とつながりをもてるようにすることが、そして、命綱をつないで彼の中に火を灯そうとすることが必要だと強く感じた。セラピストは、この空白を、何でもよいので、何かで満たすことを強いられる感じがした。彼女がそうしている間、短時間だが、L氏は自分の心に埋め込まれてきた考えをしっかりと掴み、内なる生命が瞬間的にきらめいたが、その後、極めて急速に彼の連想は再び停止して、耐え難い不安と緊張が漂う、ひどく苦しい、気力を奪うような霧の中に戻るのだった。

L氏のセラピストは、これが彼にとって悲劇であるということを一抹も疑ってはいなかったということを強調しておきたい。彼は意図的に無反応になっているのでも、自己愛的に引きこもっているのでも、怒りから協力してくれないのでもなかった。彼は単に打ち砕かれたかのように見えた。彼の気分は、その世界が完全に荒廃した人のそれで、完全に粉砕された世界にいる男性のようだった。喪失の感覚は触れることができるほど伝わってきて、圧倒的なものであった。

この点で（まもなく見るように、抑うつの観念化は確かに折にふれてはっきりしていたが）、L氏の臨床像は、（第八章で報告している）右のシルビウス裂周囲領域の症例に見られるような自己愛的なメランコリーの古典的病像とはまったく異なっていた。これらの症例では自責と自己否定などのモノローグが際限なく続き、それがこれらの患者の妄想的な世界の中心を占め、ちょっとしたしくじりすべてに目が向いて指摘してしまう。これに対して、この患者では自我中心的なところはなく、そのように活発なものも何もなかった。

彼の様子がどんなふうだったかを直接伝えるために、治療の第一期のセッションの一つの短い臨床記録から引用しておきたい。次の一節はセラピストが初期のあるセッションの後でとったノートから抜粋したものである。

午前八時に、いつものように病棟から彼を連れてくるようにL氏と約束していた。しかし、私が病棟に到着した時、彼は早くに朝食をすませてそこを立ち去っているのがわかってびっくりした。看護師の報告によるとすべての患者が病棟に戻った時にL氏の姿が消えていたという。皆で彼を探し、ある看護師が、ある一つのトイレで、車椅子に座っている彼を見つけた。特に何をしているというわけでもなかった。彼と意思疎通をすることは極めて困難で、だれも、何が起こったのか、トイレで何をしようとしていたのか、聞き出せなかった。

面接室に到着した時、L氏は引きこもっているように見え、何も言わなかった。とても長い沈黙の後、私は自分の感じについて話すことがどれほど難しいことになりうるかについてコメントした。彼は同意して頷いたが、依然として完全に沈黙したままで、緊張し怖がっているように見えた。さらに長い沈黙の後、彼にもっと気楽にしてもらおうと思って、今はどんな具合かと尋ねた。彼は足を指差して言った。「前よりいいBetter」。さらにまた長い沈黙の後、前の思考が続いているかのように、彼は言った。「頑張っているWorking hard」。彼がおそらく、この五分か一〇分間ずっと、何か言おうとしてやっと口にしたのがこの二語だけだったので少しショックだった。今や彼は、私のことをまるで会話しているかのように見つめたが、再び彼を見失ってしまったように思われた。

再び、ほどほどの沈黙をはさんで、看護師の一人が私に話してくれたことの一つを言ってみた。彼は夢を見たと話していたのだ。急に彼は顔を上げて、まるで新たな発見をしたかのように、力強く言った。「はい」。これはこの数ヶ月で最初に見た夢で、事故後初めての夢だった。彼は期待しながら私のことを見つめていた。私は会話を続けようとした。「どんな夢を見たのですか」と私は尋ねた。彼は困った表情になり、がっかりした様子になった。彼が覚えることができないのかと思い、「それを覚えることができますか」と尋ねた。「できません」と不機嫌そうに強く言って再び沈黙に沈んでいった。彼の顔には苦痛がにじみ出ていた。再び長い沈黙となった後、椅子に座ってうなだれており、とても眠そうに見えることに気づいた。あなたが、眠たいと感じているのか、落ち込んでいるように感じているのか、わからないのですが、と尋ねた。この問いは、ゆうに数分間の反響を部屋に残した。とてつもなく長い時間が流れた後、どこからとなく答えが返ってきた。「いいえ」と。そしてさらに沈黙の後、彼は続けていった。「落ち込むこともあれば、いいこともある」。そしてさらにとても長い沈黙の後、何を考えているのか尋ねた。「何も〔考えていません〕Nothing」と返事が返ってきた。私は彼が本当にそう言いたいのだと感じた。彼は平板で、生気がなく、内向して、命を奪われていた。

さらにひどく苦しい、眠気をさそう沈黙の後、私はもう一度試みた。L氏のところに研究所の友人の誰かが訪ねてきてくれたか尋ねてみた。来ていなかった。私は会話を続けようとし、彼は、たどたどしく、事故の時の二人の同乗者は無事だった、と話してくれた。彼はこのことに動揺しているように見えた。「私は感じます」と彼は言い、とても長い時間をかけて、その文を完成させた。「……どうして私なのかと」。その考えをもう少し詳しく話してもらおうとしたが、というのも、それは彼が言ったことの中でも最も重要なことのように思われたので、しかし、私の言いたいことを理解することは難しいようで、しばらくすると再び最初の無気力状態へと戻っていった。

セッションが終わると、L氏は車椅子を自分で動かして理学療法のところへ向かった。少し進むと止まり、メガネを外して目をこすった。それから、頭を片方の手に沈め、五分間ほど、そこにただ座っていた。その後、自分で車椅子を進め続けた。彼が動揺していたのかどうか、長い沈黙の意味や目的が何だったのか、評価するのは難しかった。

彼の治療の最初の数ヶ月のセッションを詳しく述べるとすれば、ほとんどどのセッションも報告することができるが、皆こんな感じだった。これから、その時期のその他の部分から主なテーマをまとめてみよう。

抑うつ的な観念化は瞬間的に明らかになることもあったが、もっと頻繁に長く見られたこととして、彼は極端な不安を体験しているように思われた。とりわけ、完全に眠気におそわれることもあった。セラピストがその霧をかき分けて行ったときはいつでも、セラピストは彼の心がまったく空になっているわけではないことに気がついて驚き、彼は時に、とてもとても苦闘していたように見えた。ただ、この努力は結果を生み出していないように見えた。彼は思考を探しているように見え、あるいは、思考が自分に生じてくるのを待っているように見えた。あるいは、生じた思考を何らかの意味のあるまとまりにしようとしているように見えた。そして、最終的に固まってきた思考を言葉にするという問題もあった。何とかコミュニケーションできた時には、L氏の自我の活動は、あるがままに、現実の感覚に、しっかりと根を下ろしたことが明らかだった。それらは十分に理にかなっていて、十分に適切だったが、著しく貧弱で、限定されていて、具体的だった。洗練されたところはどこにもなかった。無の中に観念の孤島が散在しているという感じだろうか。このように、基本的には彼は覚醒していて aroused、意識は清明〔alert／「周囲に警戒している」という意味もある〕だが、心は空白で、これらの断片的な島が残っていて、それらをつなごうと彼は絶望的なまでに努力するも、たいていはうまくいかないという状況だった。

彼が伝えてくれた断片のすべてを全体として考慮すると、L氏が限られた数の具体的な問題に占拠されているということが徐々に明らかになってきた。これらの問題はすべて、彼の回復の可能性という実際的な問題と直接につながるものだった。彼は自分のさまざまな障害について報告し、尋ねた。そして、それに対して何をすることができるのか、あるいは何がなされているのかを尋ねた。これらの具体的な心配事を、建設的もしくは生産的な方向で思考して洗練させる能力はほとんど見られなかった。要するに、どんなことであれ、連想が生じなかったのである。ただ、自分の欠損や進歩に対する懸念を強く意識するだけで、そこから連想が広がることはなかった。これらのことをたった数行でまとめようとしているが、実際は、セッションに次ぐセッションで、回復に対する心配は、ひどく消耗させるようなものだったということを強調しておきたい。

次に明らかになったことは、L氏が生涯にわたって障害が残る可能性を認めていたということである。彼は自分の回復とリハビリに対して、ゼロか一かの反応を示した。この時期、喪の作業とか徹底作業に関連する心の繊細さや、まったく変貌した生活に新たな解決を見出すことは、彼にはできないように思われた。彼は自分ができないことの痛みを体験するだけで、そのショックに当惑し、パニックの感覚につきまとわれ、そうして徐々にこの悪夢が永続するのではないかと気づき始めていたのである。要するに、彼の心的生活全体は、これらの二つの具体的な考え――「回復」と「回復不可」――という二つの思いの間で長い間揺れ動いていたように思われた。

これらの考えに対して、彼は何かを実行することはできないように思われた、ということを再度強調しておきたい。彼はただ考えを抱いていただけだった。彼は、いわば、それに釘付けとなり、同時にそれによって引き起こされる不安に強く圧倒されていた。治療の第一期の間は、この状況についての感じとか、この苦境の意味を探ることはできなかった。同時に、彼はこの苦境を他の喪失のような過去の出来事と結びつけることもできなかった。彼は、これらの数少ない具体的な考えを除いては、表象〔／再現〕や連想〔／連合〕からなる内的世界をほとんど完全に失っているように見えた。

　セラピストは膨大な労力をつぎ込んでも報われず、自分自身のコミュニケーションや思考する能力の限界を感じていた。彼女〔セラピスト〕は、彼の心に思考や議論の話題を植えつけて、L氏を身体的に元気にする必要があるかのように感じていた。それに成功すれば、彼女が持ち込んだ話題という狭い範囲ではあっても、瞬間的に元気になった。しかし、彼女としては、これらの話題をさらに広げようとしたり、あるいは他のものとつなげようとかなり努力したにもかかわらず、彼はすぐに以前の空の状態に戻るのが常だった。セラピストが抱いたとても重要な印象としては、自我装置の中でも、思考を洗練させたりつないだりして、象徴的で抽象的な観念を生み出すのに不可欠な要素を彼は失ってしまったということだった。

　興味深いことに、今振り返ると、L氏自身がこの時期を「退屈で失われた」と感じていたと回想している。この表現はセラピストがこの時期の面接をどう体験していたかを捉えたものでもある。セラピストはL氏が抑うつ状態にあるとは感じていなかった。もっと基本的で、はるかにひどい停滞状態と空虚に置かれていて、そこから抜け出そうと途方もなくもがいているのに、いつもうまくいかない、という印象を抱いていた。

　それから明らかになったのは、L氏の自我活動はこのように極端に貧弱で制限されていると同時に、本質的に無傷のままの、実際に厳しい超自我を有していた、ということである。時間が経つにつれ、彼の内面の世界がより理解しやすくなったため、彼の不安に満ちた気がかりが、何よりも（これは驚くべきことかもしれないが）深い恥の感覚と結びついていることが見えるようになった。このことは、臨床的には深刻な社会的不器用さとして表れていた。L氏がこの容赦なき自己意識から逃れるための唯一の道は、自分の父親に植え付けられた高度に発達した労働倫理に立ち戻ることだった。このようにして、彼は（セラピストも含め）人との接触を一切避け、仕事に戻るためのスキルを獲得することだけを一途に目指して、さまざまな理学療法の実践にひたすら集中していた。この目標の背後にある目的は、これもまた徐々に明らかになったことだが、道徳的な問題というよりは、現実的な問題だった。兄弟もしくは姉妹に負ったというものの、実際のところははっきりしない、情動的な借りを返すために働く必要があるというのだった。この借りがあるという内的な感覚が一体どんなものだったのか、明らかにすることはできなかった。ただはっきりしていたことは、彼に残っていたなけなしの自我の活動は、ほとんどすべてがこの種の超自我の要求によって動かされているようだということだった。

　その後、更に深い不安が現れ始めた。これらの不安は主に、身体の単一性と統合性を取りまく問題に関係していた。例えば、L氏はある日突然、セラピストに、自分の身体的問題はすべて脳の損傷のせいだと確信しているのかと尋ねた。彼は、自分の右腕が関節から抜け落ちてしまうかもしれない、そしてある時実際に関節から抜け落ちたことがある、と心配していることが明らかになった。また、彼は自分の症状がますます悪化しており、身体の他のところ——すなわち、脳の損傷以外のどこか——がおかしくなっているかもしれないと心配しているということや、自分は眠っている間に死んでしまうのではないかと思い込んでいることなどが明らかになった。彼はまた、自覚はなかったものの、ずっと前からあった認知症状に目を向け始めた。そして彼はこうしたことを、盲目のパニック状態でセラピストに報告した。たとえば、ある日の面接の始めに、彼は声を震わせながら、言葉を耳にした時それが何を意味しているのかわからないことが時々あるのに気づいた、とセラピストに話した。彼は、それが言葉だということはわかったのだが、それ以上のことはわからず、何も意味していないように思えたのだ。このように、自分の障害の全容が徐々に明らかになっていく過程が、自分が悪くなっているのではないかという心配の源泉の一つであるように見受けられた。後になって、彼の身体に関する不安は、彼が経験していた奇妙な感覚、すなわち、自分の身体のさまざまな部分が見つからない、あるいは間違った場所にあるという感覚によって引き起こされていることが明らかになった。

この点で、L氏はセラピストを、安心させ方向づける存在として利用した。セラピストは彼をその環境やその中にいる人々につないでいた。症状を説明したり、脳の図を描いたり、その状態を他の患者のそれと比べながら考えられるようにしたりしたが、これらの安心感や説明のすべてが、L氏に強い安堵をもたらした。このことが、彼の治療の第二段階への、そして回復への移行の前触れとなったようだ。それについて、これから述べることにする。

精神分析的観察：第二期

第二段階の到来は、とりわけ彼の歩く能力が回復したことによって始まった。この進歩は、決定的な転換点となった。それに引き続いてただちに、数多くの相互に関係した心理学的進展が生じた。

まず第一に、L氏は初めて自分の事故の本質的な詳細を思い出した。彼は、面接の途中で、平らで開けた道を運転していて、大きな音が聞こえた時に、車は制御不能となり、左の方へ逸れていったことを思い出した、と驚いた様子でセラピストに話した。実はこうした記憶の断片は二、三日前に戻ってきていたが、それをまた忘れ、面接の途中でまた現れてきた。その時以来、彼は徐々に、記憶の断片をつなぎ合わせ、事故の前後の期間に起こったことを継起的に説明できるようになっていった。それと同時に、彼は、学生時代の生活、さらには学校生活や子ども時代の生活についての記憶を、明示できるつながったものとして経験し始めた。それは、彼が以前にすべてを忘れていたのではなく、これらの記憶は断片的に存在していて、今初めて、それらの記憶が再び首尾一貫した物語の中でつながったかのようだった。

その後、彼はふたたび夢を見るようになった。治療の第一期では、(六ヶ月の間に)夢をたった一つしか見ず、しかもそれを思い出せなかった。今や彼は一週間におよそ一つから二つという頻度で夢を見た。これらの夢は貧弱で、彼がそれについて連想することがまったくできなかったので、解釈が困難だったが、それでもなおそれは夢に他ならず、彼はそれを思い出すことができたのである。大部分の夢は外界における社交的な出会いというテーマに関係しているように思われ、またリハビリテーション病棟に長くいた後、病院の向こう側の世界に戻るという彼の期待とも関係があるように思われた。

私たちはこれらの夢の中から二つの例を記述しようと思う。最初の夢は、彼が週末に姉のドリスのもとを訪れていたときに見たと思い出したものである。彼は姉に頼んでそれを書き留めてもらったので、セラピストにそれを見せることができた。彼女は以下のように書いていた。

私はソーホーにある私のアパートの前の通りを歩いていると、三人の中国人に出会う。一人の大人と、三人の子どもだ。私は少し歩くと、たった今会った家族の母親とその友人に出会う。

Ｌ氏はこの短い夢に対し何も連想せず、その中に出てきたどの人も見覚えがないと言った。その人たちを見ても、自分が知っている人を思い浮かべることはなかった。彼の頭に自然に浮かんできた唯一の考えは、自分自身を健常者として夢見ていたということ、つまり、夢の中では普通に歩き、話すことができていたということに、気がついたということである。

次の面接で、Ｌ氏はこの夢に戻った。夢を再び見始めたということが、彼にとって非常に重要であることは明らかだった。つまり、彼にとって、その夢は内的世界と心理学的回復の生命兆候だったのである。彼はセラピストに、自分の夢についてどう考えるか尋ねた。その夢に対する彼の連想がなくてはそれが何を意味するのか話すのは不可能だと彼女が告げると、彼は再度その夢を何か他の思考や記憶に関連させようとしたが、まったくできなかった。

彼は一週間後に次の夢を報告した。この夢では、

彼は自分がかつて通った高校に戻ったのだが、大人になっていて、麻痺と失語があり、それは今現実に事故の後でおかれている状態でもあった。彼はかつて非常に仲の良かった、年をとった教師に会った。それから彼は、学校で一つ下の学年だった他の二人の少年に会いに行った。彼はこの生徒たちとその年配の先生に自分のことや事故の後でどうしていたかを話すために、学校に戻って来たのだ。

彼はその少年の一人の名前を思い出そうとしたが、できなかった。名前が「Ｓ」という文字から始ま

ることは知っていたが、思いつくのは「シーンSean」という名前だけで、それは正しい名前ではなかった。彼は自分の足に「S」の文字を繰り返し書き、五分間ほど記憶を探ったが、名前は出て来なかった。彼は「シーン」と言ったあと「違う！」と叫ぶということを続けていた。明らかに彼は苛立っていた。彼は非常に長い時間ねばったが、ついには諦めねばならなかった。彼は混乱し、動揺しているように見えた。またしても、彼はその夢に対して連想をすることができなかった。セラピストは、シーンという名前が彼にとって何か意味しているかと尋ねたが、意味していないと彼は言った。彼は明らかに、自分が連想を生み出せないことに苦しんでいたので、セラピストはそれ以上問題を追及しなかった。

　彼の進歩に話を戻そう。変わったことの最初の二つは、彼が事故とその直後の期間とそれ以前の生活についての記憶を回復し始めたということと、定期的に夢を見始め、その夢を思い出すようになったということだった。同時に、変化したもう一つのことは、彼が文法にかなった文で命題を伝えるようになったことである。この時点までずっと、彼は一つの単語か対句でしか話さず、たいてい非言語的なジェスチャーを伴っていた。今や彼は一連の三つ以上の単語を連ねて短い文を作りはじめた。その効果はほとんど奇跡的だった。初めてつなげた文を口に出してから一日か二日のうちに、人生の意味や、神は存在するか否かといった、抽象的で象徴的な問題に関してセラピストと議論をし始めるまでになったのである！　彼の思考の変化は驚くべきものだった。

　最後に、ほぼ時を同じくして、彼は外的世界への関心、特にリハビリテーション部門にいる彼の周りの患者たちの健康に対する関心を示し始めた。このようにして、彼は初めて病棟内で自分自身にとっての社会的アイデンティティを築き上げた。彼はまた、自身の喪失を嘆き悲しむことができるだけの、そして回復への願いと回復できないことへの不安を、他者を助けたいという望みや他者の身体的・情動的な健康に対する関心へと昇華できるだけの健全な能力を表した。同時に彼は、自分の幼い姪（ドリスの娘）の成長に強い関心と喜びを示しはじめた。その姪はちょうどその時、読み書きを習得し始め、より広い世界への自身の（象徴的な）第一歩を歩み始めていたところだった。それは、L氏自身が再び入っていきつつあった世界でもあった。彼は自分自身と姪との間の明らかな連想のつながりには気づいていないようだった。しかしながら、（意識しているかどうかにかかわらず）どんな類いの象徴的結びつきであっても、面接の連想の素材に現れるようになってきたという事実だけでも、大きな突破口であり、非常に安心できることだった。あたかも、まったく突然に、彼の心の中にあるものが互いにつながり始めたかのようだった。これによって、面接の全体的な雰囲気が変わり、一つか二つの具体的なパニック発作への心配を伴った強烈な閉所恐怖症的な執着が、自由に探索できる広大な内的空間へと変わっていったのである。同時に、とても懸命に努力しているとか必死に頑張っているという感じも消えた。

こうした進歩はすべて多かれ少なかれ同時に起こったものであり、そこには単一の基礎的な機能の回復が関与していることが示唆された。要するに、私たちの印象では、象徴的思考の回復が、心的対象の間を自由に独立して移動し、それによってそれらの間のつながりを取り戻す内的な能力と符合しているように思われた。つまり、外的世界における（体を動かすことができ、社交的に関わり合い意志疎通をすることができる能力の）回復と、内的世界における（複数の考えの間を巧みに進み、それらを言葉によって象徴的に互いに結びつけることができる能力の）回復が並行して進んでいるように思われた。この並行した進歩は、言語的（論理文法的）思考の回復と同時に起こった。そしてその思考は患者の頭の中では、彼の幼い姪が成長してこれらの機能を獲得することに無意識的に関連づけられていた。
このような進歩の中で、L氏は大きく変わっていった。彼は数週間の間に、肉体的にも社会的にもかなりの障害があったにもかかわらず、強さ、粘り強さ、忍耐強さ、そしてユーモアさえも持ち合わせているという驚くべき人格を持つ患者へと変貌を遂げたのである。
さて、ではL氏がどれほど劇的に変わったかについて直接的な印象をお伝えするために、治療の第二段階のある面接におけるセラピストのメモからの抜粋を引用してみよう。

私は自分用にコーヒーをいれ、患者たちが朝食をとっている二〇分の間に、自分のオフィスへ行った。驚いたことに、オフィスのドアを開けると、面接室の外には杖も車椅子もなしで立って私を待っているL氏がいた。彼は自分の面接のために早めに来ていたのだ。私は彼に中に入るように誘ったが、彼は大変な努力をして中に入ってきた。必死になって中に入り、椅子を取りに行き、片手で自分が選んだ場所に据えた。そうしてからすぐに、彼は腰掛けた。彼は静かで落ち着いており、私は彼がそこまで独りで歩いたことに喜びと驚きの意を表した。

彼は微笑み、話したがっているように見えた。流暢ではなく錯語があったが、それでも言葉が彼の口から飛び出してきた。彼は、茶目っ気のある表情で、他の患者の一人が自分の椅子を取り上げて、病棟の誰かに渡してしまったと言った。彼（L氏）は今や、ずっ、とそれなしですごさなければならなくなった。しかし実際には、同じように自分の椅子を捨てるはずだった別の患者が、自分の椅子をL氏と共有したいと申し出てきたのである（彼は他の患者と新たに積極的に交流を始めていた）。私は、彼が進歩して解放されたように見え、見るからにとても幸せそうだと言った。彼は静かに微笑んだ。そして、その週は理学療法を受けなかった、なぜなら、病棟全体が別の階に引っ越しをするのに忙しかったから、と言った。理学療法科は将来的には作業療法科の隣になるとのことだった。それから彼は、「OT〔作業療法〕は、まさにオーケーOkayで、大丈夫」と言った（作業療法部門は前の週に引っ越しをしていたので、作業療法は途切れることなく続いていたことを伝えていた）。そこで、姪のために、ある絵を手本にして、木でできたアヒルのおもちゃを作っていた。

彼は私に質問をするために待っていた［これは、彼が私とコンタクトを取ろうとし始めた特徴的な方法の一つであった］。彼は質問をしながら、非言語的コミュニケーションで、彼にとって問題となっている事柄を概念化したり言語にしたりするのが難しいということを示していた。彼は、腕と足の問題が、他の何かではなく、彼の脳の根本的な問題によって引き起こされたものだと私が保証してくれるかどうかを知りたがっていたのだ［彼が異常な身体像の感覚と考えを経験していたことが明らかになったのは、後になってからだった］。私は彼のために脳の図を描き、私が以前に彼に話したことをすべて注意深く改訂した。私が彼の神経心理学的問題について論じたとき、彼はふだん自分自身のことについて落ち込んだり動揺したりしているときにするように、眼鏡を上げて目をこすりながら、熱心に耳を傾けていた。このような時は、彼の筋肉の緊張と情動的活発さはともに劇的に低下した。それから彼は病棟の他の人のことを話し、多大な心配と同情を表したが、しかし彼らと直接関係を持つことはまだとても難しいと思っていた。

しばらくの間彼は黙って座っており、考え込んだ顔をしていた。それから彼は、私に個人的な質問をしたいというジェスチャーをしながら、「いいですか？」と言った。いいですよと答えると、彼は私に神を信じるかと尋ねてきた。私は、彼が何を知りたいと思っているのかわからないと言った——あなたは、私たちの苦しみと苦悩を知っていて、私たちを慰めることができるような神がいると私が信じているかどうかを聞きたいのですか、と尋ねた。彼はうなずいたが、自分はもはや神を信じてはいないのだと付け加えた。もし神がいるならば、こんなことは決して自分の身に起こらなかっただろう。彼は自分の状況の中に、誰かの利益となるようなことを何も見出すことができなかった。彼には自分の生活と能力を失ったこととしか見えておらず、絶望しか感じていなかった。あなたがまたもし、父のように、彼を導き、守ってくれる神がもういないと感じているのなら、喪失はいっそう大きくなる、と私は言った。彼はしっかりとうなずいた。それから少し間をおいて彼は、兄のコンラートは献身的に信心深く、ドリスもそうであるが、少しだけ兄ほどではなかった、と言った。それから彼は再び沈黙した。

終わる時間になり、私はこれらの考えを面接の前半部分と関連づけた。私は、彼が回復しつつあるために、彼は自分が失ってしまったものと自分が決して取り戻せないものをより完全に自覚し始めているのだと強調した。この洞察は苦痛の源であったが、しかし彼が将来の自分の新たな生活を築くためにそれを使用することができるという意味で希望の源でもあった。

私たちが立ち上がったとき、彼は、私がコーヒーを飲み終えていないことを私に指摘した。コーヒーは十分飲みましたと彼に言うと、カップとソーサーを渡してくれと言われた。その後、どうにか再び歩けるようになった時の苦労に加えて、最大限の努力をして、それらを私の代わりにキッチンへ運んでくれた。この時、彼は改めて、私との関係を人として肯定的に感じていて、その中でより対等に感じているということを伝えてくれた。

この面接からおよそ三ヶ月の内に、L氏は私たちの病棟から退院した。彼は外来で治療を続けた。同時に、障害者のための大学に入学した。そこで彼はコンピュータ研究の学位を取得した。一年後、つまり彼の事故からおよそ三〇ヶ月後、私たちはまだなお彼と作業をしていたセラピストの一人から次のような短い手紙を受け取った。そのセラピストは、彼が再び読み書きができるようになるよう手助けしていた認知心理学者だった。

L氏が（ほとんど私の助けを借りずに）信じられないほどの進歩を遂げていると聞いて、きっと喜んでいただけると思います。彼は多くのスキルを回復しつつあるようですが、臨床像は依然、絶えず流動しております。彼は確実に進歩しており、もはや「深層性ディスレクシア」と診断することはできません。今では音韻性失読というよりも、予後ははるかに良くなっています。彼は（ゆっくり、つっかえながらではありますが）文章の意味を読み取ることができるようになりました。私は目下彼のワーキングメモリに集中しています。というのも、ここが今なお主な問題のあるところだと思うからです。時折彼はちょっと落ち込んだりしょげ返ったりするので、時々私たちはこのことについて少し話すのですが、私はそうしたことは健康なことだと思います。発話は改善しましたし、文と文をより流暢につなげることができるようになってきています。全体的に見て、大きな進歩だと思います。

六ヶ月後、彼女は再び手紙をくれた。これが、私たちが彼に関して受け取った最後の便りとなった。

彼は今や、ゆっくりではありますが十分に読み書きができるようになり、その分野の仕事に就けるように、コンピューターの作業に専念しているところです。私は四月に、最後のフォローアップのために彼に会うことになっています。彼はまさに自分自身となり、何が自分に合っていて、何が自分に合わないのかをしっかりと理解しています……見た目も元気そうで、かなり自信を持っています。すべてのことを考えると、彼は神経心理学のサクセス・ストーリーの一人だと思っています。

要約

さて、要約すると、この男性は、当初は連想的思考の完全に近い喪失という症状を呈していた男性の症例だった。彼の心的生活は、外側から見ると茫然自失と思われるようなものに支配されていた。彼が内側から何を経験しているのかを知るのは困難だった。その後、彼は退屈で空虚な感じがすると言ったが、しかし時折彼が自分自身の思考過程との途方もない闘いに取り組んでいたこと、つまり、自分の頭に浮かんできた、分離してバラバラになった思考の意味を必死に理解しようとしていたことも、明らかだった。これらの思考はほとんどもっぱら、具体的で実用的な性質を帯びており、彼の身体的・心的障害や回復への見込みと直結していた。これらの限定的で型にはまった関心事は、極度の不安と、容赦のないパニックが起こる瞬間とに関連しているように思われた。そしてその不安やパニックの瞬間の中で彼は、単にそれらのことを経験したというよりも、彼には絶対的にどうすることもできない問題に直面したのである。つまり、彼はそうした関心事について考えることすらできなかったのだ。彼の内的世界が広がるにつれて、セラピストは彼の思考を構成する他の二つの要素に気づきはじめた。第一に、彼は自分の身体と自分の病気の性質について、混乱と極度の不安を経験していた。第二に、彼は強い恥と自己意識を感じており、借りがあるという圧倒されるような感じを持っていた。仕事に関する思考と、具体的な身体的努力だけが、彼に恥から逃れられるという感覚をもたらし、借りがあるという感覚から救われる思いをすることができた。そして突然、数週の間に、彼は劇的な変化を経験した。この先がけとなったのは、歩く能力の回復である。同時に、L氏はこの能力を取り戻すやいなや、事故以来初めて、まるで自分の心の内的空間を再び自由に動き回れるようになったかのようだった。より正確に言うと、彼の心はまるで内的空間という次元をいま一度獲得したかのようだった。このことはさまざまな形で顕在化してきた。すなわち、彼は連続的な自伝的記憶を回復し、夢を見る能力を回復し、また論理的、文法的につながった会話をする能力を回復したのである。それからというもの、L氏はもう一度社会的世界とつながりを持つようになり、自分の喪失に対する喪の長い作業が始まり、獲得できるものが限られているということの意味するところと取り組み抜くことを始めた。彼はまた、周りの困っている人たちの世話をしたり、愛する幼い姪の成長過程に熱心に関心を持つことで、満たされない希望や耐え難い失望を昇華した。

補足：ルリヤの「失われた世界」

L氏の治療の第一段階をどう理解するかを知るのは難しい。その時点では、失語や他の神経心理学的障害の性質上、精神分析の「基本的なルール」に従うことがほとんどできず、本質的に接近できない状態が続いていた。その結果、回復期に彼が主観的に実際に経験していたことについては、間接的な証拠しかない。このことは、通常ならば精神状態を精神分析学的に探るための生のデータを提供してくれるような素材をほとんどまったく入手できていないということを意味するので、L氏から直接知りえたことを、ルリヤ（1972）の『失われた世界』の有名な症例からの抜粋で補足しておきたい。ルリヤのこの患者、L・ザシェツキーは、私たちの患者と非常によく似た損傷を受け、臨床的帰結も著しく似ていた（ザシェツキーは第二次世界大戦中、左の頭頂‐後頭領域を銃撃された）。ザシェツキーは二六年の歳月をかけて、途方もない努力をして、脳のその部位（図7‐2）への外傷の結果として左頭頂葉が失われた状態というのはどのようなものなのかを、一言ずつ、記録することに取り組んだ。ザシェツキーの経験は、L氏がおそらく経験していたと思われることをより直接的に教えてくれる。

長い「空白状態」の期間についてのザシェツキーの記述から始めようと思う。それは彼が、L氏のように、事故の直後と術後の急性期に経験したものだった。ザシェツキーはこの期間における自分の主観

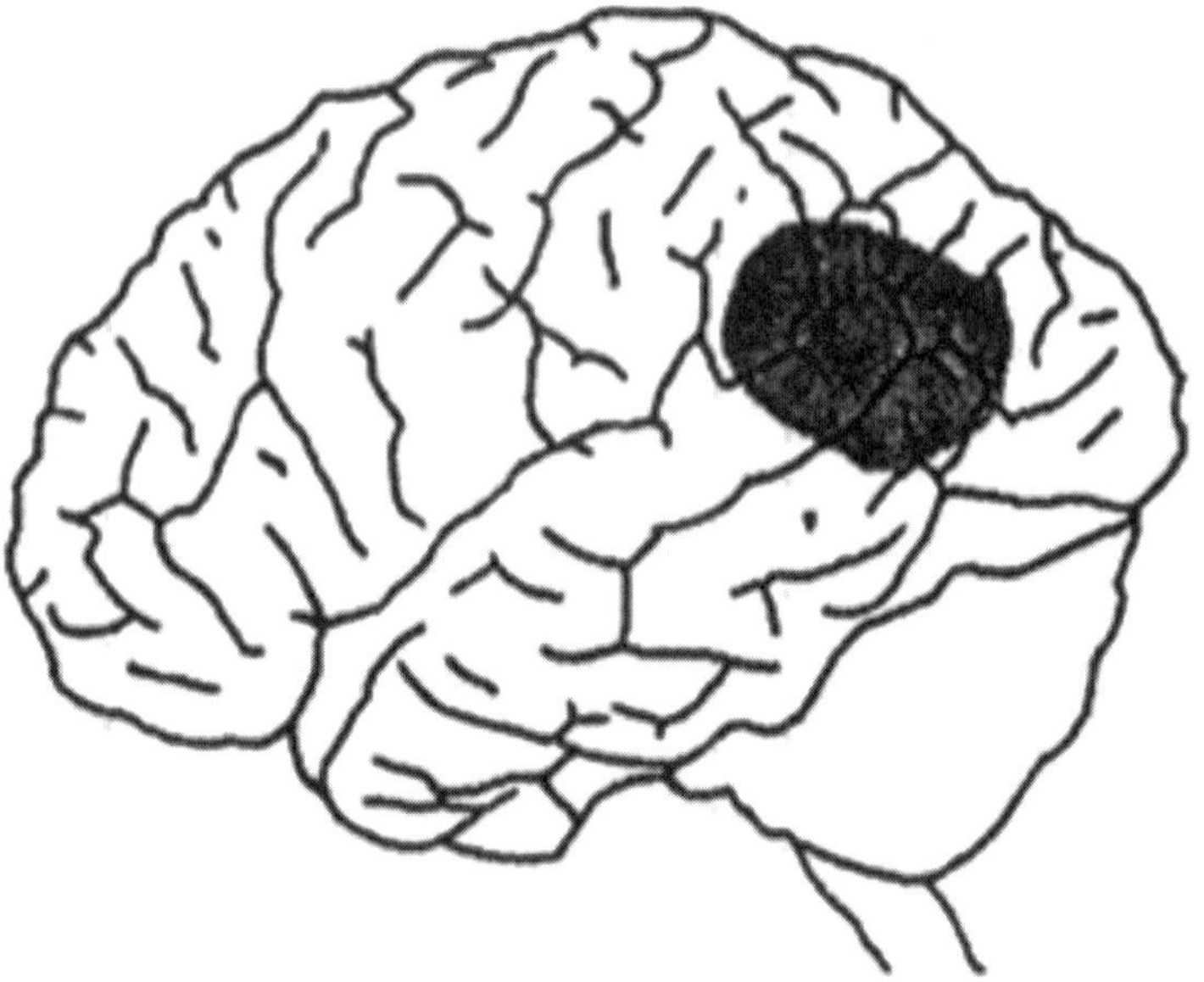

図 7-2

的な状態を次のように記述している。

それからは私の頭は完全に真っ白になっていた。私はただ眠って、目を覚ますのだが、考えたり集中したり、あるいは何かを思い出したりすることがまったくできなかった。私の記憶は、私の人生のように、ほとんど存在していないように思えた。

最初、私は自分自身のことも何が起こったのかもわからず、長い間（何日も）私がどこで撃たれたのかさえわからない状態が続いた。私の頭の怪我は、私をぶざまな赤ん坊に変えてしまったように思われた。

医者が誰かと話をしているのが聞こえた。しかし私には彼が見えなかったので、彼に注意を払うことはしなかった［この時点では、ザシェツキーの眼は包帯で塞がれていた］。突然彼は私に近づいてきて、手を伸ばして私に触れ、「どんな具合ですか、ザシェツキー同志?」と尋ねた。私は何も答えず、なぜそんなことを聞くのだろうと思い始めた。彼が何度か私の名前を繰り返した後、私はようやく「ザシェツキー」が私の名前であることを思い出した。その時になってやっと、「オーケー」と言えばよいという考えが浮かんできた。

怪我をした直後の私は、生まれたばかりの生き物のようで、ただ見て、聞いて、観察して、復唱するだけで、まだ自分自身の心を持っていなかった。最初の頃はそんな感じだった。その後、会話や思考の中で人が何度も繰り返し使うような単語を聞く機会があるときは、さまざまな「記憶の断片」のクラスターが成長し、そこから私は自分の周りの生活の中で何らかの意味を作り、単語が意味していることを思い出し始めた。[中略]

怪我のせいで、今まで学んできたこと、知っていたこと、すべてを忘れてしまっていた……すべてを……少なくともある一定のところまでは、ゼロからやり直さなければならなかった。その後、急に成長が止まり、それ以来ずっとそのままである。主に記憶力のせいで、物事を理解するのに苦労している。何もかも忘れてしまい、子どものような記憶力で物事を同定し思い出して、理解しようとしなければならなかった。

その頭の傷のせいで、私は異常な人間になってしまった。正気だけは失っていなかったが。まったく正気だった。私が異常だったのは、莫大な記憶喪失があり、長い間記憶の痕跡がなかったからだ。

私の心はいつも完全に混沌としていて混乱していた。私の脳はとても制限されて弱々しいように思われた。以前は、もっと別の振る舞いをしていた。[中略]

私はいつも霧の中にいる。ひどく寝ぼけているような感じで。記憶は空っぽだ。言葉も思い浮かばない。私の心の中をよぎるのは、いくらかの視覚像やぼんやりした光景で、それらは突然現れては同じくらい突然に消えて、生々しい視覚像に置き換わるのだ。しかし、それが何を意味しているのか理解できないし思い出せない。

私が覚えているものは何でも、バラバラに散らばっていて、バラバラに壊れている。だからこそ、私はあらゆる言葉や考えに、言葉の意味を理解しようとする試みに、それほどまで異常に反応してしまうのだ。[Luria, 1972, pp.23-25]

この生き生きとした説明は、(理由は異なるが)「考えることができない」と経験した別の患者との関連で第六章の最後に論じた、「言葉」と「もの」の間のつながりという問題をすぐに思い起こさせる。ザシェツキーはこの点について、自分の欠損を次のように記述している。

部分的には、言葉は自分にとって意味を失っていたり、持っている意味が不完全だったり形をなしていなかったりする。これは、テ、ー、ブ、ル、、太陽、風、空などのような客観的な性質を持つものにほとんど当てはまる。私はこれらの言葉とその意味の両方を失ってしまった。ほとんどの場合、私が勉強したことと関係のある言葉の多くは、思いつかないし、思い浮かばない。

頭蓋骨と脳への外傷のせいで、視覚記憶と聴覚記憶が切り離されてしまった。文字や数字を見ても、その言葉がすぐに思い浮かばなかったり、文字や数字を聞いても、その文字や数字がどのようなものなのか想像できなかったりする。私はよく、そのせいで私の発話や記憶がそんなにもひどくなってしまったと考えてきた。時には、自分が見たものの単語を思いついてそれを言えるようになるまでにまる一日かかることもある。そしてその逆もある。つまり、言葉を聞いても(特定の数字を言っても)すぐに視覚的に思い浮かべることも、その像を形作ることもできない。その意味を思い出すことさえも、私には長い時間がかかってしまうことがある。[中略]

私が耳にする言葉はどれも漠然と聞き覚えがあるように思われた(何しろ、私はかつて技術専門学校の三年間を修了することができたのだから)。私の記憶に関する限り、特定の単語が存在することは知っているが、意味を失ってしまったということは知らない。怪我をする前のようには理解できない。つまり、テーブルという単語を聞いても、それが何なのか、それが何に関係しているのか、すぐにはわからない。何となく聞き覚えのある言葉だという感じはあるが、それだけである。

だから私は、自分にとって「身近に感じる」言葉、自分にとって明確な意味を持つ言葉に限定しなければならない。人と話をしたり、考えたりするときに気になるのは、これらの言葉だけだ。(怪我をしてから)しばらくの間、言葉の意味を理解するために、記憶力と会話力を回復させようと奮闘し始めた。私の記憶力は非常に限られているために、言葉とその意味の間には常にギャップがあるように見えるので、今でもそうしている。この二つはいつも切り離されていて、どうにかして結びつけなければならない。でも、いつまでもこの二つを結びつけておくことはできない。すぐにつながりが解け、虚空へと消えてしまう。

時々、野原や森の中を散歩しながら、何を覚えているか自分で試してみる。すると、そこにある木の名前を完全に忘れてしまっていることがわかる。確かに、カシ、マツ、アスペン、カエデ、シラカバなどの言葉は時々思い出せる（たまたま頭に浮かぶときは）。しかし、ある木を見て、見覚えがあるように見えても、それがアスペンなのか、他の種類の木なのかわからない。誰かにキノコを指し示されても、それが何と呼ばれているのか、どのように使われているのかは覚えていない。さまざまな種類のキノコ、オレンジキャップのキノコ、白いキノコ、茶色の食用キノコなどの名前は覚えているのだけれど。しかし、そのキノコが茶色の食用キノコなのか、他の種類なのかは、負傷する前は見分けがついていたはずなのに、見分けがつかない。

子どもの頃に知っていたタンポポが何なのかすら忘れてしまった。見えなくなれば何の花か思い出すが、それまではそれが何の花であるかまったく想像できないし、見当もつかない。

習慣から、環境にある事物を、以前見ていたのとまったく同じ仕方で見がちである。しかし、目の前にもの表象があっても、私はそれを認識できないし、思い出すこともできない。私は植物がどのようにして育つか、何が栄養となるのか、あるいは葉を切り落としたり水に入れてどうやって新しい植物を育てるのかわからない。目にする植物や動物の名前や意味を覚えていないので、本質的なことが理解できないのだ。［pp.89, 91-93］

以上のことから、L氏の症例と同様に、ザシェツキーの記憶力の回復が言語の回復に直結していたことがわかっても不思議ではない。

当面は、たいてい、視覚像から語彙を構成し、単語をよりよく覚え、記憶をより柔軟にしようとした。ゼロからのスタートで、もの表象を認識することを学び、それを言葉と関連付けようとしなければならなかった。その言葉がどのようにして自分の中に返ってくるのか、自分では意識していなかったが、少しずつ私の環境に関するいくつかの事物がどうにか私の記憶の中に登録された。私が今持っている記憶とか理解はこのような類のものである。

怪我をしてから一ヶ月目の終わりか二ヶ月目の初め頃になると、母や兄、二人の姉のことを思い出すことが多くなった。ただちにすべてのことを思い出すのではなく、少しずつだった。母や兄や姉の記憶が、いろんな時に頭に浮かんできたものだ。それは、自分で思い出そうと思った時に思い出すのではなく、ふと思い浮かんでくるのだった。二ヶ月目の終わり頃になると、病院にいる人の一人が私に興味を持ち、私の家族の住所を少しずつメモし始めた。私は突然、自分の出身地の名前を思い出し、翌日か翌々日には自分の住んでいた地区の名前を思い出し、それから姉の名前を思い出した。そして、その度ごとに、彼はこれらを書き留めた。ついに、私の友人が私の家族に手紙を書こうかと言ってくれたが、正確な住所を書けなかった。というのも、住んでいた通りの私のアパート、もしくは家の番地を私は思い出すことができなかったからである。当然のことながら、私はまだ母と下の姉の名字を（そして母の二番目の夫の名字も）思い出すことができなかった。

町の名前を覚えていても、一分もしないうちに忘れてしまうこともあった。時には、自分が住んでいた地域の住所を思い出すこともあったが、それもすぐに忘れてしまい、長い間それを思い出せないこともよくあった。

周りの人が言っていることは何でも聞こえていたし、頭の中には少しずつ歌や話、拾ってきた会話の断片が詰め込まれていった。単語を思い出して、それを使って考えるようになると、語彙も柔軟になってきた。［pp.81-2］

これらの言語／記憶障害が、彼の意味論的能力一般に与えた影響を認識することもまた重要である。

何も覚えていない。まったく何も！　ただ、ある分野や別の分野に関連していると感じる情報の断片があるだけだ。けれど、それだけなのだ。どんな事柄についても何も知らない。私の過去はまったく抹消されてしまった。

怪我をする前は、人の言うことはすべて理解していたし、科学の勉強には何の問題もなかった。怪我の後、私は科学について学んだことをすべて忘れてしまった。私の教養はすべて消えてしまった。

私は、自分が小学校に行き、中等学校を優等で卒業し、テューラの技術専門学校での三年の課程を修了し、化学分野で先進的な仕事をして、戦争の前にすべてのこうした要件は早目に済ませていた、ということはわかっている。自分が西部の前線におり、一九四三年、私たちがスモレンスクでドイツの防衛を突破しようとしていたときに頭部に損傷を負ったということ、そして二度と元の生活に戻れなくなったということを覚えている。けれども私は、自分がしたことや勉強したこと、学んだ科学、選んだ科目を思い出すことができない。すべてを忘れてしまったのだ。ドイツ語を六年間勉強したにもかかわらず、私はその単語を一つも思い出せないし、文字一つさえ認識できない。私はまた、自分が専門学校で三年間みっちり英語を勉強したことも覚えている。しかし今はその単語もまた、わからないのだ。私はあまりにも完全にこれらの言語を忘れてしまったのだから、それらを一度も学んだことがないのとまったく同然だ。三角法、立体幾何学、化学、代数学などという単語が頭に浮かんでくるのだが、それらがどういう意味なのか見当がつかない。

中等学校で過ごした年月から思い出されるのは、物理学、化学、天文学、三角法、ドイツ語、英語、農業、音楽などといったいくつかの単語だけであり（看板のように、科目の名前だけだが）、今やそれらは私に何の意味も持っていない。私はただ、それらが何となく馴染み深いと感じるだけだ。

動詞、代名詞、副詞といった単語を耳にした時も、それらはまた聞き覚えがあるように思えるが、理解できない。今は理解できないのだが、当然私は損傷を負う前はこれらの単語を知っていた。たとえば、私が止まる *stop* という言葉を耳にするとしよう。私はこの単語が文法と関係していること――それが動詞だということは知っている。一分後、私はおそらく動詞という単語さえ忘れてしまう――ただ消えてしまうのである。私は依然として文法や幾何学という言葉を思い出したり理解したりできない。それは、私の記憶が消え去ったからであり、私の脳の一部が取り除かれたためである。

時々私は幾何学や物理学、文法の教科書を手に取るのだが、うんざりしてそれを脇にやってしまう。中学校の教科書でさえ理解できないからだ。さらに、それを理解しようとすると頭がひどく痛くなるので、ちょっと読んだだけで神経質になり、いらいらしてしまうのだ。耐えられないような疲労感と嫌悪感が押し寄せてくる。［pp.116-117］

同じことが習熟した動作（観念性・観念運動性実践）にも当てはまる。

指導員は私に針と糸巻き、模様が描かれた生地を渡し、その模様を縫ってみて下さいと言った。それから彼は他の患者たち――損傷を負った後に腕や足を切断されたり、身体の半分が麻痺したりした人々――の世話をしに行ってしまった。その間、私は手にその針と糸と生地を持ってただそこに座り、なんでこんなものを渡されたのだろうと考えていた。私は長いこと座って、ただ何もしないでいた。突然、指導員がやって来てこう尋ねた、「どうしてそこにただ座っているだけなんですか？　さあ糸を通して下さい！」と。私は片方の手に糸を、もう片方の手に針を持ったが、しかしそれで何をしたらいいのか理解できなかった。私はどうやって針に糸を通せばよかったのか？　私はそれを捻ったり戻したりしてみたが、これらのものを使って何をすべきなのか、これっぽっちもわからなかった。

　最初に見た時は、まだ手に取ったこともないのに、見覚えのあるものばかりで、考えるまでもなかった。しかし、手にした途端、何のためにあるのかがわからなくなってしまった。茫然自失してしまい、手に持っているこの二つのものが何のために存在しているのかを忘れてしまったかのように、この二つのものを自分の手の中で関係づけることができなくなった。私は手の中で針と糸を捻ってみたが、どうやってその二つを結びつけていいか、どうやって糸を針の中にはめ込むのかわからなかった。

　そして、もう一つ厄介なことが起こった。その時までに、針、糸、指ぬき、生地が何のためにあるのかはすでに学んでいて、どうやって使うのかはなんとなくわかっていた。しかし、これらのものや人々が私に指示した他の物体の名前は、どうしても思いつかなかった。私は、自分が使っているまさ

> にそのものが何と呼ばれているのか、まったく思い出せないままそこに座って、針でその生地を縫っていたのだ。[p.51]

空間についての彼の概念に与えた影響も同様に、注目に値するものだった。

> 浴室から出てきた時、自分の部屋に戻るためにはどっちに向かえばいいのか忘れてしまった。そのため、私は自分自身を引きずりながら、とにかく歩きはじめた。突然、私は身体の右側をドアに激しくぶつけた——これまで、そんなことは決してしたことがなかった。こんなことが起こって驚いた。おそらくそれは、私が戻る道を忘れてしまって混乱していたからだろう。私は自分の部屋がどこにあるか探り出そうと、あちこち見渡したが、ものの配置を把握できず、どっちに行けばいいのかわからなかった。
>
> 私はまた混乱して、どっちに歩いていけばいいかわからなくなってしまったので、反対の方向に振り向きざま、転んでしまった。突然、右、左、戻る、進む、上、下という単語が思い浮かんできた。しかしそれが何を意味するかまったくわからなかったので、何の役にも立たなかった。一分後には、東、西、南、北という単語も思い出した。しかしこれらの単語の間にどんな関係があるのか解き明かそうとしたら、途方に暮れてしまった。私は、北と南というのが隣り合った場所を意味しているのか、あるいは正反対の場所を意味しているのか、わからなかった。私は北や南がどの方角を指しているのかすら忘れていた。だがちょうどそのとき、誰かが私を呼んだ。最初は、私は自分が呼ばれていること

に気づかなかったのだが、その人が二、三回私の名前を繰り返すと、私はそれが誰であるか確かめるために周りを見渡した。そしてようやく、私はある患者が、自分に近づいてきて手招きをしているのを目にしたのである。

散歩に行っても同じことが起こった。建物がどこにあるのか、どの方向に歩いて戻ればいいのか忘れてしまった。太陽を見ても、その時間帯に太陽がどこにあるはずなのか、自分の左なのか右なのか思い出せない。建物からは少ししか離れていないのに、どうやってこの場所に来たのか、どうやって帰るのか、もう忘れてしまっていた。病院は巨大な常緑樹に囲まれ、少し離れた所には湖があり、その先は鬱蒼とした森林しかなかった。私は何をするつもりだったのだろう？ 私はどうやって切り抜けるつもりだったのだろうか？ [p.55]

最後に、ザシェツキーのメモからの次の引用は、私たちの患者であるL氏が経験した類いの、身体像の歪みという主観的経験についての説明を与えてくれる。

しばしば私は茫然自失状態に陥り、自分の周りで何が起きているのか理解できないことがある。つまり、ものについての感覚がないのだ。ある瞬間には何かを考えて立ち尽くし、次の瞬間には忘れてしまう。しかし、突然我に返り、自分の右側を見て、体の半分がなくなっているに気づき愕然とする。私は恐怖に襲われ、自分の右腕と右足がどうなっているのか、体の右側全体がどうなっているのか、考えようとする。[中略]

時々、座っていると突然、自分の頭がテーブルとまったく同じ大きさであるかのように感じ、逆に手足や胴体は非常に小さくなったかのように感じることがある。これを思い出す時、自分でも可笑しいと思う反面、とても変な気持ちになる。これを私は、「身体の奇妙さ」と呼んでいる。目を閉じると、私は自分の右足がどこにあるのかもわからないし、なぜか、以前は右足が自分の肩より上に、いや頭より上にあるとさえ思っていた(そう感じてさえいた)。そして、その足(自分の足から膝までの部分)を認識したり、理解したりすることがまったくできなかった。

また別の気に障る出来事は(大したことのない問題で、ある程度制御できるのだが)、椅子に座っていると時々、突然背が非常に高くなることがあり、胴体はひどく短くなって頭は鶏の頭ほどの大きさもないくらいに、とてもとても小さくなってしまう。それがどのようなことなのか想像しようとしても出来ないだろう。あなたにそれが「起こる」必要があるからである。[中略]

しばしば私は、自分の前腕や尻がどこにあるかさえ忘れてしまい、これら二つの単語が何を指しているのか考えなければならないことがある。私は肩という単語の意味を知っており、腕という単語がそれに密接に関連しているということを知っている。しかし私はいつも自分の腕がどこにあるのか忘れるのだ。首に近いのか、それとも手に近いのか? 尻という単語についても同じことが起こる。同じように、これがどこにあるか忘れてしまい、混乱するのである。脚の筋肉の中にあるのか、それとも膝より上にあるのか? 骨盤の筋肉か? 同じようなことが、身体の他の部位についても起こる。私はまた、自分の身体の部位を示す他の単語をかなりの数忘れてしまった。[中略]

医者が「両手をお尻にあててください!」と言ったとき、私はこれはどういう意味なのだろうと考

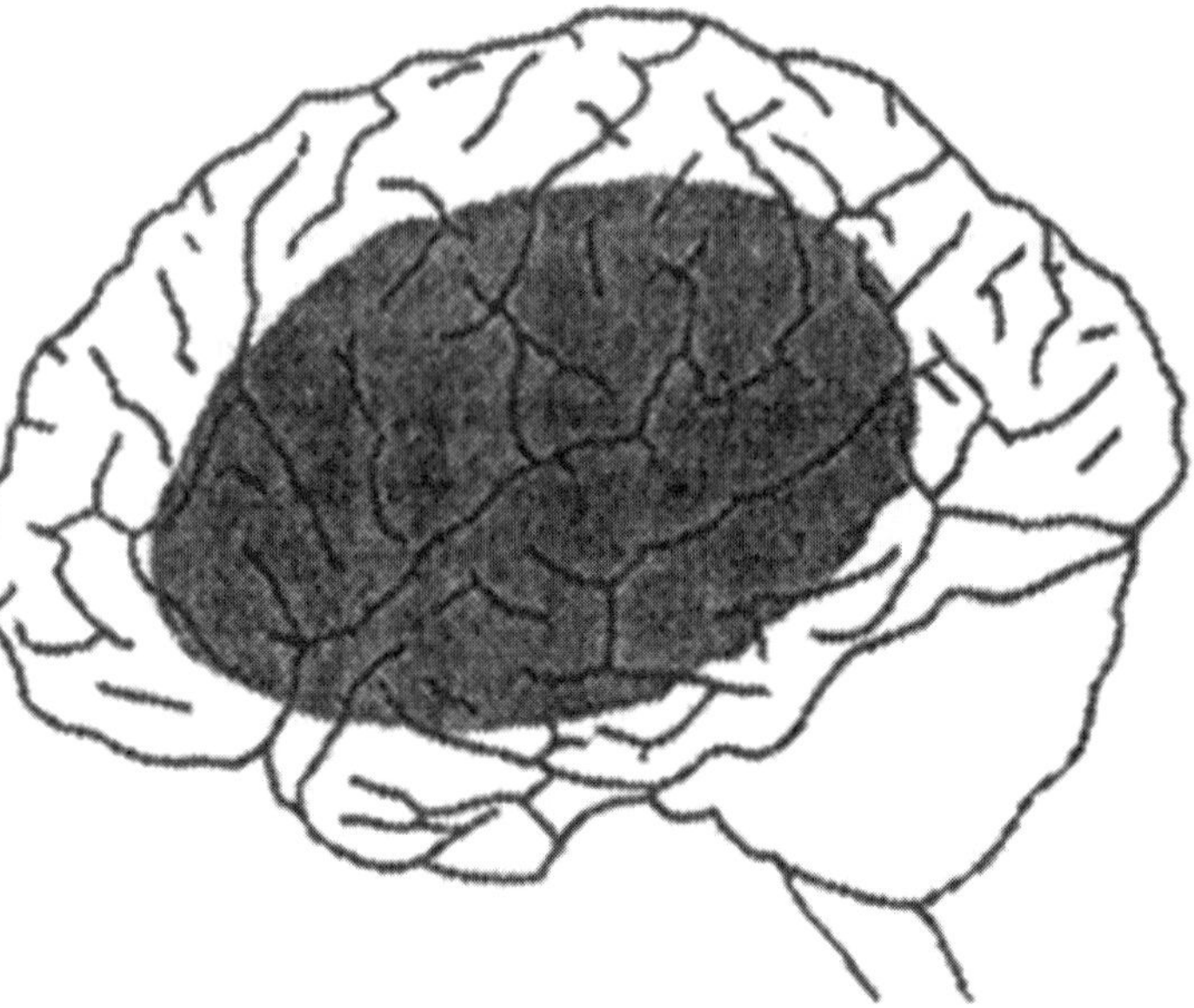

図 7-3

えながら立ちつくしていた。あるいは彼が「両手を脇腹にあててください……脇腹……両手を脇腹にあてて……」と言われたら、それはどういう意味なのか？と考えてしまう。［pp.47-49］

考察

私たちは、左シルビウス裂周囲凸面（図7-3）の心理学的機能について、より明確なイメージが持てるようになってきた。

第五章で考察したブローカ失語のJ氏の症例において、正常な喪の過程を目の当たりにした。この患者はひどい喪失を受け入れ、それに機能的に適応しようと努めていた。脳損傷を受けずに同程度の喪失を経験した他の患者（例えば、脊髄損傷の患者）と比べて、一つの人格としては変わらない臨床像を示すことがわかった。私たちは、発話と言語の運動成分は人格や複雑な情動、動機づけの機能的組織化において、限られた役割しか果たしていないと結論づけた。したがって、言語のこの機能的構成要素は、自我の組織のごく周辺部にあると結論づけたのである。

私たちが第六章で考察した、ウェルニッケ失語のK夫人の症例では、再び正常な喪の過程を目の当たりにしたが、この症例では、その過程に反省的意識の顕著な障害が伴っていた。その患者は「考えることができない」という経験をしていた。そういうことが起こるのは、事実上、思考に聴覚言語的像を付与することができず、それによって思考を意識化することができないからだ（と私たちは示唆した）。この観察の重要性は、自分の思考に気づくようになることが、（精神分析の初期において理解されていたような）抑圧の過程を逆転させるという点で、「会話療法」の中心的なメカニズムであるという事実に関連していた。しかしながら、この患者の自我と超自我の機能は、基本的には損なわれていなかった。確かに彼女は一時的な認知の異常を示したが、常に現実との固い結びつきを保っていた（この点では、次の二章で見るように、彼女は右半球の損傷や前頭葉腹内側損傷のある患者達とはまったく異なる行動をとっていた）。それゆえこの症例における私たちの観察は、フロイト（Freud, 1923b）が彼の分析活動の晩年に到達した結論、すなわち、意識は心の実行的な作用主ではないということを確認するものだった。

本章では、私たちは超皮質性失語の一症例について述べ、その説明を、よく似た別の症例の自伝的報告からの抜粋で補足した。二つの症例についての私たちの観察は、自我という織物を少し深く掘り下げ、言語が自我の機能的な組織化において果たす重要な役割について、さらに光を当てるものだった。

L氏は本当に（少なくとも最初のうちは）バラバラになった世界を生きていた。彼の「考えることができない」状態は、K夫人を襲った、単に考えを意識に持ってくることができないというだけの状態をはるかに超えたものだった。彼の治療の初期段階では、明らかに、あらゆる精神（自我）活動がほぼ不在であるという特徴があった。彼は霧のような、茫然自失の状態にあり、動きがなく、無気力で、無動無言症に近い状態だった。彼の場合は、要するに、脳損傷によって影響を受けたのは、単に思考の意識だけではなく、むしろ思考そのものであったように思われた。

ルリヤの症例の自伝的省察は、この状態が内側からはどのように感じられるのか、ということについての貴重な情報を与えてくれる。ザシェツキーの観察によると、この状態では、「空白」の感じが蔓延していることに加えて、患者は孤立した断片的な思考を、それを考えるための（自我）装置を持たずに経験していたことが示唆される。言い換えると、それらの思考（あるいは思考の断片）は彼にただ「起こる」だけであった。患者はそれを用いて何もすることができず、また、それを他の思考とつなげて、知識や技能の首尾一貫した蓄えを生み出すこともできなかった。

この心を失った状態の機能的基盤は何だろうか？　それが何であろうと、それが自我のしていることに極めて基本的なものであるということは明白である。というのは、それがないと機能的な自我の活動がほとんど完全に停止してしまうからだ。ルリヤ（Luria, 1973, 1980）は、左大脳半球の下側頭領域は種々の感覚モダリティから得られた情報が収束する領域だと示唆している。彼はこの収束を、世界についての具体的な感覚的事実をより高次の抽象化や論理文法的な概念へと変換するための機能的な前提条件であると考えた。彼は、後者の操作は言語の機能によって大いに促進され、分類、カテゴリー化、情報の貯蔵・呼び出しといった基本的な知的活動のためのツールとして働く、と考えたのである。

後部皮質領域の第三領域は……視覚系［そして他の単一モダリティ知覚系］を通して到達してくる情報をうまく統合するのに欠かせないだけではない。それは、直接視覚的に表象された合成物を象徴的過程 symbolic processes のレベル、すなわち単語の意味、複雑な文法的・論理的構造、数や抽象的関係の体系などを扱う操作へと変換するのにも不可欠だ。こういうわけで、後部皮質領域の第三領域が果たす不可欠の役割は、具体的知覚を抽象的思考へと変換することにあり、この変換は常に内的図式 internal schemes の形をとって進行するし、さらには、組織化された経験を記憶すること、つまり、情報の受容と記号化だけでなく、情報の保存にも向けられている。［Luria, 1973, p.74、強調は引用者］

最近になって神経心理学者たちは、これらの過程が本当に単一モダリティの情報カスケードの具体的な「収束」に依存しているのかどうかを疑問視しはじめた。そして彼らは多モダリティ的な抽象化が実際に頭頂領域に「保存」されているという示唆に疑問を投げかけた。たとえばメスラム（Mesulam, 1998）は、問題となっている超モダリティ的な領域は情報が収束する領域としてではなく、むしろ情報の有意味的な布置をまとめ上げる役割をしている登録簿のシステムとして機能する、と示唆した。これによって自我は、過去の知覚経験についての具体的な記憶事実を「検索し」、それらのあいだに結合を作り出すことができるようになる。

超モダリティ的結節点の役割は、収束する多モダリティの合成を援助するというだけではなく、主

> に、分散したモダリティ特異的な断片をまとめて首尾一貫した経験や記憶、思考にするための登録簿（あるいはアドレスコード、マップ、ルックアップテーブル〔探索表〕）を作り出すことである。この過程は、例えて言うなら、青色と黄色のレンズを重ね合わせて緑を得るようなもので、さらに、それらは互いに分離して元の混じっていない色を取り戻すこともできる。超モダリティ領野は、次の二つの相互作用する過程を通して、多次元的統合を可能にする。この二つの過程とは、(i)局所的なニューロンの集団によって、標的の出来事に関連する、モダリティ横断的な収束的連合を確立すること、そして(ii)関連のある情報の分散した情報源を指し示す登録簿を形成することである。こうして超モダリティ領野は、モダリティ特異的な情報を、収束的な構成要素のみならず、すでに分散している多モダリティ的表象へとまとめることを可能にする。
>
> 超モダリティ領野とは、必ずしも知識が収束する中心地ではなく、関連のある分散した情報にアクセスするための重要な入り口（またはハブ、水門、結合部分）である（Mesulam, 1994）。逆説的だがそれらの領野は、関連した認知ドメインでの損傷により引き起こされる欠損に対して最も脆弱な領域を構成するという意味で、「神経のボトルネック」でもある。［Mesulam, 1998, p.1024、強調は引用者による］

メスラムが説明している機能は、どのような連合的なassociative精神活動にも欠かせないものであることは明らかである。そのような機能なくしては、知覚と観念の間に結合を確立することはできない。だから、自我の機能は、この極めて重要な能力がなくなると実質上活動を停止してしまうとしても、さほど驚くにはあたらない。（なぜ言葉が、ばらばらな事実を結びつけて首尾一貫したネットワークや配置に変える「登録簿」としてはたらくのに理想的に適しているか、ということもまた明らかであろう)。

コスリン(Kosslyn, 1994)は最近、連合記憶の機能を左頭頂領域に割り当てたとき、明らかに同じようなことを念頭に置いていた。彼はこの機能を、「複数の感覚モダリティからの入力を受け取り、対象に関する事実のあいだの連想〔／連合〕を貯蔵する、情報処理の比較的後ろの方の段階にある下位システム」として記述している(p.216)。また彼は次のように付言している。

> 連想〔／連合〕記憶の内容は、モダリティ特異的なパターンで活性化する下位システムの内容よりも抽象的である。すなわち、連想〔／連合〕記憶は個別の知覚表象の間の連想〔／連合〕を貯蔵するだけでなく、感覚から直接得られるものではない「概念的な」情報(たとえば数学的真理、抽象用語の意味など)を組織化する。[p. 215]

メタ心理学的にはこの過程をどう概念化したらよいだろうか。どうやら、問題の過程は私たちが従来から「連合〔／連想〕association」という言葉で呼んできた(たとえば「観念連合」association of ideas など)基本的な心的メカニズムに他ならないように思われる。これが、L氏の症例で失われていたメカニズムであり、彼から「考える」能力を奪ったものであるように思われる。問題となっている連合的な結合機能は、象徴化の過程(連想〔／連合〕の連鎖の中で、ある観念が別のそれを表す過程、あるいは、その過程を通してある観念の特性が別のそれに転移されるような過程、ジョーンズ(Jones, 1916)を参照)に欠かせない基礎も形成するということは、合理的に考えると明らかである。この過程もまた、自我が行うすべてのことの基本となっている。それはある意味で、自我の表象〔再提示 *re*presentational〕機能の核心といえる。L氏の心的欠損はすべて、さらに彼の回復の性質や順序もまた、これに基づいて理解することができる。

左頭頂領域の「登録簿」機能についてのメスラム（Mesulam, 1998）の説明は、これらの絶対的に基本的な心的過程の神経生理学的メカニズムを洞察する端緒を与えてくれる。しかしながら、限られたデータに基づいて、ここでこれらの過程の詳細な分析を試みることは不適切であると思われる。私たちが推奨している方法が、抽象的なメタ心理学的概念と具体的な神経生理学的メカニズムの間に、将来、そのような相関をみるための道を開いていくことが原理的に可能である、ということを示すことができれば、現段階では十分な成果を得たといってもよいだろう。

第八章　右シルビウス裂周囲損傷五症例の精神分析的観察——喪の失敗[1]

　これまでの三章では、脳の左シルビウス裂周囲領域の異なる部位に損傷を受けた患者の精神分析的観察を検討した。本章では、脳の反対側、つまり右大脳半球のシルビウス裂周囲領域（図8-1）に同等の損傷を受けた患者の、まったく異なる臨床像についてまとめてみる。本章で述べる症例はすべて、問題となる損傷の原因が右中大脳動脈の支配領域における脳血管障害であった。

　これらの症例の分析においては、これまでの三症例（第五、六、七章）の分析で必要とされたよりもいくぶん深く、意識的な気づきの表面下に潜ることになるだろう。この後見ていくように、脳の右シルビウス裂周囲領域の損傷は、左側の同等の損傷に比べて、パーソナリティや情動、動機づけにおいて、はるかに深い障害を引き起こすからである。このことは、言い換えれば、右シルビウス裂周囲凸面のメタ心理学的機能は、左半球の同じ領域より、自我の組織化のいくぶん深いレベルに関わっているということを示している。

　この章では、本書で提言している方法を、心の精神分析的モデルの神経相関物の理解を得るためだけでなく、精神分析が現代の神経心理学に貢献できるようにするために、どのように使えるのかを示すことにもとりかかる。人間のパーソナリティや動機づけ、情動の表面的な現象学の影に隠れている基本的な心的メカニズムが、フロイトが述べた力動的な抵抗のために、純粋な行動観察では実際近づきがたい

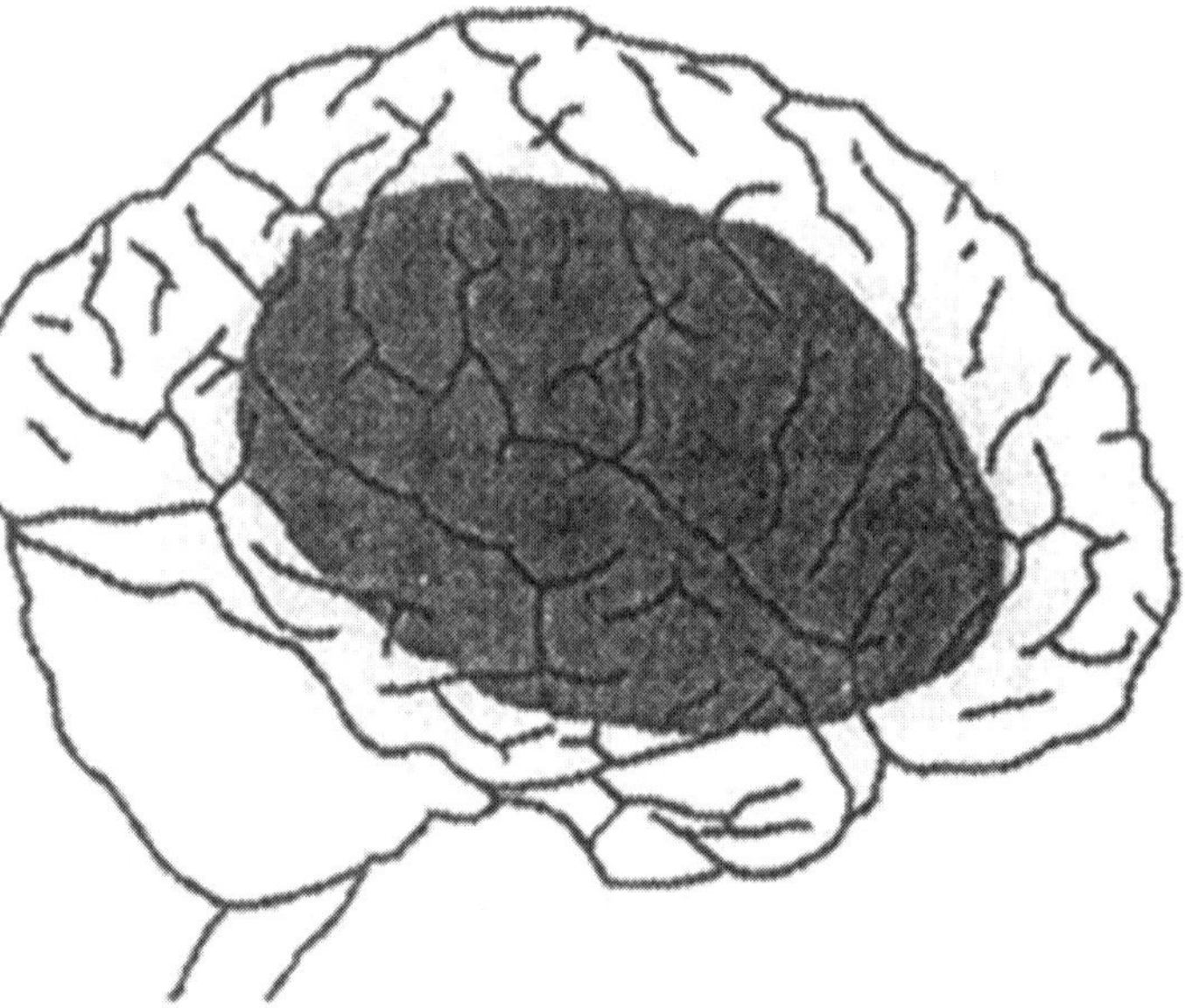

図 8-1

ものであるとすれば、従来の神経心理学的な研究技法では、このようなメカニズムを適切に特徴づけ、理解することはできない、ということになる。従来の神経心理学的方法は、そのような抵抗の水面下で起こっている心的過程を考慮しないからである。

右半球症候群：いくつかの基本事実と基本理論

右半球の症例の精神分析的観察を始めるにあたって、まずは右シルビウス裂周囲凸面の神経心理学について、今日一般的に受け入れられている事柄をごく手短にまとめておく。その後、精神分析的な観点によってこのような既存の知識に加えられると考えられることの概要を示す。

脳のこの部分の損傷に関連した認知的および情動的症状は、従来、「右半球症候群」という緩い疾病分類学的な名前のもとに、まとめられてきた。これらの症状は、三つのカテゴリーに分類される。

第一のカテゴリーは、病態失認 *anosognosia* と呼ばれている。すなわち、障害への気づきがないことである。極端な場合には、この症状は、ほとんど妄想的と言っていいほどの病気の否認として現れる。きわめて明白に矛盾する根拠を目の前にしても、それを否認する。例えば、バビンスキー（Babinski, 1914）の画期的な症例集には、重度の片麻痺の患者たちが、自分たちは難なく歩くことができると主張した、と書かれているし、また、アントン（Anton, 1899）の古典的な研究では、皮質盲の患者たちが、自分たちはふつうに見えると言い張った、と書かれている。

それほど極端でない症例では、この症状はもう少し軽い形をとり、病態無関心 *anosodiaphoria* と呼ばれる。この場合には、患者は自分たちに障害があるということは、実際、否定せず、知的にはそれを認める構えも見られるが、そのような障害に対して情動的に無関心な態度をとる。知的には自分に大きな障害があると認識しているにもかかわらず、彼らはそのことを気にしているようには見えない。あまりそのことを悩んでいるようではないのである。

右シルビウス裂周囲領域の損傷では、急性期には派手な形で見られた病態失認が、慢性期には持続性の病態無関心へと治まっていくということがしばしば見られる。

右半球症状の第二の主要カテゴリーは、無視 *neglect* という名前で記述される。無視のある患者は、純粋に感覚的なレベルでは、空間を知覚する能力があるにもかかわらず、左側の空間を、自分の身体が占めている部分、表象している部分を含めて、無視する傾向がある。彼らは、心的イメージの中で生み出されるイメージ空間の左側さえ無視する。運動の形をとる無視もあり、片側無動症 *hemiakinesia* として知られている。この無視においては、道具的なレベルでは動かせるにもかかわらず、患者は左腕を使うことができない。

急性期の症例では、この症状は病態失認とまったく同じくらい奇妙である。（例えば）自分自身の麻痺した左腕が、その存在を認めざるをえないような仕方で示されても、その腕は自分のものではないと言い張ることは珍しくない。彼らは障害された腕が自分自身の身体に付いていることを受け入れるよりは、その腕が検査者のものであるという方を進んで受け入れる。その結果、検査者に三本の腕があるということになったとしても気にしない。この症状が病態失認の症状といかに重なっているかは容易に理解できるだろう。一部の研究者には、無視と病態失認とがこのように組み合わさった形の病態を「身体パラフレニー妄想」と呼ぶ人もいる。

これまで述べてきたこのような現象を説明するために、V・S・ラマチャンドラン（Ramachandran, 1994, p.319）が記録したそのような患者であるM夫人という名の女性とのインタビューから手短に引用しよう。彼女は、皮質下の視床や尾状核頭部のレベルにまで広がる、右頭頂後頭部の脳卒中後に、重度の片側無視と病態失認を被った。左側の片麻痺があり、それはとくに腕で顕著だったが、彼女は頑なに麻痺を否定していた。ラマチャンドランとの面接を少し引用して、彼女の状態についての直接的な印象を得ていただこう。

ラマチャンドラン：Mさん、あなたはいつ入院されたのですか？

M夫人：四月七日です。娘が何かおかしいと感じたので入院しました。
ラマチャンドラン：Mさん、あなたは腕を使えますか？
M夫人：はい。
ラマチャンドラン：両方ですか？
M夫人：はい。
ラマチャンドラン：左腕を使えますか？
M夫人：はい。
ラマチャンドラン：両腕には同じくらいの力がありますか？
M夫人：はい。同じくらいの力があります。
ラマチャンドラン：Mさん、右手で私の学生を指さして下さい。
M夫人：（指さす）。
ラマチャンドラン：Mさん、左手で私の学生を指さして下さい。
M夫人：［じっとしたままである］。
ラマチャンドラン：Mさん、なぜ指されないのですか。
M夫人：そうしたくないからです。

その後、患者は麻痺した手が自分のものであるということを否定した。それで、ラマチャンドランは、彼女の左手を指しながら、尋ねた。「これは誰の手だと思いますか？」

M夫人：そうですね。これは確かにあなたのものではありません。
ラマチャンドラン：そうすると、誰のでしょう？
M夫人：私のでもありません。
ラマチャンドラン：誰の手だと思いますか？
M夫人：私の息子の手ですよ、先生。

身体パラフレニー妄想は実際にはこのような具合で、重度の無視の症例ではかなりよく見られる。しかしながら、先に述べたように、このように派手に見られた症状は通常、その背景にある病気の急性期が過ぎると落ち着く。

より軽度の無視は慢性期に見られるが、左側を見過ごす傾向とか、注意や関心が持続的に偏るといった障害にとどまることが多い。

とくに興味深いのは、無視のある患者が、（例えば鏡を用いて）自分の身体の左側を強制的に見させられると、奇妙な嫌悪感を感じるという事実が報告されてきたことである。時には、この嫌悪感が、左腕や左脚に対するほとんど精神病的な憎しみへと組織化されることもある。麻痺憎悪として知られる状態である。したがって、これは逆説的な形の無視と言える。患者は自らの身体の左側を、無視するというよりは、そのことばかり考えてしまうようになるのである。無視のこのような変化形は、この症候群の基盤にあるメカニズムに関する現代の神経心理学的モデルや右大脳半球の正常な心理学的機能のモデルには、適切に統合されていない。この点については、そのような患者の精神分析的観察を行った後で戻ることにしよう。

いわゆる右半球症候群を構成する第三の症状カテゴリーは、空間知覚および空間認知の障害、disorders of spatial perception and cognition という名前で分類される。この障害はさまざまな形をとる。最も一般的なものの一つは、構成失行として知られている。これは、十分な一次知覚および運動能力があるにもかかわらず、空間内のものを適切に配置したり、ページに線をきちんと引いたりできない状態を指す。密接に関連する障害としては、着衣失行があり、服をきちんと自分の手足や体幹に身に着ける能力が失われてしまう。このタイプの別の症状としては、地誌健忘もある。建物や道、他の目印とか、建物内の配置のような、地理的に配置された要素間の空間的位置関係を表象したり記憶したりすることができなくなる。その結果、経路を探すことが困難になる。他によく見られる空間知覚と空間認知の障害としては、相貌認知障害、表情に見られる情動の認知障害、線の方向の不適切な判断などがある。

この最後の症状カテゴリーは、右半球の正常な心理学的機能を古典神経心理学的に概念化するための基盤を提供してきた。現在では、脳の右半球が空間知覚と空間認知に特化していることは、ほぼ一般的に受け入れられている。この空間機能の片側への特化は、通常、他者中心の地理的関係や個人空間外における自分自身の身体の位置づけのためのエングラム（記憶痕跡）が右半球の組織に文字どおり局所化しているという形で概念化されている。このように推定される右大脳半球の空間機能は、右半球に特化したより大きな理論の中に組み込まれることもある。そのような理論では、右半球は象徴的機能に対して具体的機能が優位であるとか、言語的機能に対して知覚的機能が優位であるとか、さらには論理的分析的機能に対して全体的ゲシュタルト的機能が優位である、とまで主張される。これらの理論の中には、これまでに述べた右半球症候群の別の側面を説明することに向けられているものもある。例えば、病態失認や無視が見られる患者は、麻痺した四肢に関する知覚情報を適切なゲシュタルトの文脈に位置づけることができず、さらには、部分を全体に統合することができないため、身体状態について正しい結論を出すことができない、と示唆されてきた。

ごく最近、純粋な空間理論では適切に説明できなかった病態失認や病態無関心、無視の症状を具体的に説明するために、正常な右半球の機能について、さらに三つの理論が提起された。

これらの新しい理論の最初の、そして最も重要な理論は、右大脳半球は注意覚醒に優位である、というものである。この理論は、特にハイルマンら（Heilman & van den Abell, 1980）とメスラム（Mesulam, 1981）が提唱しているものだが、それによると、右シルビウス裂周囲領域は、注意覚醒回路に欠かせない部位で、右前頭葉、辺縁系前部、視床、脳幹中核構造などもこの回路に含まれる。この回路は、注意の覚醒〔／喚起〕と空間的配置に関して、右大脳半球に特権を与えていて、その結果、空間の半側野は両方とも右半球の守備範囲となり、一方、左半球は空間の右側だけに注意を向ける。したがって、左半球が損傷しても、右半球が空間の両側野に十分な注意を集中させ続けることができるのだが、それに対して、右半球が損傷すると、注意は損傷のない左半球がカバーできる右側空間野に制限される、という。

この理論は、無視の基本的特徴や、病態失認の主要側面の一部を説明することはできる。しかしながら、私たちがこれから見ていくように、精神分析的設定において容易に観察される、いくつかのより複雑な心理現象を説明することはできない。

第二の理論は注意覚醒理論と同じくらいよく知られていて、同じくらい広く受け入れられているが、私たちの知るかぎり、これら二つの理論はしっかり統合されてはいない。この理論はシンプルに、右大脳半球はネガティブな情動に優位であり、一方、左半球はポジティブな情動に優位である、というものである。この理論は右半球損傷に伴う病態失認や病態無関心においてよく見られる現象を説明するように作られている。すなわち、この半球が損傷されると、患者は損傷のない左半球のポジティブな情動だけにしかアクセスできなくなる。したがって、彼らは自らの状態について、不適切にポジティブな感じを持つようになる。逆に、左半球損傷を持つ患者は、「抑うつ」になりやすいと思われる。そのような患者は、損傷のない右半球によって生み出されるネガティブな情動だけにしかアクセスできないからである（第五、六、七章で報告した精神分析的観察からは、左半球損傷の患者が被る「抑うつ」は、自らの喪失に対する病的反応ではなく、典型的には「メランコリー」というよりは「喪」による反応であると示唆されるということに、読者の皆さんが同意していただけるといいのだが（Freud, 1917e［1915］を参照））。

そのほとんどばかげた単純さにもかかわらず、右大脳半球はネガティブな情動の貯蔵庫であるという考えは、現代神経心理学において非常に真面目で立派な理論であり、この理論を支持する多くの実験的根拠が（例えば、フロー－ヘンリーによって）集められている、ということは強調しておかなければならない。

ふれておきたい第三の理論は、ダマシオ（Damasio, 1994）の名前と関係がある。この理論には二つの構成要素がある。第一の要素はジェームズ・ランゲの情動理論の修正版で、情動は自分の身体の現在の状態、つまり自分自身の内臓の状態についての知覚である、というものである。ダマシオはジェームズ・ランゲ理論を受け入れているが、脳には以前の内臓状態の記憶表象も含まれており、その結果、現在の知覚が身体記憶の配置を活性化すると、身体の現在の状態を飛ばして、ダマシオが「あたかも《アズ・イフ》」情動と呼ぶようなものが生み出される、と付け加えている。第二にダマシオが提言しているのは、右大脳半球は身体の知覚表象に優位であり、したがって現在の身体や内臓の状態をモニターするのに優位である、ということになる「ソマティック・モニタリング仮説」。右大脳半球の損傷の結果、身体の病前状態に基づいた、「あたかも」情動への過度な依存が引き起こされるであろう、とダマシオは結論づけている。このメカニズムは病態失認や病態無関心の症状を説明するためのものであり、おそらく、情動性の貧しさ一般をもたらすことも説明するだろう。この情動性の貧しさは、頻繁に言及される右半球症候群の特徴の一つで、一部では、右半球はネガティブな情動だけでなく、実際にはあらゆる情動に優位である、という考えを生み出してもきた。要するに、右半球は「情動」半球である、というわけだ。

　これらは、現代の神経心理学や神経精神医学における正常な右半球機能の理論として浸透している理論である。お気づきのように、これらの理論は、直接観察できるデータの域を大きく超えるものではない。右半球の損傷によって偏った空間知覚と空間認知の障害が引き起こされる。したがって、正常な右半球は正常な空間知覚と空間認知に優位であるにちがいない。右半球損傷によって片側性に注意の障害が引き起こされる。したがって、正常な右半球は注意を両側性に分配することに関与しているにちがいない。右半球損傷は不適切なほどの情動的無関心と関連している。したがって、右半球は通常はネガティブな情動に優位であるにちがいない。右半球損傷の結果、情動の貧しさや身体感覚への気づきの欠如が引き起こされる。したがって、右半球は正常な情動性の身体的基盤をモニターするのに関与しているにちがいない。そんなふうに主張されている。

観察可能な現象にとどまるシンプルな理論には、原則として何の問題もない。そのような理論は（直接検証可能であり）、科学においては非常に大切なものである。しかしながら、精神分析的な方法で訓練を受けた私たちには、精神障害の心理学的メカニズムを研究する際に繰り返し学んできた二つのことがあるため、この点については慎重にならざるをえない。第一は、障害自体はほとんど常に、当初表面的にそのように見えるよりもずっと複雑であるということ、第二は、これらの障害の影に隠れている「／根底にある」基本メカニズムは直接観察可能な現象に現れないということである。影に隠れているメカニズムがいったん明らかになれば、その障害の心理学的基盤が、表面的に見えていたものとは、まさに正反対であるとわかることも往々にしてある。このように影に隠れているメカニズムが見えにくいのは、私たちが大まかに「抑圧」と呼ぶ機能のためである。この機能は、臨床的には、私たちが「抵抗」と呼ぶ形で現れる。すなわち、意識をある種の考えや知覚から逸らす、動機づけられた機能である。そのような考えや知覚は通常、苦痛を感じさせる性質を持っていることが多い。このような精神分析の基本的な発見でさえ、素朴心理学の知識とほとんど変わらないないとして、問題があると考えられる方々がおられることは承知している。

したがって、このような事実を実験的に証明するために、そして私たちがこれからお話しする精神分析的な臨床的知見の前置きとして、少し前に紹介した身体パラフレニー妄想を持つ右半球損傷患者M夫人に対して、ラマチャンドランが行った実験の結果を、ここで示しておきたい。

右シルビウス裂周囲損傷の症例における「抑圧」の実験的証明

この実験において、ラマチャンドラン（Ramachandran, 1994, p.323）は、ビジャック、ルスコーニとヴァラー（1991）によって最初に報告された観察を確かめようとした。すなわち、無視のある患者の左耳に冷水を注入すると無視が完全になくなり、それは温度刺激の効果が徐々に消えていくまで持続し、その効果がなくなると無視が再び見られるようになる、という観察である。この現象は、大脳半球間における注意のアンバランスに対する、人為的で一時的な補正として解釈されている。この実験において、先ほど引用した面接後まもなく、ラマチャンドランは一〇㎖の氷水をM夫人の左耳に注入し、眼振が表れるまで待った。それから彼は、「大丈夫ですか」と彼女に尋ねた。

M夫人：耳がとても冷たいですが、その他は大丈夫です。
ラマチャンドラン：手は使えますか。
M夫人：右腕は使えますが、左腕は使えません。動かしたくても、動きません。
ラマチャンドラン：（その左腕を患者の目の前にかざして）これは誰の腕ですか。
M夫人：もちろん、私の手です。
ラマチャンドラン：この手を使えますか。
M夫人：いいえ、この手は麻痺しています。
ラマチャンドラン：Mさん、あなたの腕はどのくらい麻痺していますか。この麻痺は今始まったのですか。それとももっと前からですか。

M夫人：この腕は数日前からずっと麻痺しています。

このように、M夫人はいまや自らの麻痺を認めており、それだけではなく、その麻痺が初めからずっと（彼女が以前にこの麻痺を否定していた時も）あったことも認めている。温度効果が徐々に消えて完全になくなった八時間後、ラマチャンドランの同僚が、再びM夫人に問いかけた。「Mさん、歩けますか」。

M夫人：ええ。
同僚：両方の腕を使えますか。
M夫人：はい。
同僚：左腕を使えますか。
M夫人：はい。
同僚：今朝、二人の医師があなたに何かをしました。覚えていますか。
M夫人：ええ。私の耳に水を入れました。とても冷たかったです。
同僚：その医師たちがあなたの腕についていくつか質問したことを覚えていますか。どう答えたか、覚えていますか。
M夫人：いいえ。私は何と答えたのですか。
同僚：どう答えたと思いますか。思い出してください。
M夫人：私の腕は大丈夫だと答えたと思います。

というわけで、ここに見られるように、病態失認が再び出現しただけでなく、温度刺激の影響下で先ほど意識的に認めたつらい事実、すなわち、自らの左腕が実際には麻痺しているという記憶も改訂された。M夫人はすべての出来事を忘れたわけではなく、自分の障害の部分だけを忘れている。彼女が自分で認めたことをいかに積極的に避けようとしているか、いかにその問題を避けようとしているかということにも、気づかれるだろう。これは、このような患者にはかなり特徴的なことで、精神分析で「抵抗」と呼ばれているものを強く思い起こさせる。したがって、ラマチャンドランがこの注目すべき実験観察から導いた次のような結論も、私たちにとってはまったく驚くべきことではない。

このような観察から、［病気の］否認と記憶の抑圧について、ある新しい重要な推論を導くことができる。具体的に言えば、彼女［M夫人］が自分の腕が数日間ずっと麻痺していたと認めたことは、彼女が自らの麻痺を絶えず否認していたにもかかわらず、麻痺に関する情報は彼女の脳に絶えず書き込まれていいた、ということを示唆している。すなわち、否認は記憶を妨げてはいなかったのだ……ある深いレベルで、彼女は実は麻痺についての知を確かに持っている、と結論づけてもいいかもしれない……［しかしながら、温度刺激によってこのような知に気づかされて］八時間後の検査では、彼女は再び否認の状態に立ち戻っただけでなく、刺激の間自分が麻痺を認めていたことについても「抑圧」した。このような観察によって理論的に示唆される注目すべき事実は、記憶は、実際、選択的に抑圧されるということである……［この患者を］診たことで、私は初めて、古典的な精神分析理論の基盤を形成

する抑圧現象の実在を確信した。［p.324、強調は引用者］

つまり、ラマチャンドランは（当時、精神分析についてはほとんど何も知らなかったが）、抑圧のメカニズムが、病態失認という形で顕在化した臨床症状の影に隠れている〔／根底にある〕、あるいは少なくともそれに寄与しているという結論に導かれた。これが本当なら、先ほど列挙したこの障害の有力な認知神経学的諸理論にかなりの疑念が投げかけられることになる。もし、ラマチャンドランが示唆しているように、これらの患者が本当に麻痺に関する情報を継続的にコード化〔暗号化、符号化〕しているのであれば、したがって、ラマチャンドランが言うように、より深いレベルでは、手足が麻痺していることを実際は知っているのに、この知識が選択的に抑圧されているというのが本当だとすれば、これらの患者は現在の身体の状態に関する知覚情報を欠いているか、あるいは身体の病前の状態の記憶にもっぱら頼っているというダマシオの理論を受け入れることはできなくなる。この理論はラマチャンドランの観察とは相容れない。また、これらの患者は身体の左側に注意を向けることができないというハイルマンとメスラムの理論も受け入れられない。というよりもむしろ、これらの神経行動学的理論は、これらの患者の知覚機能、精神機能、注意機能の意識的側面にのみ適用されていると言わざるをえない。彼らは、無意識的には、自らが麻痺していることをまさに知覚し注意し覚えている、と言わざるをえない。

　人間の知覚や記憶機能はその大部分が無意識的なものであるということは、現在、一般に受け入れられていると思う。しかしながら、無意識的な注意というようなものがあるのかどうかについては、疑わしいと思われている。フロイトを含む多くの人々は、無意識的な心的処理過程を意識的にするものこそ、まさに注意機能であり、知覚や記憶を気づきの閾値以上に引き上げるのは注意である、と言うだろう。それはそうかもしれないが、ラマチャンドランの実験は、病態失認の患者が、自分が麻痺しているということを無意識的には知覚し覚えているにもかかわらず、その事実に意識的な注意を向けることができないという事実を証明しているということが重要な点である。

もしこれが事実であるとすれば、一体なぜそうでなければならないのか、という疑問が湧いてくる。そのような患者が自らの障害について無意識的に知っていることを意識的に気づくことを妨げているものは何なのだろうか。ラマチャンドランはそれが抑圧機能だと言っている。私たちも彼に同意するが、それがこの経験的事実に合う唯一の説明ではないかもしれない。たとえば、身体的な知覚や記憶は意識的側面と無意識的側面に分かれていて、この二つの側面が、抑圧という力動的な要素以外の理由から、言い換えれば、動機づけられた非覚醒という理論以外の理由から、右半球損傷によって機能的につながりを断たれている、という可能性もある。私たちはこのような修正がありうることは認めるが、それを受け入れることはしない。その理由はすぐに明らかになる。これから報告する臨床精神分析的な知見は、このような患者が、実際、自分の体が麻痺していることを知ることが耐え難い苦痛の源であるために、この無意識に知っていることを積極的に回避していることを示唆しているからである。これはまさに、私たちが精神分析における抑圧のメカニズムについて理解しているところを示すものである。

それでは、精神分析的理解が行われた症例に立ち戻ることにしよう。これから紹介する非常に興味深い症例について、経過をすべて記載する紙幅は残念ながらない。ここでは、病態失認、病態無関心、無視の神経心理学において、抑圧機能が実際確かに大きな役割を果たしているという私たちの結論の根拠となる、本質的な事実にとどめる。また、問題となっている抑圧の特殊な多様性によって、右半球症候群の情動的・注意的症状と純粋な空間的症状との関係が理解できることをお示しできればと思う。さらには、陰性症状全般と、先に述べた麻痺憎悪、逆説的な形の無視といった右半球症候群の陽性症状との関係の理解にもつながればと願う。

症例C：自己愛的なひきこもり

C氏は五九歳の土木技師で、一過性脳虚血発作によって左半身の片側不全麻痺が生じたため、右総頚動脈の動脈内膜切除術を受けた。術前の血管造影によって完全片麻痺が引き起こされ、動脈内膜切除術は緊急処置として行われた。しかしながら、術後、重度の左側視野欠損と軽度の体性感覚障害とともに、重い左片麻痺が残った。MRI（磁気共鳴画像）の結果、右の側頭頭頂葉領域に大きな梗塞が認められ、右中大脳動脈下枝の血栓によるものと解釈された（図8-2）。

神経心理学的評価

損傷の五週間後に行われた神経心理学的評価では、重度の右半球症候群が明らかになった。C氏は片側視野欠損を補おうとすることは一切せず（言い換えれば、それを無視し）、他の感覚モダリティにおいても、左側からの刺激には注意を向けなかった。彼は、検者が左側に座った時には、自分に尋ねられた質問をすべて無視さえした。さらに、彼は中等度の病態失認、少なくとも病態無関心も示した。自分の左腕が麻痺していることをあからさまに否定はしなかったが、例えば、「（自分の左腕は）以前は死んだ

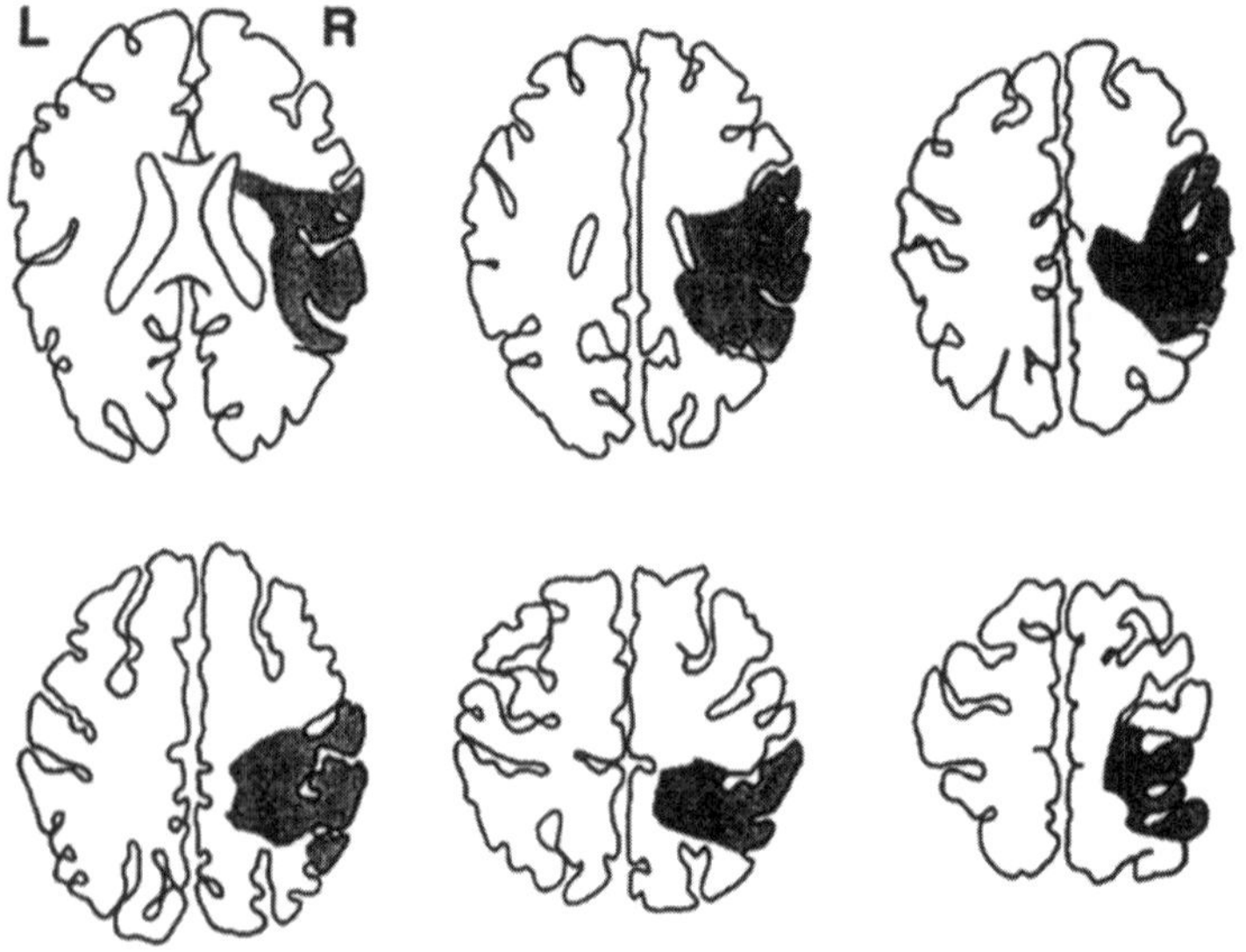

図 8-2

肉のかたまりみたいだったけど、いまはちょっと不自由で怠けているだけだ」と言ったりして、事態を無視したり、軽く見たり、合理化したりするところがあった。また、彼の視空間的判断能力も非常に低く、土木技師としての彼の生活がこの技能に大きく拠っていたことを考えれば、このことは深刻な障害だった。立体的位置関係の抽象的知識は保っていたが、構成能力には強い失行があり、右頭頂葉損傷患者にしばしば見られる「接近現象」という、構成課題を行っている時に課題画に自然に近づいたり重なったりしてしまう現象も示した。具体的な空間で中等度の失見当識も見られた。これは彼の無視によって複雑になっていた。ひいては、中等度の失算（空間型）も見られた。この障害も彼が技師としての役割を果たす能力には深刻な打撃だった。彼は夢をまったく見なくなったと報告したが、視覚像（あるいは再視覚化）は保たれているようだった（第三章を参照）。記憶は基本的に正常だった。形式的な話し言葉と書き言葉の能力は保たれていたが、発話はぜんぜん韻律がなく《アプロソディック》（すなわち、単調で、表現的な抑揚が欠けていて）、不適切に途切れた。麻痺していない手足の高次運動機能はすべて保たれ、遂行能力の言語的統制にも障害は見られなかった。複雑な論理的問題は簡単に解いた。

この神経心理学的評価後まもなく、C氏はリハビリテーションプログラムを開始した。しかしながら、彼はすぐ理学療法士から私たちのもとに紹介されてきた。報告書によれば、C氏は理学療法士に協力することをまったく嫌がっているとのことだった。このような問題は、病態失認のある右半球損傷患者のリハビリテーションではきわめてよく起こる。彼らは療法士に協力しない。なぜなら彼らはなぜそうしなければならないのかを理解できないからである。彼らは、自分たちは十分大丈夫なのだから、リハビリテーションの必要はないと思っているのだ。

精神分析的観察

精神分析の状況では、C氏はよそよそしく横柄で、自己中心的な態度を示していた。自分自身の満足や必要にかかわることでなければ、周囲の世界にはほとんど気づかないようだったし、他人の視点からものごとを見ることがまったくできないように見えた。これは社会的なマナーについても言えた。例えば、彼はセッション中でもあからさまに鼻をほじり、鼻くそをズボンの膝になすりつけたりしていた。

長い間ぼんやりと宙を見つめて座っていることがよくあったし、不満や必要や急ぎの要求を示したい時を除いて、自分から社会的な関わりを求めることはほとんどなかった。直接的な質問には、最小限の労力で、早口の素っ気ない口調で答え、いら立ちをあらわにすることもよくあった。いかなるものも受け入れることはなかったし、感謝の意を表すこともまったくなかった。その様子はまるで、自己満足の繭の中に引きこもっているようだったが、一方で同時に、彼には非常に要求の多いところもあった。

片麻痺と片側視野欠損などの大きな障害を軽視し合理化しようとする傾向があったにもかかわらず、腰痛や不眠などの小さな不具合については、彼はあからさまに心気的だった。彼はまた、どんな種類の欲求不満にも極端に我慢ができなかった。これは看護スタッフとの関係に最もよく表れていた。彼は看護スタッフを、彼の個人的なニーズを満たすことだけが唯一の機能であり、しかもすぐにそれを行うことができる大きな母親のように扱っていた。欲求不満や遅れに対する彼の耐性の低さは、身体的・心的なハンディキャップや病院環境、リハビリ計画の要求によって彼に課せられた、省くことのできない制限に関しても表れていた。何よりも重要なことは、彼が、すぐに仕事に復帰できるように、また社会で以前の尊敬された地位に戻れるように、すぐに完全に回復することを期待し、実際、そう要求していたことだ。彼は、退行したい、世話をして欲しい、気にかけて欲しい、という強い欲求があるように見えたが、意識的には、いかなる類の依存や弱さも憎み、自分がまるで社長のように扱われることを望んだ。このように、常にスタッフに泣き言を言いながら、同時に自力ですべてのことをやると言い張っていた。概して、あの「赤子の陛下」にそっくりだった。要するに、彼は自己愛的だったのである。

精神分析的状況において明らかになった自らの障害に対するこの患者の態度は、非常に興味深いものだった。彼は自分の身体の左側を、看護スタッフに対するのとまったく同じように、まるで自分の命令に拒否している外部の現実の別の部分にすぎないかのように扱ったのだ。したがって、彼にとって左半身は、いらだちや迷惑の源であると同時に、特に興味や関心を惹かないものでもあった。それは彼自身にはどうしようもないことであるかのようだった。情動的な見地からは、彼は自らの身体的自己の境界を片手だけを使って引き直し、その結果いまや、胴体と右の手足だけが真に自分の一部であると認識しているように見えた。左側は彼に奉仕するためにそこにあるが、まったくひどい仕事ぶりで、彼としては本当に関わりたくない、というようだった。したがって、彼は自らの障害を、愛する自己ではなく、外界からやって来る侵害であるかのように経験していた。例えば、彼は自分の左手のことを、無礼な客や招かれざる訪問者のことを言うように、何か彼の「気分を害する」もの、あるいは「迷惑をかけてくる」ものだと言った。別のときには、左手が「私が送っている命令に従わない」と言っていた。それはまるで役に立たない使用人や言うことをきかない従業員に対するようで、彼らの振る舞いにはこれ以上耐えられない、しかし、彼自身は必要以上に関わりあいになりたくない、というかのようだった。それでもなお、自分の障害からこのように明らかに切り離されているにもかかわらず、改善のためには藁にもすがろうと、たえず私たちの注意を惹こうとしていた。

外界から引きこもるこの傾向について、そして自己の境界が身体の左側から撤退する傾向については、後で話すことがまだたくさんある。今のところは、読者には、この患者の病態失認が組み込まれている一般的な情動的文脈を掘り下げていくと（これは精神分析的な方法で可能なことである）、彼の情動的な症候学は実際にはかなり複雑であることが明らかになり、このような病態無関心を脳卒中後のパーソナリティ全体から切り離すことは実際にはできない、ということに同意していただければ、と思う。

しかしながら、これまで描いてきた病像には、この患者の病態無関心が抑圧の産物である、という仮説を支持するものはほとんどなかった。ここで、これまで控えていたが、この仮説をまさにかなり強く裏付けると思われる、彼の病像の非常に特徴的なことに焦点を当ててようと思う。通常は、これまでに述べてきたように、C氏は孤立し、よそよそしく、横柄な態度さえ示していた。にもかかわらず、しばしば、明らかな理由なく、突然、顔をクシャクシャにして、一瞬涙を流すか、今にも泣きだしそうな顔をして、すぐに落ち着きを取り戻す、ということが見られた。このエピソード全体はあっという間に終わり、彼の不屈の態度やナルシシスト的な優越感がより浸透した態度とはそぐわない奇妙なコントラストが見られた。

この患者にミネソタ多面人格目録（MMPI）やベックうつ病評価尺度（BDI）、あるいは何か他の標準化された心理テストを施行したとしても、このようなエピソードの存在を示すものは得られなかっただろうと読者の皆さんには保証する。C氏はあまりにハッピーに見えるので、これらのエピソードは見過ごされていた。その結果、標準化された心理テスト（これはこの分野の従来の神経心理学的研究のほとんどで使用されている評価の形式である）は、彼の情動の状態について、いささか誤解を招くような像を生み出すことになるだろう。しかしながら、分析的な状況でこれらのエピソードを見過ごすことはない。そのような状況で、彼のサイコセラピスト［カレン・カプラン＝ソームズ］は、瞬間的に涙を流したり、涙を流しそうになったりする直接の引き金を探り、そうする中で、それらが、彼のより典型的な病態無関心の状態に最も顕著に欠けている類の思考や感じと直接関連しているということが明らかになった。このことを説明するのに、紙幅の都合上、ここではただ一つの例を挙げることしかできないが、これらのエピソードがすべて、似たような基本パターンの後に見られた、という私たちの言葉を信じていただければと思う。

理学療法士 *physiotherapist* が、C氏に再び歩くことを教えようとしたが、C氏は自分がしている間違いにまったく無関心で、指摘されてもただ無視していたために、ほとんど進まなかった、と報告されていた。これは病態失認に典型的な反応で、理学療法士もそのように解釈した。しかしながら、その翌日、プライバシーが守られる分析的な状況の中で、C氏は心理療法家に何があったのかを語り、前日に理学療法士が指摘しようとしたけれども無駄に終わったその障害に、彼は（少なくともある程度）気づいていたということが明らかになった。セッションは次のように進んだ。

最初、彼はいつものように離れた状態で、静かに座っていた。数分後、私〔セラピスト〕は彼に何を考えているのかと尋ねた。理学療法士が歩き方を教えてくれていた、と彼は言った。さらに、告白するような口調で（少し恥ずかしそうに）、彼が二、三のミスをしたと理学療法士に言われたことをつけ加えた（ここで、彼は明らかに、彼自身が自分のミスに気づいていたのに、理学療法士がそのミスに気づいたということにしている。同時に、彼は事態を軽く見ようとしているが、実際には、ふつうに歩くことができることからはほど遠い状態だった）。それから、（同じように、告白するような、恥ずかしそうな調子で）作業療法士も彼に課題を与え、それは積み木を用いる課題だったが、うまくやることができなかった、と彼は言った。私は、それに答えて、脳卒中が彼に残した問題を認めることは難しいことだが、いまやそれを前よりは見つめることができていると思う、と言った。C氏は私が何も言わなかったかのように続けた。理学療法は「うまくいってる」が、腕の方が思うようには進歩していないのだと言った。

ここで、彼は突然、私との話から撤退し、右手で自らの左手と左腕を動かす運動を始めた。私は、あなたが待つことに耐えられず、すぐにでも腕を完全によくして欲しいと言っているように思われる、とコメントした。「違う」と彼は言い、「私は自分の左腕を使わないことで弱らせたくないだけだ」とすぐに合理化に戻った。私は、彼がほんの今しがた認識しようとしたこと――すなわち、自分の腕が実際には完全に麻痺しているということ――を認めるのは、おそらく彼にはつらすぎてできないのだろう、腕が回復するかしないかという問題は、彼にはほとんどどうすることもできないのだ、と答えた。その言葉に、彼は一瞬、顔をクシャクシャにし、泣き出してしまうかのような、痛みを伴う情動を爆発させた。私に向き直り、彼は必死に言った。「でも、私の腕を見てくれ（自らの左腕を指して）――治らなかったらどうすればよいのだ？」（これはそれまでで最も反省的な発言で、彼の苦境がしっかり認識されていた――真に防衛のない瞬間だった）。それからC氏は長い間黙っていたが、その後、いつもの明らかに無関心な状態に戻った。

この描写は、私たちが言うところの典型的なエピソードで、この症例の突然の涙の瞬間、涙があふれそうになる瞬間は、その情動的な文脈の中で容易に理解できることを示している。その瞬間は、彼が以前に否認した障害にまつわる抑圧された感じが突破してくる瞬間であり、この症例では、抑圧されていた不安や心配が突破してくる直前、彼が軽視し合理化して遠ざけていた障害にもこのことが言える。要するに、分析的な状況における、セラピストの慎重なタイミングと機転の利いた言葉による介入が、以前に述べた実験的な状況におけるラマチャンドランの温度刺激と同じ効果をもたらしたのである。これらの介入が一時的に患者の抵抗を乗り越え、それまで強く認めたくないと思っていた事実に正面から向き合うことを可能にしたのである。このことによって、C氏の全体的によそよそしく、孤立した自己愛的なペルソナが、少なくともある程度、その陰に隠れた「／根底にある」、自らの依存的で弱い新しい立場というつらい事実から彼の（そして私たちの）注意をそらすことに役立っていた、ということがわかってくる。おそらく読者の皆さんは、精神分析によって、精神障害の根底にある情動的基盤、抵抗の背後に隠れている要素はその外見とはまったく正反対のものであることが明らかになることがある、と私たちが述べた時に何を言いたかったのか、今なら理解できるだろう。

読者の皆さんがまだこのことに納得されないなら、少なくとも今のところは、臨床的エビデンスが、このような患者には陰性情動が欠けているとか、身体の現在の状態に気づいていないとか、左側の障害に注意を払うことができないといった単純な主張に疑問を投げかけている、ということには同意していただければと思う。このような臨床的エビデンスは、ラマチャンドランの実験が示したように、その根底にある心理的状況がそれ以上に複雑であることを示している。このような患者は、実際、自分の障害のある身体についての情報を絶えずコード化しており、もっと深いレベルでは、自分のハンディキャップとその情動的意味あいについての知識を実際に持っているのである。彼らに欠けているのは、この知識に注意を向ける能力、この知識を意識的な気づきに入れることを可能にする能力――あるいは、私たちが示唆するところでは、意向 *inclination* ――にすぎない。

今ここで述べた現象はこの一例に特異的で、他の病態失認や病態無関心の症例では証明されないと考える読者もいるかもしれないので、手短に第二の症例を述べることにする。

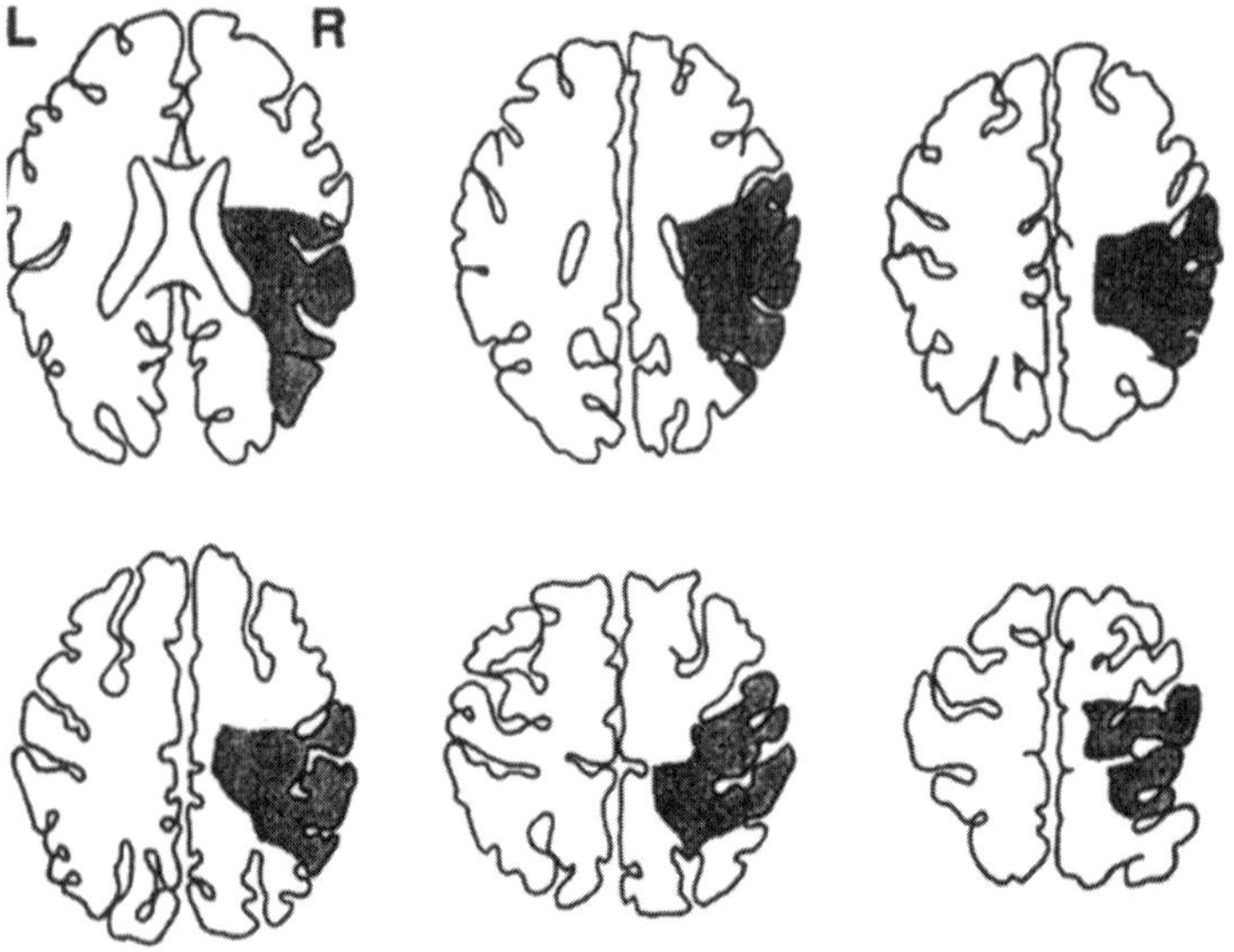

図8-3

症例B：傷つきやすい自己愛

B夫人は五五歳の女性で、一八年前、三度目の妊娠後期に脳卒中を発症した。当時の臨床検査によれば、右中大脳動脈に血栓があり、主に後部皮質領域とその深部の白質に障害を与えていた。B夫人には重度の左片麻痺が残り、顔、腕、足が障害されていた。脳卒中から六年後に撮られたCTによってもこの診断と局在が確認され、右の頭頂葉に広範囲にわたる低吸収域があることが明らかとなり、それは皮質下では内包にまで及んでいた（図8-3）。カルテには、脳卒中発症時には彼女は病態に無関心で「よそよそしく」、脳卒中後の急性期には完全に病態失認があった、とだけ記載されていたが、正式な神経心理学的評価は行われていなかったようだった。一八年後、心理療法のため私たちのうちの一人（カレン・カプラン＝ソームズ）に紹介されたとき、彼女には依然として重度の片側不全麻痺があったが、杖の助けを借りて歩いており、改造車を運転することさえできていた。このときにはもう、明らかな認知障害はみられなかった。

病前のパーソナリティ

B夫人のパーソナリティを評価するうえで、私たちは、私たち自身の臨床観察を病前の詳細な観察と比較できるという、非常に幸運な立場にあった。というのも、脳卒中直前の二年間、彼女の治療をしていた精神分析的心理療法家の記録があったからである。ここではすべての詳細を紹介することはできないが、病前の記録にはうつ病やそのエピソードの形跡はなく、私たちが観察したような奇妙な症状についての言及もまったくないことは確かであるということだけは強調しておきたいと思う。奇妙な症状というのは、B夫人が(まさにC氏と同じように)、よそよそしくて冷たく、感情味のない態度という文脈の中で、突発的に涙を見せるところがあった、ということである。このような、まったく制御できない涙の瞬間とは際立って対照的に、B夫人は自分を「対処できる人coper」と呼び、「心の内を決して他人には見せない」ような人間だ、と言っていた。

精神分析的観察

B夫人自身は、涙のエピソードについて、悲しい気持ちが絡んでいて、かなりの距離を感じながらも、それを制御することができなかったと述べている。その悲しい気持ちとは何かと尋ねられる時には、わからないと答えた。しかしながら、これらのエピソードを語る時、それが脳卒中後、彼女の人生を台無しにした身体的ハンディキャップと密接に関係していることは、外部の観察者にはすぐに明らかだった。例えば、最初のセッションで、B夫人は、脳卒中支援協会（脳卒中患者を支援する任意団体）に最近加入した、二九歳の男性にまつわるエピソードを報告した。その若い男性が自らのハンディキャップの経験を語り、涙を流していた時、B夫人も抑えきれずに泣き出したのだ。この時点でセラピストは、B夫人は自分のハンディキャップについて、その若い男性に同一化して泣いているのではないですか、とかなりはっきり述べた。しかし、驚いたことに、B夫人はこの言葉に同意しなかった。彼女は、自分は他人に助けを求められる「対処できる人」だと言った。セラピストが、外部にはうまく対処しているかもしれませんが、内部では悲しいのではないですか、と示唆したところ、B夫人は再びその考えをきっぱり却下し、自分は本当にうまくやっている、と主張した。そして、彼女はセラピストに脳卒中はずいぶん昔に起こったということを思い出させ、彼女はそのことと十分折り合いをつけてきたのだと繰り返したのである。

次に二つ目のエピソードもある。B夫人は、先ほど述べたように、自分の情動がもはや自分のものではなくなったように感じていたにもかかわらず、自分が脳卒中前よりも情動的になったとコメントしていた。それから、彼女は以下のように詳しく述べた。

彼女は、このような抑えきれない感じ――とりわけ止められない、ない涙――は、いつもある特定の外的な出来事によって引き起こされるということに気づいていた。例えば、彼女が「屋根の上のバイオリン弾き」を見ている時、そのような感じが湧き起こってきた（この患者はユダヤ人で、東ヨーロッパの家系だった)。その時、彼女は自分の間違いを正した。「違うんです」と言い、「外的な状況にかかわらず、涙ぐむことは続いているのです。涙はどこからともなくやってくるようです」と言った。続けて、泣くことに対する抵抗が欠如しているという例を述べた。先日、ある本の一文を読んでいて、急に制御できず、泣き出した、と彼女は言った。私はどんな文だったのですかと尋ねたが、彼女は思い出せなかった。ある夫婦と彼らが話していた裁判に関わることだということは知っていたが、それだけだった［彼女はその後のセッションでこの文を確かに思い出したが、そのことはすぐで紹介する］。自分が気づかない個人的な関連があったかもしれない、と彼女は認めた。しかしながら、再び、脳卒中以来、どれほど自分の感じから切り離され、同時に圧倒されていたかを、彼女は鮮明に語った。

一週間後、B夫人はこの問題に立ち戻った。

彼女は自分を泣かせた本の中の「忘れていた」文を調べたと言った。そのエピソードについて再び説明したが、今回はその涙がいかに激しいものであったかが明らかになった。彼女は一時間以上も泣きじゃくるの止められなかったと言った。その文はサリドマイド児をめぐるある裁判事件について触れたものだった。このエピソードは、一度泣き出すと、その圧倒的な感じが自然に治まるまで止められなくなるというのがどういう状況なのかを示す典型的な例だと言った。サリドマイドの子どもを見て何を思い浮かべたのか聞いてみた。サリドマイドの子どもについて初めて聞いたのは、脳卒中を発症してから約六年後のことだったと彼女は言った。彼女の連想は実際的な事柄に結びついていた。例えば、この薬の被害者が、手足のない生活の中でどのように成長し、どのように対処しているのかということばかり考えていた。彼女は、理学療法が助けになるかもしれないと思った。というのも、それは常に自分の助けとなってきたからだ。それから、彼女は黙ってしまった。私は、サリドマイドの子どもたちと自分自身を同一視しているようですね、彼らについて読んだことに応じて出てきたあなたの圧倒的な感じは、自分自身の身体的障害についての強い感じをまだ抑えていることを示しているのではないですか、と言った。このコメントに対して、B夫人は防衛的になり、微妙に話題を変えた。彼女や彼女の家族は皆、彼女の障害を含む身体的な問題についてずっとオープンだった、と述べた。次に、彼女の出自である家族も、入浴時などに過度に控えめになることなく、「それらのこと」については常に非常にリベラルだったと述べた。

ポイントがはっきり伝わればと願う。右シルビウス裂周囲領域に脳卒中があるこの病態無関心の患者は、まさにC氏のように、自分の身体的なハンディキャップに関連した苦痛な感じを積極的に抑圧していた。彼女は意識的にはこのような感じを否認し、回避し、合理化していたが、無意識的にはそれらの感じは深く感じられており、好ましい力動的状況の下では、根底にある抑圧された感じが、制御不能な涙という形で意識へと突破してきたのである。問題になっている感じが抑うつ的な性質を持ち、脳卒中の結果としてこの患者が被った痛みを伴う喪失感に直接関連していることも、同様に明らかだろう。これらの感じに対する彼女の防衛を精神分析的に調べることによって、その主な機能が、彼女の脆く傷ついた自尊心、言い換えれば、精神分析でナルシシズムと呼ばれるもの、を支えることであることがわかる。

このように涙が溢れたり溢れそうになったりすることが、病態失認や病態無関心の患者に一般的にどれくらい認められるのかはわからない。きっとこのようなエピソードが見られない症例もあるだろうが、その数はわからない。しかしながら、このように抑うつ的な感じが突破してくるサブグループが存在するという事実は、私たちの見解では、陰性の情動がより広範に欠如している症例においても、抑圧のためにそうなっているという可能性を示唆していると思う。すなわち、抑うつ的な感情はこれらの他の症例ではまったく認められないかもしれないが、それは、彼らの場合、意識から遠ざけておくことに成功しているからであって、右大脳半球は陰性の情動の貯蔵庫であると主張する理論が示唆するような意味で真に存在しないからではないということになる。同様の推論によって、このような症例が存在するということから、そのような情動的な気づきの突発が起こらない症例でも、患者が自らの障害に気づきがなかったり無関心であったりするのは、注意覚醒仮説が示唆するような意味で、彼らが障害に注意を向けることができないからではなく、むしろ障害から能動的に注意を逸らしているからかもしれない、ということが示唆される。同じことがダマシオ（Damasio, 1994）のソマティック－モニタリング仮説にも言えると思う。特にC氏の症例は、ラマチャンドランの実験がそうであったように、このような患者は自分の身体の損傷状態に無意識のうちに気づいている、ということを示している。彼らは自分の身体に何が起こったのかをよくわかっているのだが、それを知りたくはないのである。

そのようなわけで、私たちは、右半球症候群の不注意、情動性低下、身体パラフレニーといった症状の根底にある基本的メカニズムは抑圧であると提言する。このことは多くのさらなる疑問を提起するが、なかでも特別なのは次の疑問である。すなわち、なぜ右シルビウス裂周囲領域損傷の患者だけが特別に抑圧を被り、他の患者——例えば、左シルビウス裂周囲領域損傷の患者（第五、六、七章を参照）は抑圧を被らないのかという疑問だ。言い換えれば、右シルビウス裂周囲領域に損傷を持つ患者が、これほど、抑うつ的な情動に耐えられなくなり、障害に関連した喪失や依存といったことを考えることにも耐えられなくなるようにする、この領域の機能とは一体何なのかという疑問である。私たちは後でこの疑問に取り組もうと思う。しかし、まずはC氏やB夫人とは異なった仕方で反応した右シルビウス裂周囲領域損傷の症例をさらにいくつか紹介しておく。

これまでの二症例は、病態無関心の根底にある防衛が一時的に崩れ、再編成される例だった。しかしながら、抑うつに対する防衛が多かれ少なかれ完全に失敗する右半球損傷の症例もある。

症例A：メランコリー

A夫人は六一歳のオーストリア人の女性で、中大脳動脈のくも膜下出血の結果、右シルビウス裂周囲領域に大きな損傷を受け、一〇ヶ月後に精神分析的な治療を受けた。損傷部位は、側頭頭頂領域だったが、前方には前頭葉外側部にまで、内側下方には視床の深部にまで広がっていた（図8-4）。この脳卒中によって、彼女には重度の左片麻痺と片側視野欠損が残り、車いすでの生活となった。神経心理学的には、彼女は重度の右半球症候群を呈しており、重度の左片側無視、片麻痺と片側視野欠損に対する病態失認、構成失行、地誌健忘、それに他の視空間的な行動や認知の全体的な障害が認められ、夢見も停止していた（第三章参照）。言い換えれば、彼女には運動面にも視空間面にも重度の障害があったが、

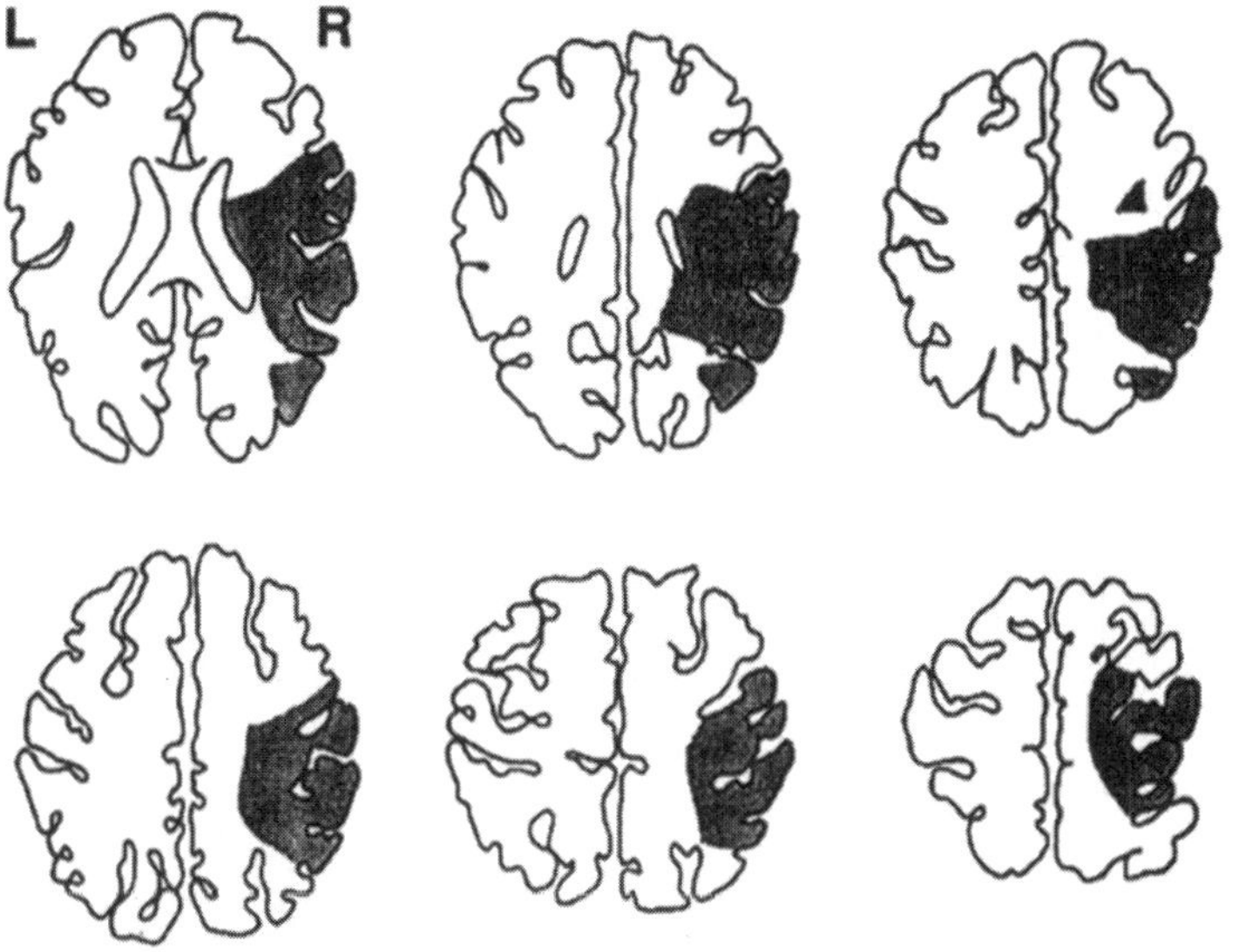

図 8-4

このような障害の大部分に意識的には気づいていなかったのである。

この症例は、私たちが精神分析的な研究を始めた最初の右半球症候群の症例だったので、無視と病態失認の深層心理学について何が学べるのか、非常に興味を持っていたし、右シルビウス裂周囲領域の深層心理学的な機能を理解するための最初の方向づけを始めたいと思っていた。しかしながら、ある重要な点で、A夫人はこの症候群としては非典型的だった。それは、病態失認や無視がある（すなわち、脳卒中の身体的影響に明らかに気づいていなかった）にもかかわらず、彼女は臨床的に抑うつ状態だったからである。実際、それが、最初に私たちに紹介されてきた理由だった。

病前のパーソナリティ

私たちが受け取った二通の紹介状によると、

（同国人で生涯の友人でもある）かかりつけ医（GP）からの紹介状も含まれるが、A夫人は、発症前に抑うつを患ったことは一度もなかったという。しかしながら、脳卒中の最も顕著な症状の一つは、重度の気分障害で、本格的なメランコリーのあらゆる臨床的特徴を示していた。彼女はほとんど常に涙を流していて、自分が世界にとってとても大きな負担になっており、誰からも憎まれていると信じ込み、二度も自殺企図を試みていた。一度は窓から飛び降りようとし、もう一度は階段に身を投げ出そうとした。これらの行為を成し遂げられなかったのは、彼女の運動面・空間認知面での障害があまりに重かったため、思うように体を動かすことができなかったからである。

精神分析的観察

ここでは、精神分析的な詳細について、前の二つの症例よりももう少し詳しく、この患者の心の内側の働きを述べようと思う。そうすることで、一部の読者の注意や理解、あるいは共感までも失ってしまう危険を冒すことはわかっている。しかしながら、このような詳細すべてを認めていただくことが絶対に必要というわけではない。重要な点は、ここでは、右シルビウス裂周囲領域に非常に大きな損傷を受け、明らかに通常の片側化と本格的な右半球症候群が認められる患者で、同時に著しい抑うつ状態を呈した患者がいるということである。この事実だけでも、私たちが明らかにしたい主なポイントが示される。それは、これらの患者が実際に陰性の情動を深く経験する能力がある、ということである。このことは、これらの症例で通常見られる情動性の低下は陰性の感情が文字どおり欠けていることによるという考えとは合わないが、彼らの情動性の低下はただ見かけのものにすぎず、このような症例においては陰性情動が存在しないのではなく、むしろ力動的に抑圧されているのだという、それに代わる理論とは完全に一致する。

私たちがこの患者の精神分析にもっと深く踏み込まなければならない理由は、そうしなければ、彼女の症例において、一方で強い病態失認があり、他方では深い抑うつが見られるという矛盾を説明することができないからである。これから見ていくように、喪失を否認しながら、同時にその喪失に対して抑うつ的な反応を示す、というこの奇妙な組み合わせを理解することは、彼女の症例において抑圧の壁の背後に何があるのかを明らかにすることによって初めて可能になる。

これまで私たちは、「抑圧」という言葉を非常に緩い意味で、多かれ少なかれ広い意味での「防衛」という言葉と同義で使ってきた。実は、精神分析では、防衛に多くの異なる種類を区別している。すべての防衛は同一の基本的な目的を果たしていて、苦痛をもたらすような考えや感じ、知覚を意識から遠ざけようとするのだが、それぞれ異なった方法でこれを行なっている。A夫人の場合、これから見ていくように、彼女が用いていた防衛の形は、取り入れとして知られているものである。このメカニズムが、C氏やB夫人が用いていた防衛のように、自己愛的な形式の防衛であることは、偶然ではない。

A夫人の興味深い経歴の詳細については、ここでは立ち入りらない。ただ、彼女が自らの身の上を語るのに、かなり「あらたまった」調子であった、ということにだけ触れておこう。彼女の語りは、淡々と、まるである患者の病歴のあらましを同僚に説明するかのようだった。しかし、この半ば臨床的な独り語りがあるところまできた時、その淡々とした職務的な調子は弱まり、静かに泣き出した。それは、自分がまだ幼い頃に父親を亡くしたことに言及した時のことだった。セラピスト［マーク・ソームズ］

はこのことに注意を促し、父親を失った記憶はA夫人にとってはまだとてもつらいものなのですね、と言った。それに応えて、彼女はこう言った。脳卒中で倒れてから、自立を失うことを考えると、気持ちが動揺するのだと。それから彼女はすぐ元に戻り、それまでと同様のあらたまった感じで、自らの経歴についてのプレゼンテーションを続けた。

この患者は週に五回の面接を受けた。ごく初期のあるセッションで、彼女は、何故こんなに憂うつなのかというと、理由は単純で、スタッフが皆、特に清掃と調理のスタッフが自分のことを憎んでいて、さまざまなものがなくなり続けているから、あるいはもっと言えば盗まれ続けているからだと説明した。そう説明しながら、彼女は突然泣き出し、リハビリチームが彼女のためにしてきたどんなことであれ、決して報いることができない、と言った。しばらくの間、泣きじゃくり、憎まれることへの不満を繰り返しながら、スタッフだけでなく、他の患者も自分のことを憎んでいるのだとも言った。

以上が自分の抑うつについての彼女の説明だった。「さまざまなものを失い続けている」、そして、「みんなが自分のことを憎んでいる」と。

精神分析においてメランコリーという病《やまい》一般について私たちが学んできたことに則して、セラピストはすぐに、これらの二つの事実、あるいは少なくともこれらの事実が反映している無意識的な事実が、実際に彼女のメランコリーや希死念慮を説明すると思った。A夫人は多くのものを失ったのであり、他の多くの人々と同じように、彼女のメランコリーはその深い喪失に対する直接的な反応だった。また、彼女は自分自身にも憎まれていた。つまり、彼女のメランコリーは、すべてのメランコリーと同様に、暴力的で自分自身に向けられた憎しみ（Freud, 1916-17）と同義であった。ご承知のように、そしてメランコリー反応では通常そうであるように、この自分自身に向けられた憎しみは、喪失の直接の結果として生じたのだ。

したがって、A夫人の症状を精神分析的に理解しようとするなら、彼女が失ったものとは正確には何なのか、という問いから始めるのがいいかもしれない。精神分析的視点に立たない観察者からすれば、これはばかげた質問だと思われるだろう。A夫人が何を失ったのかは明らかだからである。彼女は歩く能力、左手と腕を使う能力、そして左の視野半分と大部分の空間的推論能力を失ったのだから。要するに、彼女は自分の生活の大部分を失ったのだ。A夫人は、少なくとも一見したところでは、この常識的な説明に同意しているように見えた。彼女は、何度も何度も、そのたびに突然泣き出しながら、自分は「自立を失った」と言っていた。これは確かにもっともであるように思える。しかし、この言葉によって、正確には、彼女は何を意味していたのだろうか？ そして、なぜ他の患者（例えば、左半球損傷患者）は、自立を失いながらも、何とかメランコリー性の抑うつ状態に陥らずにすむのだろうか？ なぜ彼らは、A夫人には耐え難いと感じた喪失に対する喪の作業をすることができるのだろうか？

こうして、私たちは中心的な問いに到達する。すなわち、A夫人が自立の喪失（これは彼女自身の言葉である）に関して自殺を企図するほどの抑うつ状態にありながら、同時に、その喪失の直接的な身体的根拠に対する意識的な気づきがないということが、いかにして可能なのかということである。自立を失ったと言った際に彼女が何を言いたいのかは、私たちには自明のことのように思われるが、A夫人自身は自分が片麻痺で、片側視野欠損などがあるという事実に対して、まったく気づきがなかったということを忘れてはならない。このようにして、私たちは、A夫人が、その出来事について憂うつになりながら、同時にまさにその出来事がそもそも生じていたことを否定しているという逆説的な状況に直面することになる。

ここでは、ラマチャンドランの症例を含め、これまで論じてきた他の患者の症例と同様に、無意識の知という概念が不可欠になる。この概念があるからこそ、私たちはA夫人の抑うつ状態は、彼女が無意識のうちに気づいている喪失に対する反応であり、彼女が知らずにすませようと思っている知に対する反応なのだ、と言うことができるのである。この喪失は彼女の抑うつの直接的な原因だったが、その喪失は無意識のうちに知られたために、間接的にしか、つまり、彼女が否認した知の意識的な派生物を通してしか、体験できなかった。こういうわけで、失くしたものについての不満を訴えているとき、A夫人が頭の中で(すなわち意識の中で)考えていることがいったい何なのかをセラピストが分析的に探究しようとすると、深いところで感じていることとはまったく不釣り合いな、ありとあらゆる些細な損失について話すことで反応したのである。例えば、メガネをなくしたとか、タバコを盗まれたとか、そういうことをよく言っては突然泣き出したりしていた(ちなみに、これらのものを失くし続けたのは、片側の視野欠損や地誌健忘があったからである)。

それゆえ、さまざまなものを失い続けているので憂うつだと言うときに、彼女が意識的に言及していた喪失とは、この種のものだった。別のセッションで、A夫人はものを失ったり盗られたりするというテーマから、過去に起こった他のもっと深刻な喪失、例えば、父親を失ったり、若い時に受けた手術で子宮を失ったりしたという記憶を自由に連想した。やがて彼女は、「私は父親を失ったことに対する喪の作業がこれまでできていなかった」と言って、病棟での些細なものを失ったことに対する現在の彼女の強烈な反応が、過去に起こったこれらのより深刻な喪失と何らかの形で関係していることを認識することができるようになったのである。

今や、精神分析家なら、他のメランコリー性抑うつ状態の症例から知っている当たり前のことが見えてくるだろう。日常生活でのささいな喪失に対するA夫人の深い情動反応は、これらの喪失が抑圧された喪失の置き換えられた表象であるということを反映しているだけでなく、彼女が健全な方法で喪失の喪の作業を行うことを不可能にしているのは、この喪失が抑圧されているという事実である、ということも反映している。自分が何かを失ってしまったということを認めることができないのであれば、いったいどのようにして、その対象から徐々に分離していくというつらい過程を引き受けることができるだろうか。

これがA夫人の無視された半身に起こったことであり、彼女の病態失認の情動的な基盤であった。起きてしまったことの恐怖全体を意識的に認めることができなかったので、自立の喪失に対する喪の作業を行うことができなかったのである。

しかし、防衛規制が広く全体に及んでいるということも、この症例に対する答えの一部にしかすぎない。それは臨床像の全体を説明するものではない。喪失に対する防衛的な否認が、この症例で、無視や病態失認などの陰性症状をいかに引き起こすのかは明らかだが、これがなぜメランコリー症状のような陽性症状を引き起こすのだろうか。例えば、どうして、憎しみを自分に向けることになったり、死にたいと思いつめるところまでいくことになるのだろうか。そして、A夫人はなぜ、誰からも憎まれていると感じたのだろうか。

抑うつ状態の患者と精神分析的な治療関係を持ったことのある治療者なら、これからお話ししようとしていることはおわかりだろう。A夫人の身体の完全性の喪失に対するメランコリー反応は、彼女がその喪失を非常に特殊な方法で否認していたという事実の産物だった。これは、メランコリーに関する精神分析の一般的知識から、私たちがよく知っていることである。これらの患者は、皆が自分を憎んでいると感じているが、それは彼らが自分自身を憎んでいるからだ。それはまったく明らかなことである。そして、A夫人の症例においても明らかだった。彼女は進んで自分自身を蔑んでいた。あるいは少なくとも、脳卒中後に手足が不自由になり、すっかり他人に頼らなければならなくなった今のような自分自身を蔑んでいた。しかし、これはまさに彼女が自分自身に知らせまいとしていた自分自身の像だった。

このことから、A夫人がそのような自分自身の像を抑圧するのに用いていた特殊な防衛機制が明らかになる。彼女は取り入れによって、そのような自分自身の像を抑圧していたのだ。この防衛機制は間違いなくメランコリーに典型的なものである。このような患者は、愛するものを失ったことを認めることに耐えられないので、失われたものを自分の中に取り入れることによって、つまり、自分の中にそれを取り込んで、自分の一部とすることによって、その喪失を否認する。こうして、彼らは、無意識的に取り入れるという形で、失われた対象を自分の中に保持しているのである。

このことは、A夫人の症例における無視と病態失認という目に見える症状に新たな光を投げかける。彼女は自分の実際の外的な身体にくっついている麻痺した左腕を無視していたが、それは、彼女にとっては、自分の内側に、自分の自我の無意識的な部分に、依然として元の無傷の腕がしっかりと保存されていたからなのである。こうして、麻痺した腕は無視され、障害は否認される。これが彼女の無視と病態失認の情動的な基盤なのである。

しかし、自分自身に向けられた憎しみについてはどだろうか。この憎しみは、自分についてのもう一つの、まったく異なる像に向けられているように思われる。これについても、彼女は無意識的には知っていた。ここでも、メランコリーの無意識的構造に関する既存の精神分析の知識が役に立つ。

メランコリーの無数の症例の分析から、取り入れの防衛機制には常に代償を伴うということがわかった。取り入れることができるのは、非常に特殊なタイプの対象関係だけだからである。そのようなタイプの対象関係を、私たちは自己愛的な対象関係と呼ぶ。これが意味するのは、対象が分離し独立した存在であるということが、そもそも十分に認識されてこなかったということである。対象は常に、自らの最愛の自己の一部であるかのように、したがって、自らの全能的な制御下にあるかのように扱われてきた。そのような対象の喪失が特に耐え難いものとなるのは、それが私たちの幼児的な万能感を粉砕し、現実には対象世界に依存していることを認識するように強い、それによって自己愛に大きな傷口を残すからなのである。

補遺：自己愛の精神分析理論

A夫人の分析で見出したことをさらに説明するためには、まず、自己愛についての基本的な精神分析理論を述べておく必要がある。主にメランコリーやパラノイア患者の分析に基づくこの理論によると、あらゆる対象関係の原型は、乳幼児期早期における私たち自身の身体との関係であるとされる。自我は何よりもまず身体的自我であり、外界で最初に発見する対象は自分自身の物理的な身体なのである。この身体は、どこに行ってもついてくるものだが、最初は何か異質なものとして経験され、さまざまなタイプの固有感覚の源となる。それは、表在性の感覚受容体や深部感覚受容体（動きに対する受動的な気づきからのものも含む）から生じるが、さらに重要なことに、絶えず充足を要求し、痛みとか空腹による不快など、ひどく苦痛な状態の形で私たちの注意を引きつけるように圧力をかけてくる、重大な身体的欲求からも生じる。

フロイト（1923b）は、憎しみは愛よりも古いものであり、予測不能で望まれない刺激を絶えず送り出すこの源への私たちの最初の反応は、憎しみのそれだと述べた。それはすなわち、そこから逃れ、安らかな状態におかれたいという願望、苦痛に満ちた出生によって中断される前に存在した至福の状態に戻ることを許されたいという願望である。これは、自己愛神経症や自己愛精神病の心理学を学んだことがない方々には、受け入れるのが難しいと思われるようなことかもしれないが、欲求不満や不足がある外部の対象世界に対して私たちの誰もがとる最も原始的な態度は憎しみなのである。

しかし、幸いなことに、人間の心にはもう一つの傾向がある。それは、根本的には、そもそも人間の存在を生み出した、善悪とは無縁の生物学的過程が、主観的な世界において表現されたものである。ここで念頭に置いているのは、自然淘汰の過程、そしてそれによって生じた性欲動や自己保存欲動のことである。世界に適応し、その中で生物学的欲求を満たす方法を見つけなければ、私たちは種として生き残ることはできなかった。幼児的な自我において、対象世界を、つまり予測不能で望まれない刺激のこの源を、いわば、リビドー化して、それを自分の中に取り入れ、自分の一部にしようとする衝動が生まれてくるのは、このような本能的な源からなのである。このようにして、最初の愛の関係が確立されていくが、最初は、自身の物理的な自己、つまり自分の身体に対する自己愛的な愛情から始まる。しかし、この関係は最初から（理由は明白だが）極めて両義的な関係である。というのも、身体に対する私たちの愛の表面下には、そして、それはまさに自分の自己の一部であるという感じの下には、さらに、それゆえ自分の全能的な制御下にあるはずだという思いの下には、身体とは本当は根本的には異質なもので、私たちの平穏への欲求を乱し、私たちの注意を要求し、多くの点で自分の全能的な制御下にあるものとは程遠いものであり、したがって、本当は憎むべき外的現実に属す、あるいは属してもいる、という無意識の知が常に潜んでいるからである。

ともあれ、本書の読者の多くが精通しているであろう精神分析の基本的な理論の注釈に深入りしたくはない。ただ、自身の身体に対する関係は両義的な性質を持つということは銘記しておいて欲しい。というのも、この両義的な性質こそ、あらゆる愛情関係の原型を形成するものだからである。自身の身体的自我を超えると、次の自己愛的な対象関係は母親との関係となるが、それも身体に対する関係をモデルとして築かれる。母親（あるいは他の主たる養育者）は、生命の維持に不可欠なもう一つの対象であり、良いものの源で、不快を軽減してくれ、それゆえまた、リビドー化され、愛する自己へ取り込まれ、幻想化された全能的な制御の領域に持ち込まれる。しかし、母親もまた、自身の身体以上のものであるので、母親自身が別個の独立した存在で、姿を消したり、私たちを挫折させたり、私たちの要求を拒否したりすることができる存在であることが明らかになると、その幻想の誤りに気づき、私たちの自己愛的な世界観が傷つくということになりやすい。要するに、母親もまた結局のところ憎むべき外的現実に属するものであるという事実が顕わになるのである。

このような早期の自己愛的な備給を基盤として、外部の対象世界とのあらゆるリビドー的関係が最終的に確立される。その後の関係は次第に自己中心的なものではなくなり、発達の過程で、それが本当は私たちとはまったく別のものであり、私たち自身の差し迫った欲求にまったく無関心であることをしぶしぶ受け入れるようになると、世界についての全体的な概念に重要な変化が起こる。この時点で、私たちは自己愛からいわゆる対象愛へと移行する。しかし、その発達については、まもなく、右半球症候群の空間障害について考える時に、立ち戻ることになるだろう。

私たちがこの理論全体に踏み込んでいるのは、A夫人が取り入れた失われた身体像とA夫人との関係が自己愛的なものであったと言う時に、私たちが何を意味しようとしているかを読者に思い起こしてもらうためである。また、このように言う時には、そのような対象が別個の独立した存在であるということがそもそも完全に受け入れられておらず、それがA夫人自身の全能の制御下にあるかのように扱われてきたので、それを失うことには耐え難られないのだが、それを失うと幼児的な彼女の全能感覚は打ち砕かれ、本当は対象世界に依存しているということを認識せざるを得なくなる、ただそれによって彼女の自己愛には大きな傷が残る、という含みがある。

そのような対象、つまり自己愛的に備給された対象が失われ、それによってその本性が憎むべき外的現実の一部であるとわかった時に何が起こるかというと、その喪失が取り入れの形で否認されるだけではなく、現実のその部分に対する元の憎しみが再び呼び起される（あるいは、より正確には、脱リビドー化される）。したがって、両義的に愛された対象は、失われると、自分自身の自己の中に置かれるだけでなく、軽蔑された恋人が示すような冷酷で復讐心に満ちた罰を受けることになる。もっと具体的に言うなら、両義的に愛されている対象が失われると、その対象は、そこに結び付けられていた両義性が解け、幻想の中で絶対的に善い部分と絶対的に悪い部分、つまり、絶対的に愛されている部分と絶対的に憎まれている部分とに分裂してしまう。その結果、善い性質の喪失を否認するために対象を自己の中に取り入れるときに、その悪い性質も同時に自己に取り入れられることになる。メランコリーの特徴である暴力的な自己憎悪の源は、取り入れられた対象のこの内在化した悪い側面への憎しみなのである。

例えばA夫人の場合、自身の無傷の身体という完璧な像を理想化して取り入れ、自分の中に安全に保存した。すでに説明してきたように、これが彼女の無視や病態失認の情動的な基盤だった。しかし同時に、A夫人は、障害のある身体という傷ついた像も取り入れたので、ひどく落ち込むことになり、軽蔑された恋人の復讐心をもって憎んでいた。これが彼女の自己憎悪の情動的な基盤であり、それゆえにメランコリーの基盤にもなった。これは対象喪失に対する通常の反応ではないことに注意していただきたい。これは自己愛的に〔リビドーが〕備給された対象の喪失に対する病的な反応である。健全な反応は、正常の喪の反応である（第五、六、七章で紹介した左シルビウス裂周囲領域の三つの症例すべてで見られた反応である）。正常の喪では、対象は決して自分の全能的な制御下にあるものではなく、どんなに必要としていても、それはつねに自我とは別のものであって、いまでは永遠に失われてしまっている、ということが認識される。この認識によって長く痛みを伴った喪の過程が始まり、その過程の中で、人は次第に失われた対象からリビドーを切り離していくのである。

しかし、A夫人の反応は病的なもので、これが彼女の自己に向けられた憎しみの原因だった。彼女が意識的には「誰もが自分を憎んでいる」と言う時、無意識のうちに意味していたのは、彼女が自分自身を憎んでいるということであり、自分自身の中で、もはや頼ることができず面倒も見てくれない部分、つまり、彼女の全知全能の領域の外にある部分を憎んでいるということだった。それゆえ、突き詰めれば、彼女は現実そのものを憎んでいたのである。しかし、現実のうちで最も憎んでいた側面、彼女がいつもあれほど完全に頼っていた、そして今ではひどく失望させられるその部分は、実は、彼女自身の最愛の自己に取り入れられた部分と切り離すことができないものだった。だからこそ、彼女の自己憎悪は、自殺に至る可能性がある、極めて危険な状況となったのだ。

この解釈が徐々に彼女に伝えられると、A夫人はその真実を見ることができるようになった。そうすることで、A夫人は同時に、(少なくとも瞬間的には)自分に片麻痺や片側視野欠損などがあることを認め、自分の苦境の意味を十分に認識した。この点で彼女は、分析的な解釈に対して、ラマチャンドランの患者が温度刺激に反応したのとまさに同じように、また、防衛が自然に崩れたときにB夫人とC氏が一瞬そうしたのとまさに同じように、反応した。

ここで、温度刺激と解釈の効果、そして催眠暗示と精神分析的な解釈の効果の間に歴史的な類似を描けるかもしれない。これらの技法はいずれも、抑圧されたものを意識的な気づきにもたらす。つまり、患者に抑圧されたものに注意を向けるよう強いる。しかし、分析的な技法は患者の自我の意識的な協力を得てそうするので、催眠暗示(や温度刺激)と違って、永続的な変化を見込むことができる。

空間認知のメタ心理学

ここまでは、A夫人の右半球症候群の情動的な側面を分析的に見てきた。無視は抑圧や取り入れによる喪失の否認から生じていること、病態失認は病前の身体像がまだ彼女の中に安全に保存されているという無意識的な信念を反映したものであること、そして、メランコリーは失われ取り入れられた対象への自己愛的なリビドーの備給から生じていることは明らかだった。しかし、この症候群を特徴づける別の主要な症状、空間行動と空間認知のさまざまな障害については、ごく簡単にしか触れてこなかった。したがって、最後の二つの症例に移る前に、右半球症候群のこの側面についてもう少し簡単に言及しておきたい。ここで、自己愛の精神分析理論について説明を補うことが役に立つだろう。

外的な対象世界と私たちのリビドー的な関係はすべて、もともと私たちの身体や母親への自己愛的な愛着を基盤にして構築されていることは既に述べた。この起源は無視や病態失認によく伴う空間認知の障害のいくつかの側面を理解する手がかりを与えてくれる。要するに、これらの患者で起こっていることは、既に引用した簡単な臨床例で十分説明できていればよいのだが、外的な対象への備給が回収され、外界とのリビドー的な関係が、かなり広範囲にわたって、自己愛的なレベルにまで退行しているということである。つまり、外的な対象への備給が崩れて自我へと向かい、その結果、認知的には、外的な空間が本当に崩壊し、それと共に、外的なものが独立して存在するということ、それらは独自の中心を持ちそれらの法則に従うものであるということを認識することが、程度に差はあれ放棄されるのである。このようにして、空間は自己愛的に扱われる、つまり、実際にあるがままにではなく、あたかも患者の望みどおりに配置されているかのごとく扱われるのだ。それゆえ、私たちの説明が簡潔にすぎなければ、読者の皆さんに、この症候群への精神分析的アプローチが、従来の認知理論にはない方法で、片側無視や病態失認プラス空間障害の根底的な統一性を明らかにするやり方を見てもらうことができるのではないかと願う。これらは、神経心理学的な症候群における氷山の水面下の部分を探索することの利点の一部であり、私たちの「水面下心理学」ができる貢献の一部である。しかし、私たちは、広大な理論的基礎を、ほんの二、三のラフな定式化でカバーしようとしていることは自覚している。私たちがニューヨークの研究グループでこの点について検討した詳細な証拠のすべてをここで詳述することはできないのは残念なことである（Kaplan-Solms & Solms, in press）。

予備的な結論

最後の二つの症例に進む前に、これまでの議論をまとめてみよう。精神分析的な調査方法を用いて、私たちは、無意識的には、無視や病態失認のある右半球損傷患者は、自分の悲劇的な状況に対して気づきがないとか無関心だというわけではまったくない、ということを見出した。ちょっとした分析作業をするだけで、根底にある深い抑うつの感じが浮上してくる。このように、おだやかで自分の無力さをまったく気にしていないように見える患者が、それほど深くも精密でもない精神分析的な解釈を行っただけで、突然、次の瞬間には、涙があふれてくるのを押さえようとしたりするのである。私たちがまとめた最初の二例の右半球の症例（C氏とB氏）に見られるようなこの種の観察が導く結論としては、これらの症例において、病態無関心という表に現れている症状には防衛的な部分があり、それは、より具体的には、愛する対象を失ったことへの気づきに対する自己愛的な防衛だということになる。三番目の症例は、先ほど詳細に検討したばかりだが（A夫人）、これらの防衛方法が完全に破綻したときに何が起こるかを見せてくれる。その患者は、他の二人と同様に、右中大脳動脈の領域に梗塞を生じたが、本格的なうつ病に圧倒された。それに対する精神分析によって明らかとなった典型的なメカニズムは、フロイトが彼の有名な論文「悲哀とメランコリー」(Freud, 1917e [1915]) で最初に解明したメカニズムでもあった。つまり、患者は、失われた対象の自己愛的な取り入れがもたらしたものに苦しんでいたのであり、その結果、内向きに変えられた対象に対して、つまり自身の愛する自己に対して、その強い憎悪が向けられたのである。

これら三つの症例を合わせて考えると、右半球症候群の主要な臨床症状の背後には、喪の過程の失敗がある、という仮説が浮かんでくる。(左半球の患者が行なうように:第五、六、七章参照) 通常のやり方で健康な身体の喪失を嘆くのではなく、これらの患者は、喪失に気づくことから自分を守るように意図された大規模な防衛機制を講じる。要するに、右半球症候群の基本的な症状は、精神分析によって、少なくとも部分的には、喪失を認識することに対する防衛であり、それに関連して生じる抑うつ感情である、ということが明らかになった。

問題にしている防衛は、症例によって多少異なるが、その根底にある共通の要因は次のようなものである。喪失した対象に備給されていたリビドーは、対象愛のレベルから自己愛のレベルへと退行し、それゆえ、対象リビドーが自我へと回収される、ということになる。これは必然的に、私たちが、その対象への欲動の備給の脱融合と呼ぶものをもたらし、それゆえ、対象を、絶対的によい部分と悪い部分へと分裂させ、情動の症候学のより病的な側面のいくつかを説明するだけでなく、部分的には、それと関連する注意障害と空間認知障害も説明する。

この説明は、右半球が否定的な感情に特化されているという単純な概念と矛盾するものだが、ハイルマン（Heilman & van den Abell, 1980）とメスラム（Mesulam, 1981）の注意覚醒仮説にまったく矛盾するというわけではないと考える。また、ダマシオ（Damasio, 1994）のソマティックモニタリング仮説とまったく相容れないものでもない。これらの仮説を補足してくれるにすぎない。注意覚醒仮説の場合には、心的装置における注意の配分は、情動的、動機的にニュートラルな機能ではない、という事実を指摘してくれる。これらの症例では、注意はその覚醒［／喚起］や配分が適切になされていない、ということはおそらく真実だろうが、それは単に、いわゆる注意‐覚醒モジュールの損傷によるものではない。むしろ、主体を現実の耐え難い側面に気づくことから守るように意図された、防衛に動機づけられた動的な過程の結果なのである。同様に、ソマティックモニタリング仮説でも、これらの患者が情動的に無関心なのは、身体的な気づきを失ったからではない。むしろ、耐えられない身体状況に気づくことから自分自身を守っているからではないかと考える。

　読者がこれらのより複雑な精神分析的な定式化に同意されるかどうかはわからないが、本質的な点は、精神分析家が拠り所としている臨床精神分析的な観察によると、つまり、右シルビウス裂周囲の損傷患者に紛れもなく存在する重大な抑うつ感情は通常は抑圧されているが自分の身体的な障害の知覚や想起と直接つながっているという観察によると、病態失認、病態無関心、無視に関して広く普及している認知理論を改訂する必要がある（少なくとも、それに補足する必要がある）ということが強く示唆される、ということは一貫して言える。

　これらすべてのことが右大脳半球の正常な心理機能についてどんな新たな光を投げかけてくれるかについての考察で締めくくる前に、右シルビウス裂周囲の梗塞を持つさらに二例の患者について簡単に報告しておきたい。彼らが精神分析的状況で示した様子は、広く普及している認知理論だけでは説明できないが、それに代わる神経‐精神分析の理論なら容易に説明できるからである。

ちなみに、これらの症例は、広く普及している神経認知理論に対して問題提起をするために特別に選ばれたわけではなく、むしろ、精神分析的治療を目的としてこれまで私たちのもとに紹介されてきた患者がこの五例しかいないからだということを明らかにしておかねばならない。それでは、その四番目の症例に移ることにしよう。

症例D：パラノイア

D氏はアイルランド人の男性で、最近までロンドンに住んでいた。心理療法の目的でカレン・カプラン＝ソームズのところに紹介されてきた時、彼は三四歳だった。私たちのリハビリテーション病院に入院してくる二年半前、彼が三二歳の時に、くも膜下出血を患った。その時の検査で後交通動脈の動脈瘤が判明した。出血のために右前大脳動脈と右中大脳動脈領域に攣縮が起こり、右前頭葉、側頭葉、頭頂葉に及ぶ広い領域に梗塞を生じた（図8‐5参照）。私たちの病院の脳神経外科医によって動脈瘤にクリップ術が施された。

D氏の病変部位の範囲を考えれば、身体面ではすばらしい回復を遂げ、発病前の雇用レベルと比べると低水準とはいえ、仕事に復帰することができた。卒中を起こすまでは不動産管理人をしていたが、復帰時にはボイラーの技師として雇用された。

彼は当初、右半球の卒中に典型的な神経心理学的後遺症、すなわち、無視、病態失認、空間障害を

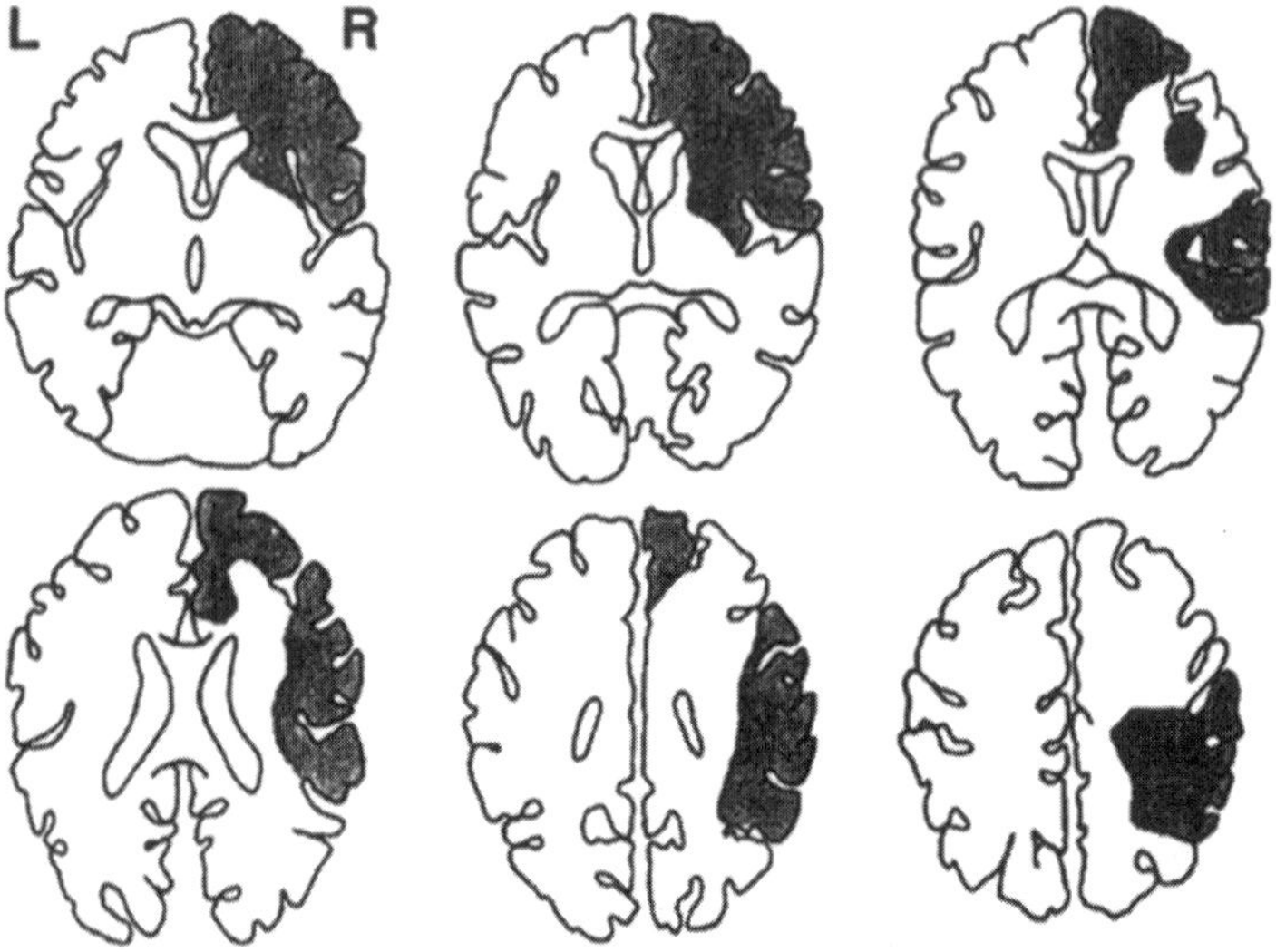

図 8-5

患っていたが、これらは回復しつつあり、心理療法のために紹介されてきた時点で、認知面ではほぼ正常に戻ったと考えられていた。身体面の病状も、軽度の左側の片側不全麻痺に限定され、基本的には、左手の握力低下と巧緻運動の障害が見られる程度だった。さらに、この手には、発作的にぴくつきが見られた。

しかし、D氏は完全にこの左手のことばかり考え、この左手を熱烈に憎み、使うことを拒んだ（脳神経外科医は、この手にはさらに機能が回復する可能性があると感じ、理学療法士も同じ意見だった）。それゆえ、これは麻痺憎悪の症例と言えるだろう。患者は広範な右大脳半球の病変を持つ男性で、それによって通常は深い無視と病態失認を生じるとされる。しかし、彼は今や、臨床的にはまったく反対の症状を示すようになり、つまり、完全に自分の左手と身体的障害のことばかり考えるようになっていた。

私たちの病院に入院した時、D氏はルーチンの神経心理学的評価を受けた。その結果、軽度の左片側空間無視が認められた。とはいえ、形式的な検査では明らかになったが、日常の行動ではわからないくらいのものだった。また、左側の強い片側無動症――すなわち、片側の運動無視が認められた。その結果、確かに手を使えば機能的に有用であったはずの状況で、手を使うことができなかった。さらに、この患者はまったく夢を見なくなったと報告し、そうなったのは卒中を発症してからだと言った。これと中等度の感情面の脱抑制を別にすれば、他の局在症状や徴候は認められなかった。

神経心理学者は、D氏が自分に対して、独特な攻撃的態度と否定的態度を示すと指摘した。さらに、D氏は過度に警戒しているように見え、自分の医学的記録を極端に独占しようとした。たとえば、神経心理学者が、彼のベッドの端にある封筒に入っていたさまざまな画像にざっと目を通すと、D氏は飛びかかってそれを取り上げた。彼は、一度に一枚ずつなら見てもいいと言い、その画像を封筒に戻してから次の画像を見るように、という条件をつけた。彼の臨床ファイルの中にある記録を読むときにも同じように疑り深い管理的な態度をとった。他のスタッフも同様の行動を報告していた。D氏はまた、特にスタッフに対して、言葉使いが攻撃的で、病院の廊下を行ったり来たりしていて落ち着かないことが多いとのことだった。彼自身はこれを「ガス抜き」だと言っていたが、卒中の後、彼はボイラーの技師として雇用されることになったことを考えると、これは興味深い言い方である。

ここではこの患者の精神分析的治療の臨床記録の中から一つだけを引用して、彼の情動面での中核的な症状——すなわち、麻痺した手に対する憎悪、麻痺憎悪を例示しておきたい。七回目のセッションの記録から抽出したものである。

面談室に座ると、D氏は、「よい週末を過ごした」と言い、「なぜ前回の回診に来なかったのか」と責めるような口調で聞いてきた。回診の時、脳外科医が、ちゃんと私［カレン・カプラン＝ソームズ］に診てもらっているかと尋ねたそうだ。——「それだけだ」と彼は言い、「それから彼は、私の脳の画像検査は問題なかったと言った」と付け加えた。そして今、D氏がひどい怒りを爆発させた。最初は、いつものように、どれほど病院の食事がまずいか、だから楽しみなのは食後の一服だけだ、と述べた。それから彼は「そのことを師長とリーダー看護師に伝えた——他の患者は黙っているけど、私は思ったことを言う」と言った。彼はまた、たとえどんなことがあっても、週末には退院する予定だと言った。「——イギリス軍を総動員して私をここに拘束することもできるが、私はここに留まるつもりはない。ここがブタ箱であることは別にしても、少しも改善されていない。手の細かな動きができるようになってもいいと思うのに、見てください、この血だらけのものが役に立つと思いますか？——役に立たない！」。それから突然、D氏は左手をもう片方の手で激しく打ち付けた。「ここに来てから、一人の人間として、一時間以上見てもらったことなどない——家でなら、誰かにお金を払って、治療してもらうこともできたのに。あのOT（作業療法士）も——役に立たない——役立たず！——ぶん殴ってやりたい——OTの備品を全部ぶっ壊してやりたいくらいだ。あいつら、自分が何をしているかわかっていない。——言い逃れをするために、私がよくなっていると言う」。私はそこで口を挟んだ。「あなたが憎んでいるのは、私たちなのか、それともあなた自身の手なのかわからないのではないですか。問題は、あなたの手はあなた白身の一部であり、自分自身の一部を憎むということは、ありえない状況に陥るということです」。しばらく彼はおとなしくなって、こう言った。「ええ、私は病院も大変だということはわかります。患者さんもたくさんいるし……でも、昔、個人でやっていた理学療法士には手と足のことでたくさん助けてもらった。……でも私は彼女が私の手のリハビリをしてくれる前にベルファスト〔北アイルランドの首都〕を出てしまった」。この後、彼は再び、猛烈に怒り、暴言を吐き続けた。「でも、脳の画像検査に行った時も、医師は医者の後ろ姿じゃなかった。ただの獣医vetだった〔vetには「厳しく吟味する」という意味もある〕、……獣医だって言ってるだろ！」。私は、前と同じようなことを、言葉を変えて長々とコメントした。そして、医師たちが自分に威張り散らしていることに屈辱を感じていて、子どものようにではなく、大人として扱って欲しいのでしょう、と付け加えた。私が話している間、D氏は黙って座り、私の話を聞いていた。そして長い沈黙となったあとで、彼はこう言った。「それで、私は一度も教授を見ていません——一二月に会って、ここに来るよう勧められたが、それ以来一度も会っていない」。突然立ち上がり、D氏はこう言った。「こんなんじゃ生きていけない。外科医が脳障害だと言った時、私の人生はもう終わりだと思った。再出血が起きなかったのは幸運だった。今回のは非常に重症だったけど、もう一回起こればいいのに。自殺をするつもりだ——だから銃を買ったんだ」。彼は指を口に入れ〔自分に銃を向ける動作〕、次いでこめかみに向けて、こう言った。「ここ……か、ここだ。いっそ死んでしまいたい——六フィート下だ——もうたくさんだ」。こう言いながら、彼は部屋をうろつき、私や自分の手に襲い掛かろうとする自分を止めようとしているように感じた（私は身の危険を感じた）。それから彼はこう言った。「この手を噛み切って、一〇〇万もの肉片にして、その肉片を、一つ一つ封筒に入れて、外科医に送りつけてやりたい」。そして彼は、ヒーターの上で自分の手を微塵に打ち砕く真似をした。「こうやって——もしあなたがいなければ、本当にこうしていただろうに」。私は言った、「あなたは、自分を傷つけることで彼を罰したい、彼に仕返しをしたいと思っています。だから、あなたの手が彼の一部なのか、自分の一部なのかもうわからなくなっているんです」。再び彼はしばし静かになり、うろついたり座ったりを繰り返した。「私の手に半年間くれてやる。半年待ってよくならなければ、戻ってきて人工爪を作ってもらうよう頼みたい」。さらにこう続けた。「このままでは生きていけない。手を切断して欲しい」。彼はまた、妄想状態に落ち込んでいるように見え、こう言った。「初めてこの病院に来た時、私は自分の手を噛んで、肉片をちぎり取って吐き出した。それ〔自分の手〕に我慢できないからだ」。こんなことは実際には起こっていないと断言できる。彼に現実との接点を取り戻させようと思い、こう言ってみた。「よくなっているかどうかを知る唯一の方法は、……検査を受けることです」。しかし彼は私を遮ってこう言った。「またそれか。——残念だ。いつもこうなんだ。こんなことになるくらいなら、自分の立ち位置を知っておきたい」。彼は猛烈に怒り、苦しみ、喉が上下し始めた。私は再び、あなたに必要なのはその状況を制御することであると言った。彼にはまだ自分に責任があることを示す必要があった。

この男性の情動的な状態を適切に伝えるには、上記の記載で十分ではないかと思う。この症例の臨床像においては、攻撃性の噴出が目立ち、それは⑴病院スタッフとそれに関連するすべてのこと、⑵自分自身の軽い麻痺のある手、に向けられている。心理療法のセッションは通常、これらの対象のどちらかに不平と脅しをぶちまけるところから始まる。しかも、敵意が向けられるその二つの対象は、かなり入れ替わりが激しいように見えた。つまり、情動的には、病院と麻痺した腕とはD氏にとって同じものを意味するように思われた。それゆえ、左手は、自分自身の一部というよりも、外的な現実の一部であるかのように扱われた。ある時、D氏は実際に、左手が自分のものではないように感じる、と述べた。このように、左手は彼が失うと同時に自ら縁を切った、自分自身のある部分を表している。この点について彼の態度を分析すると、彼は、手を失うという受動的な体験を、縁を切るという能動的な体験に変えようとしているのではないかと思われた。うまく働かなくなった手にまつわる感じと観念《アイディア》が入り混じった苦痛な思いを体験することで彼が認識したのは、自分が万能ではなく、自分が現実を制御できないということ（自我が自己愛的に融合しているような現実の局面、たとえば自分自身の手だとか、それが表わす内化された優しい母といったものさえ制御できないということ）、それゆえ、成人としての地位を失うことを含む喪失の体験にさらされ、とりわけ人生の重要ないくつかの局面で他人の助けを求めねばならなくなっている、ということであった。言い換えれば、手が麻痺しているという事実は、彼にとって耐えられない自己愛的な傷つきを表していた。これは心理学的な症状複合体の核心を表しているように思われた。セッションの中で、自分の状況を「完全に自尊心が傷つけられた」と述べた時、D氏は実際に、これらの感情に耐えられないことを意識的に認識したのである。

この自己愛な傷つきに対するD氏の反応は、手とそれにまつわるすべての悪い感じを、自分の愛する万能の自己の領域から追い出して、今やそれが属していることが明らかとなった憎むべき外的現実に放り込む、というものであったことに注目したい。そこで、手は無慈悲に容赦なく攻撃され、実際に物理的に暴行を加えられることもあれば、妄想とも区別のつかない幻想の中でそうされることもあった（たとえば、手を噛み切って、肉片にし、その肉片を封筒に入れて外科医に送りつける、など）。注目すべきは、これらの攻撃が常に、「自ら縁を切る」、あるいは自分から追い出す、という側面を持つことである。

この投影に基づく心的構成には、パラノイアが布置されていることが見てとれる。精神分析では、パラノイアはメランコリーとともに、自己愛的な神経症に分類される。世界はよいものと悪いものに厳格に分断され、悪いものはすべて外界に投影されていた。自分自身の一部であっても望ましくない部分はそうされた。同じように、D氏が「よい」と認めた僅かな部分、たとえば「不幸な」父は、理想化され、自己と曖昧になっていた。転移において、セラピストは時に理想化され、時に否定されるが、それは、D氏がセラピストが完全に利用可能で理解者であるという幻想を保てるかどうかにかかっていた。少しでもセラピストが離れようとすると（病棟回診に参加しなかった時など）、分裂した転移の一方の極から他方へと反転することになった。

手を切断して人口の手、あるいは金属の「爪」に取り替えたいという強迫的な願望は、患者が外的な現実を、自分の内的な（万能な）幻想に一致させようとする試みであることは明らかだった。――つまり、自己愛が備給された体から、問題の手を実際に切り離し、「自分ではない」ものに置き換えようとしたからである。このようにして、受動的なものを能動的にすることによっても、彼は自分の外傷的な喪失を乗り越えようとしていたのだ。

外在化、すなわち手を投影することは、それが病院やそれに関連するあらゆるものと交換可能であるという事実を説明する。D氏にとって、手は自分自身の外にあるものを表し、それが絶えず降りかかってきていた。それで、彼は座りながら、怒り、苦痛、不満でいっぱいになり、それが好転するまで辛抱強く待つ。現在の不完全で、傷ついた、周りに頼らざるをえない状況に、自分が巻き込まれているということが少しでもわかると、耐えられなくなる。（自分自身の体の生来の弱さのために生じた）くも膜下出血が自分の病の源であり、その症状を改善させるためには彼自身が個人的にも協力し努力することが必要であるということについて、意識的に考えようとはしなかった。その代わりに、彼は外科医とリハビリのスタッフを交互に責めて、自分を傷つけたとか、そうでなければ全然よくならないと言って、かわるがわる責めた。

D氏は、自分が心理学的に言えば「赤ん坊」（患者）であり、その生存のためにほどよい「母親」（医療スタッフ）の愛情とケアに大きく依存していると認識するのではなく、病院を、無視する母親として扱い、自分に悪い（「不快感を催す」）食べ物と役に立たない薬を与え、さまざまな点で自分の期待に背いてばかりで、自分だけに正しく尽くしてくれたことなど一度もない母親とみなした。彼は、受動的に依存とか不完全、喪失といった痛みを体験をするよりも、能動的に母親である病院を支配し、拒否し、最後通告を発してはあらゆる脅しを使って、最後にはそのケアから完全にひきこもるのであった。

彼の説明の自殺的な側面もまた密接に関係している（まるでD氏が、「もし乳房を私だけに、すぐに、私が思うように与えてくれないのなら、全然欲しくない——噛みつき、吐き出し、追い出して、すべてのものを——私自身も含めて——、粉々になるまで打ち砕いてやる。そうなったとすればそれはあなたのせいで、そこからあなたは教訓を得るだろう」と言っているかのようであった）。しかしながら、この幻想の自殺的側面で殺されたものは、彼自身の愛すべき自己とは別のものを表していた。それは、共有、不完全、喪失などを表す彼の自我の一部であり、幻想の中で外界の一部へと変容していたのだった。このことは、自殺をするという脅し、自分の手に対する脅し、他人に対する脅しが交換可能であることからもわかる。彼の心の中では、これらはすべて、外部に向けられた脅しであった。言い換えれば、D氏が最も恐れていたのは、悪しき、憎むべき外界の現実の一部と認識される、不全麻痺に陥った自分の手が、永遠に自分に付着していて、自分の万能で完全な、愛すべき自己が汚されてしまうということであったのである。もし、このような自己愛的に耐えられない事態に陥ると、彼が唯一自分を守る手段は、その手と、それが表わす内的対象を殺すことであり、それゆえに自分自身を殺すということになるのであった。

　このように、まとめて言うなら、この症例では、自分がリビドーを備給した対象世界の断片が——すなわち、彼自身の手が（それは彼の人生早期に母から受けたケアと無意識的に関連しているものだが）——、彼を見捨て、彼の威信を損ね、独立したふるまいを始め、命令に従うのを拒むようになるということ、——要するに、自分の手が実際には結局のところ自分の万能な制御下にはないことが明らかになったことに、患者が格闘している姿が見えるのである。

　この自己愛に対する侮辱は、対象愛から自己愛へと、備給レベルの退行を招来し、欲動の融合状態が解除され、その結果破壊的な衝動が大量に放出されて、対象の（それゆえ自我の）分裂、すなわち絶対的に「よい」部分と「悪い」部分への分裂が生じた。これは、A夫人に見られたのと同じような、積極的に命を脅かす状況を作り出した。——つまり殺したいと思うほど憎しみを感じる対象が、心理的には自分の内側にあるものとして経験されたのである。A夫人の場合、これは、失われた悪い対象の取り入れという形をとり、それゆえ、精神病理学的には、自殺念慮を伴うメランコリーを生じ、認知的には、とりこまれた四肢の病態失認的な無視を生じた。しかし、D氏の場合、防衛的過程にはさらに投影的な側面があり、内的な悪い対象、すなわち、分裂した自我の悪い部分を、今やそれが明らかに属している憎むべき、無関心な外的現実に必死に追い出そうとしたのである。その結果、精神病理学的には、攻撃的なパラノイアが生じ、認知的には、無視と病態失認とはまるで正反対のことが生じたのである。このように、D氏はメランコリー——すなわち、対象喪失に起因する自己指向的な憎悪——を何とか抑えることができた。その代わり、悪い対象が外界からやってくることを経験した。それは、役立たずの、無視してばかりの、嫌悪を催す外科医とか病院とか母親という形で、常に彼を閉じ込め、隷属させ無用なケアを押し付けようとした。このように、D氏は、精神衛生という点では大きな代償を払いながらも、自分には絶対に耐えられない正常の喪という苦痛を伴う作業を避けることができたのである。

右のシルビウス裂周囲に損傷のあるこの症例は、すでにこれまで議論した他の三名の患者と同じく、脳のこの部分の損傷と関連する情動的な異常が、喪の過程の失敗の一因となっているという私たちの主張を支持するものであると、読者にも感じていただければと思う。同時にまた、注意覚醒仮説、ソマティックモニタリング仮説、ネガティブ感情仮説では、右シルビウス裂周囲の損傷の症例の、精神分析的状況で展開するような臨床像の複雑さを十分に説明できないと私たちが感じている理由をわかっていただければ幸いである。

D氏のようなケースを、既存の仮説でどのように説明すればよいかわからない。というのも、彼は、ほとんどすべての点で、これらの仮説から予測されるのと正反対の情動症状を示していたからである。彼は左手を無視しなかったし注意を向けられないわけでもなかった。彼はそれに積極的に執着していた。同じように、彼は半身の片側不全麻痺を無視したわけでも気づかないわけでもなかった。そのことが頭から離れなかった。確かに彼は、自分のネガティブな感情については、欠けているというわけではなかった。彼は攻撃性と憎悪が詰まった煮えたぎる釜であった。このような症状を示す患者を既存の認知理論の枠組みの中でどのように説明すればよいか、わからない。これに対して、精神分析の防衛理論――標準的な右半球症候群においては、能動的に抑制されている陽性症状が顔を出すという概念――は、同一の障害が二つの相対立する正反対の情動状態を生じうるということを、容易に説明することができる。

症例E：交互に生じるパラノイアとメランコリー

紙幅が限られているので、五例目については簡単に概観した後で、右側のシルビウス裂周囲領域の基本的な心理学的機能についての結論に移ることにする。本章の最後の症例は、三〇歳男性のE氏で、中大脳動脈から矢状静脈洞へ還流する右頭頂部の動静脈奇形（AVM）の症例である。AVMは外科的に切除されたが、右頭頂前野領域の梗塞のため、大きな無血管野が残った（図8-6）。そのため、さまざまな身体障害が残存したが、D氏と同じく、それを気にせず無関心ではいられなかった。

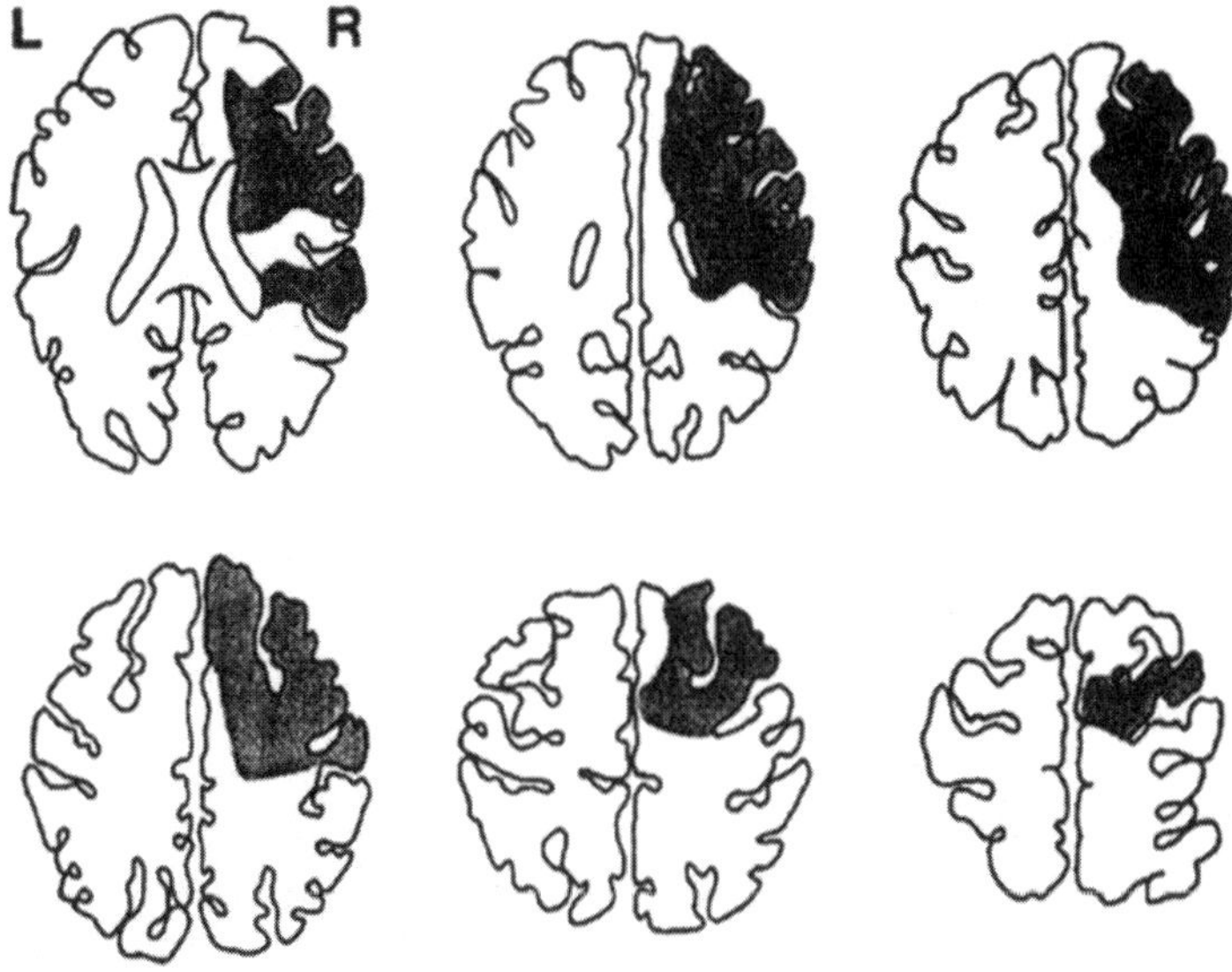

図 8-6

精神分析的観察

［カレン・カプラン＝ソームズによる］精神分析的な調査によって、この右側のシルビウス裂周囲領域に障害を持つ患者は、これまで検討した他のすべての患者と同様に、自己愛的な組織化によって、喪失に十分気づくことから身を守っていることが明らかになった。彼は、他の患者たちよりもむしろ、治療スタッフと同一化することで、抑うつ感情を寄せ付けないようにしていた。そしてまた彼は、（少なくとも幻想の次元においては）支援を受ける側ではなく与える側に回ろうとして、必要な喪の作業を回避していた（B夫人の症例を参照）。しかしながら、この防衛はまったくの失敗に終わり、しばしば自殺衝動を伴う抑うつ状態に陥り（A夫人の症例を参照）、彼は、D氏が行ったのとほとんど同じように、外科医や治療スタッフや病院に対する攻撃的な怒りによって二次的に再防衛する

ようになった。このように、D氏と同様、最終的には自殺することなく、自己愛的な怒りを外に向けることができたのである。

したがって、五人の患者すべてにおいて破綻していた二つの主な防衛の方法は、自己愛への退行が常に抱えている二つの大きなリスクと符合していた。というのも、自己愛の精神分析的理論によれば、リビドーが対象世界から自我へと引き戻される時にはいつも、欲動の脱融合が伴う、あるいは、もっと現代的な言い方をすれば、対象の分裂が伴うからである。すべての対象関係の奥底に埋もれている両義性――つまりそれは、すべての愛の対象へ向けられる複雑な感じであり、それらがよい面と悪い面の両方を持っているということも私たちは知っているわけだが――、この両義性は、リビドーの対象備給が自己愛へと退行するときはいつもばらばらになってしまう。これが起こると、対象全体が愛される部分と嫌われる部分とに分裂し、それぞれが現実には別々の対象であるかのように扱われることになる。こうして二つの落とし穴ができる。一つは、対象の嫌われた部分の取り入れから自殺衝動を伴うメランコリーが生じ、もう一つは、その投影から攻撃的なパラノイアが生じるのである。

考察：右大脳半球のメタ心理学

これらのことから、右側のシルビウス裂周囲凸面の深層心理学的機能はどのようなものだといえるだろうか？　簡単に言えば、これらすべての症例で見られたのは、全対象関係の（そしてそれゆえに対象愛の）低下と、それに呼応した自己愛への退行（欲動の脱融合とそれが引き起こす対象の分裂、そしてその結果もたらされる原始的防衛）であった。これらのすべての点で、右側のシルビウス裂周囲の症例は、左半球の対応する部位に損傷のある症例が正常な喪の過程によって喪失に対処した（第五、六、七章参照）のとは、明確に異なっていた。

これを土台として、私たちは次のようなメタ心理学的な定式化に進みたいと思う。右側のシルビウス裂周囲凸面は、全対象を表象する神経解剖学的な基質として重要な要素であり、それゆえ、全対象の備給の神経生理学的な媒体と成熟した対象愛の能力の重要な要素だと考える。右側のシルビウス裂周囲領域の損傷によって、全対象を表象する媒体が破壊されると、現実の対象世界に対する、根本的に両価的な態度をつなぎとめる能力が失われることになり、不満と剥奪感とでいっぱいになり、成熟したバランスの取れた方法で対象とつながることができなくなるのである。

繰り返しになるが、右側のシルビウス裂周囲凸面は、全対象への備給の媒体であり、自分とは別のものと感じられる、現実の外的対象を表象する神経学的な基質の重要な構成要素であると示唆される。これらの具体的なものの喪失は、ものとしての自分の身体の表象もその一部に含まれるが、それが、現実の対象世界との愛情ある関係の基礎となっているだけに、対象愛から自己愛への退行をもたらすことが避けられない深刻な一撃となる。言い換えれば、右側のシルビウス裂周囲の損傷は、私たちが通常、幼児的自己愛リビドーを成熟した現実的対象愛に変容させる手段を、根本的に破壊するのである。これが右半球症候群に特異的な要因であり、左大脳半球のシルビウス裂周囲領域の同等の損傷に伴う症候群とは情動的に区別されるところである。左のシルビウス裂周囲領域では、対象が、具体的ではなく象徴的に、ものというよりは言葉という形で、表象される。

右半球凸面が持つ正常な情動機能を精神分析的に説明することの利点は、広く浸透している神経心理学の理論とは異なり、このような患者が示す多彩で複雑な情動表出の全体に対応することが可能となるだけでなく、無視と病態失認に関する既存の諸理論では収まりが悪い、右半球凸面の空間的機能に関して私たちが知ることとも完全に一致することである。右半球の凸面が、具体的な外空間との関係を結ぶための知覚と認知に特化したことは、前から知られており、今日、議論の余地はない。自己愛の理論が提供するのは、これらの右半球機能の空間的側面と情動的側面のつながりである。それは、私たちと外部の対象世界との関係はすべて、私たちの進化的な生物学的体質に根ざしたリビドー的欲求が底流にあることを思い起こさせてくれる。この点において、私たちの仮説の簡潔さは、私たちが少なくとも正しい方向を向いているという確信をある程度与えてくれる。

このように、私たちは、臨床的な証拠が許す絶対的な限界まで定式化を進めることをためらわなかったし、率直にいえば、いくつかの点ではその限界を越えたところもあるだろう。しかしながら、先に述べたように、精神分析的な心のモデルが脳の組織の中でどのように表象されるか、その最初のスケッチを描こうとするこの段階では、大胆で試作的な定式化を躊躇するべきではないだろう。私たちは今、これらの定式化を検証し、その過程で誤りを正すことのできる方法を手にしているのだから。

第九章　前頭葉腹内側部損傷四症例の精神分析的観察――「世界の終わり」

一般理論の始まり

対象の表象は（あらゆる記憶のように）一度ならず何度もコード化（暗号化、符号化）される、という原則（Freud, 1950a［1887-1902］）から出発して、これまでの四つの章で報告した観察に基づいて、対象は一連の記憶痕跡として表象されると示唆したい。この一連の記憶痕跡は、（具体的な知覚像に密接に結びついた）右シルビウス裂周囲皮質の比較的表層レベルでコード化される全対象表象から、左シルビウス裂周囲皮質でコード化される（象徴的な）語表象を通り、そして下方には主に前頭葉腹内側領域に生じる生理的変化に基づいて構造化されると（本章でこれから述べるような理由から）私たちが考える自己愛的な対象表象へと延びている。言い換えれば、前四章で概説した定式化と、本章で述べる前頭葉腹内側部の損傷患者の研究から得られた知見を組み合わせると、前頭葉腹内側領域は、自我や超自我の自制機能の内的な核を形成する、より原初的で自己愛的な対象表象の神経解剖学的基盤として極めて重要であると考えられる。これらの内的表象は、第八章でいましがた述べた右シルビウス裂周囲に損傷がある症例ではほとんど無傷のままだったが、本章で述べる前頭葉腹内側部損傷の症例ではほぼ完全に解体されていた。

紙幅の都合上、これから紹介する症例については、非常に概略的にしか述べられない。これらの症例

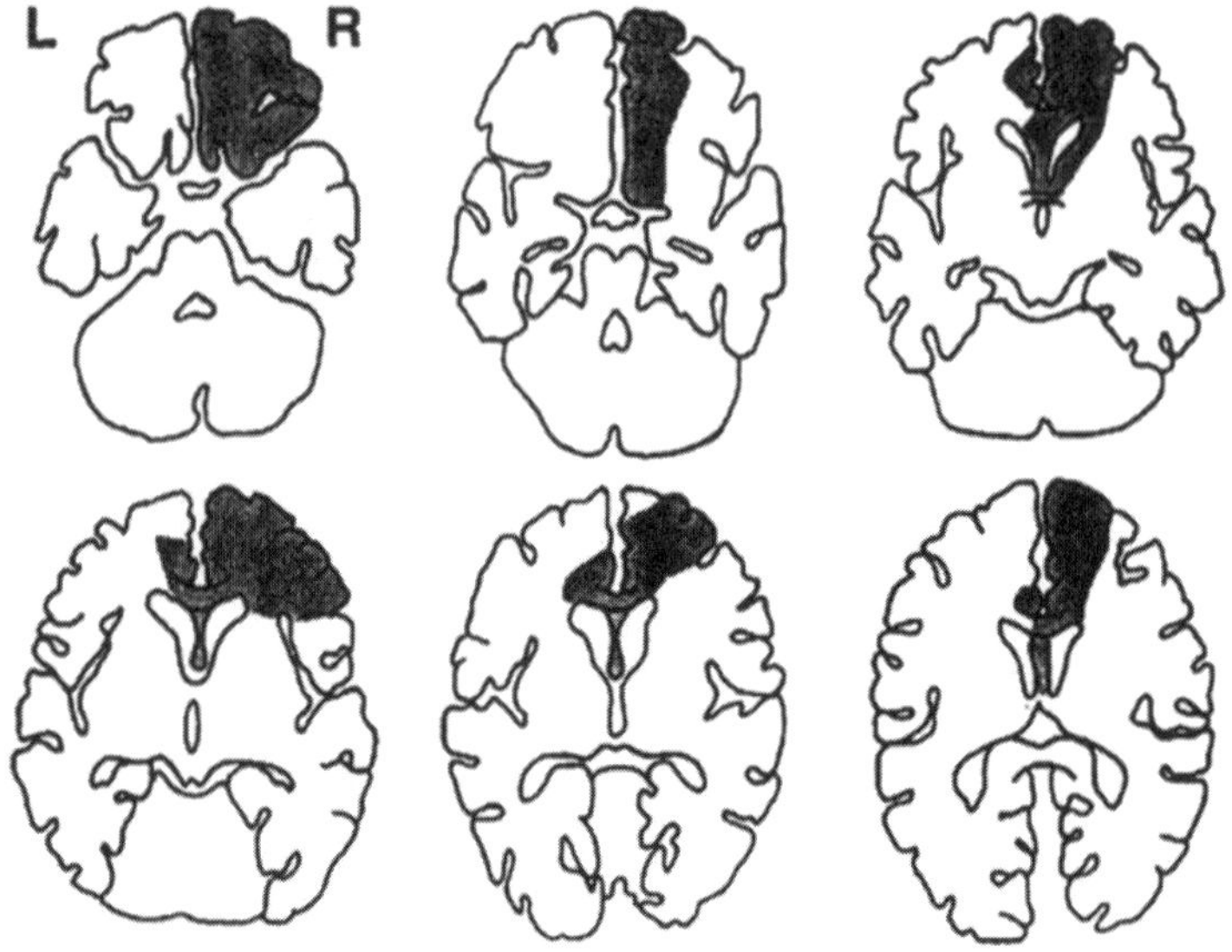

図 9-1

のより詳しい臨床報告については、カプラン＝ソームズ＆ソームズ（in press）を参照されたい（以下に述べる最初の患者との一連の分析のセッションに基づく面接記録は、カプラン＝ソームズ＆ソームズ（Kaplan-Solms & Solms, 1996）でも報告している）。

症例F：精神病

最初の前頭葉腹内側部損傷の症例は、美容師のF夫人で、三〇歳の右利きの南アメリカの女性である。彼女は、くも膜下出血後の混乱した状態で救急処置を受けた後、私たちの病院に入院した。血管造影で前交通動脈の動脈瘤が確認され、CT検査で、交通動脈の出血そのものの影響が両側に認められたのに加え、（前大脳動脈領域の）右前頭葉腹内側部の梗塞が確認された。前頭葉両側の低吸収域は後方に広がり、脳梁の前面と前脳基底部核群も含んでいた（図9

－1）。

分析場面で、F夫人は自由に、自然に連想をしたが、実のところ、それは過剰で、弛緩し混乱したやり方でなされた。彼女は、多かれ少なかれ、自分の頭に思い浮かんだことは何でも口にし、具体的でとりとめのない連想をして、次々に話題を変えた。彼女の心は、フロイト（1915e, p.186）が「無意識系に特異的な特徴」として記述したものを、驚くほど彷彿とさせる原理に従って機能していた。フロイトはこれらの特徴を次のように定義している。「[1]相互矛盾からの免れ、[2]一次過程（備給の可動性）、[3]無時間性、[4]心的現実による外的現実の置換」。

F夫人の連想は矛盾にみちていた。彼女は、それぞれの考えを思いついたときにだけ気づきがあるように見えた。彼女は、ある考えから次の考えへと、前の考えの痕跡を残すことなく、また、それらの間に論理的な接続を形成することなく移っていった。そこには観察自我が、ほとんど、あるいはまったく存在しないようだった。彼女は疑念を抱かなかった。たとえ今意識している考えと以前の考えとが完全に矛盾していたとしても（そのようなことはしばしば生じた）、彼女はそのことに気がついていないようで、そのため、それに動じることもまったくなかった。

無時間性の背景としてこのような思考様式があった。彼女は、遠い昔のことも最近のこともはっきりと覚えているが、それぞれの記憶が、離れ小島のように存在しているように見えた。それらの記憶は、意識的には、首尾一貫した枠組みで互いに関連づけられていなかった。ここでもまた、観察自我が、すなわち、現実指向的な高位の反省機能や組織化機能が、本質的に欠けていた。F夫人は、無意識のうちには痕跡が残っているにもかかわらず、意識的には自分が記憶していることに気づいていないことがよくあった。

彼女は時間についての見当識を失っており、過去と現在とは、彼女にとって、同じ価値を持つものになっていた。彼女は現在の問題を生活史全体にまで一般化した。また逆に、まるで過去が現在であるかのように、現在の出来事を過去のモデルに直接照らしながら経験していた。彼女の無時間性は、際限なく繰り返される連想にも現れていた。つまり、彼女は、同じ定型的なコミュニケーションを何度も何度も強迫的に繰り返した。

時間に関して起こったのと同じような困難が、他の領域にも見られた。例えば、彼女は、自分のさまざまな病気や、最近通院していたさまざまな病院、そして家族のさまざまなメンバーなどを混同してしまうのである。時に、この患者にとっては、ほとんど、すべてが同じであるかのように見えた。

F夫人には、これまで述べてきたような、孤立し断片化した思考や記憶が、具体的で直接的な経験として起こっていた。おそらく、それらの経験はお互いに関連せず、論理的な文法構造や時間的構造によって結びつけられていなかったために、彼女はそれらを受動的に、つまり、自発的な思考過程で自由に使える情報としてではなく、自分の身に自然に起こったこととして知覚したのだろう。これは彼女にとって気持ちのよいものとは程遠いものだったようだ。自分の心と身体を信用することも、それを当然と思うこともできなくなり、時には、自分が実際に消滅してしまうことを恐れているにように見えた。

感情全般は脱抑制をきたし、行動もいくぶん抑えが効かなくなっていた。脱抑制は、彼女が被る感情の強さだけではなく、その感情を表出したり行動したりする自由さにも見てとれたし、感情状態の可動性や変わりやすさにも見られた。

彼女は、自分の心的な不安定さや頼りなさの経験を、倒れて手助けが必要になるという具体的で身体的な経験と同一視することが多かった。この種の象徴的な同一視には、一次過程の思考が鮮明に表れていた。自分の置かれた状況を論理的、言語的な思考で振り返るのではなく、夢のような視覚像の形で具体的に体験していた。これらは、彼女の根底にある思考を、具体的で幻覚に近い体験として描き出すもので、基本的には、局所的な退行過程に依存し、よく知られた置き換えや圧縮のメカニズムを利用しているように思われた（第三章で述べた五番目の症候群、夢と現実の混同を参照）。こうした具体的な視覚体験の例としては、自分が雷に打たれて見えないガラスの中へ歩いていくといった幻想的な視覚像や（それらは彼女の現在の苦境を表す比喩である）、夫が物体としての松葉杖、すなわち、文字どおり、木であるという視覚像（これも現実の状況を具体的に表す比喩である）などがある。ここで、言葉に基づいた思考が、視空間的な形の思考に置き換わっていることがわかる。患者自身は、自分が夢の中に閉じ込められているような生活をしていると訴えることもあった。夢と現実の区別がまったくつかなくなることもあった。言い換えれば、現実検討が有意に弱くなっていたのである。

今述べたような具体的な視覚像は、突き詰めると、彼女の根底にある一つの幻想に由来していた。この幻想は、治療期間中ずっと、この患者の体験を支配していた。そのさまざまな表れを分析した結果、フロイトが無意識に特異的な特徴とした四項目のうち、四番目の要素、すなわち、「心的現実による外的現実の置換」についてのさらなる証拠が得られた。

支配的な転移幻想の記述

基本的に、その幻想は「病気の子どもが母親に介抱されている」という形を取っていた。最初、転移において、F夫人は、セラピスト［カレン・カプラン＝ソームズ］に対して、自分は病気の子どもで、セラピストが世話をする母親であるかのように振る舞った。彼女は自分の身に起きていることをすべてセラピストに伝え、それはセラピストが自分を助けてくれるという前提のもとに行われた。セラピストは共感的だったので、F夫人は不安や動揺、苦悩を率直に表現し、強い依存感情が急速に発展した。

しかしながら、次第に、世話をされているという中核的な幻想の質が変化し、彼女は、自分は何もしてもらえない、医者も助けてくれないと感じるようになった。彼女の期待を裏切った心と身体は、説明もせず世話もしない母親と同一視されるようになった。そして、誰も受け止めてくれる人がいないのに、転ぶことがどんなに怖いかを語った。このような感じは特にセッションとセッションの間の時間に生じ、彼女はそれを完全な見捨てられとして経験したようで、具体的には、セラピストによって「倒されている」と感じた。

このように主として投影（というよりむしろ投影性同一視）によって生じた不安に対して、彼女は自らを防衛した。この不安は単純な観念の形をとる場合もあった。子どもたちと一緒にいたいと願うことで気持ちも楽になるといった類である。しかし、たいていの場合、その考えは妄想へと変容してしまった。すなわち、てんかんや転倒、記憶喪失に苦しんでいるのは自分ではなく自分の娘であるとか、セッションが終わってとり残されるのは、家に帰る彼女ではなく、病院に残るセラピストであるとか、さらには、セラピストが彼女を必要としたときに彼女が応えられないのであって、その逆ではない、といった具合であった。こうして、F夫人は、幻想の中で、自分が介護する母親になることができ、恐ろしい分離不安や消滅の不安を制御する術を得たのだ。同じように別の具体的な方法で、嫌な感じを解消することもあった。例えばあるセッションで、彼女は、刺殺や裏切りといった妄想的な幻想の形で、それらを投影し、同じセッションの後半で、彼女は実際の排便によって、（幻想の中で）それらを排泄したように思われた。別の機会には、躁的防衛という手段を用いて、（例えばセラピストの椅子に座ることで）セラピストと融合するという幻想を行為化した。

これらの現象は、セラピストに話すことへの抵抗と関連していた。F夫人は自分のことを世話したい、あるいは、家に帰って病気の子どもの面倒を見たいと思っていた。彼女は、セラピストという信頼できない存在に頼っていると感じたくなかった。また、彼女がセラピストに会うと、自分が考えたくないことを考えるようになる、つまり、自分が病気で、気分が落ち込み、羨ましく思っているということに気づいてしまう。彼女はある時、抵抗を夢のような思考の形で、自分がしたくないことを男性に強要されていると経験した。

彼女がこれらの防衛を解くことができたときはいつも（たいていはセッションの中頃、セラピストによって包まれ、「抱えられた」とより強く感じたときに）彼女は自らに改善が見られないことへの絶望や不安を包み隠さず言葉で表現した。このような時には、病気の子どもの母親であるという妄想を体験するのではなく、家に帰って母親に面倒を見てもらいたいのは自分であると認めた。セッションの中頃、明晰になると、彼女は自分がどのように感じているかをはっきりと述べた。

「私は無力です。自分がそうなってみないと、どのような感じかというのは誰も知ることも理解することもできません。医者は無知で、どこが悪いのかわからないと言って、話そうともしません。助けてくれない。私はただ病気で、誰も助けてくれないのです！」

このように、自分の不安を考え、言葉で表現できるほど十分に抱えられたと感じると、彼女は目に見えて落ち着きを取り戻し、気分もかなりよくなった。興味深いことに、それと同時に彼女の思考ははるかに首尾一貫したものになり、記憶は改善し、空間や時間の見当識もよくなった。しかしながら、セッションの終わりには、こうして得たものを失ってしまうのが常だった。

彼女の短期治療の最後のセッションでは、核となる幻想の重要な変化形が現れた。彼女はセラピストに、自分の痙攣とせん妄が母親を怖がらせていたのだ、と話したのだ。セラピストが最後に自分を「見捨てる」ことを、彼女はこのように理解したようだった。最後のセッションの終わりには、彼女は、おなじみの見当識障害とアイデンティティの混乱に逆戻りした。彼女は、(ケアをする母親を取り入れて)自分自身とセラピストを混同し、また、(病気の子どもを投影して)自分自身と娘を混同した。

核となる幻想のもう一つの変化形は、治療期間中に時々出現していたが、病気の子どもを母親が積極的に拒絶するというものだった。拒絶の理由は、子どもがあまりにも乱暴で自制ができない、ということのようだった。この幻想はたいてい、羞恥心を感じることで活発になった。たとえば、「もの忘れ」や「転倒」をしたために、「頭がおかしい」とか「不器用」だとみなされるような時である(これらは無意識的には同じものとみなされていた)。

これらの現象の分析から、F夫人の内的世界の構造がさらに明らかになった。内的な振り返りと組織化の作用主を失ったことが、幻想の中では、世話をして抱えてくれる母親の喪失として体験されたように思われた。この喪失は極度の不安感を伴っていた。

この失われた作用主（すなわち、幻想の中の良い対象）を、補助的な自我や超自我としてのセラピストが具体的な形で抱えることで回復することができた時にはいつでも、彼女は驚くほど心の落ち着きを取り戻した。しかしながら、この前進を保つことはできなかった。つまり、セラピストの抱える機能を内在化することができず、セラピストが不在のときには完全に退行してしまうのである。セラピストがいない時には、安全で世話をしてくれる母親像との失われた接触を取り戻そうと必死になって、妄想的な対象や対象関係を作り出したのである。この後者の点において、彼女の障害は、フロイトが「神経症と精神病」（1924b）という論文の中で記述したモデルに、忠実に従っていた。フロイトはこう記述している。「妄想は、もともと自我の外界との関係に裂け目ができていたところに、その上に当て布があてがわれるような形で見られる」（Freud, 1924b, p.151）。したがって、フロイトの言う精神病のメカニズムは、この場合、自己治癒の幻想が直接現れたものであると認識することができるだろう。

症例H：精神病

二例目は、六五歳で気象予報士を退職したH氏である。彼は非常に問題の多い経歴の持ち主で、その究極としてのある出来事によって、私たちの神経リハビリテーション病棟にやって来た。入院する一〇日前、彼は興奮し、明らかに酩酊した状態で自殺を図り、右のこめかみを銃で撃ち抜いた。弾丸は右の

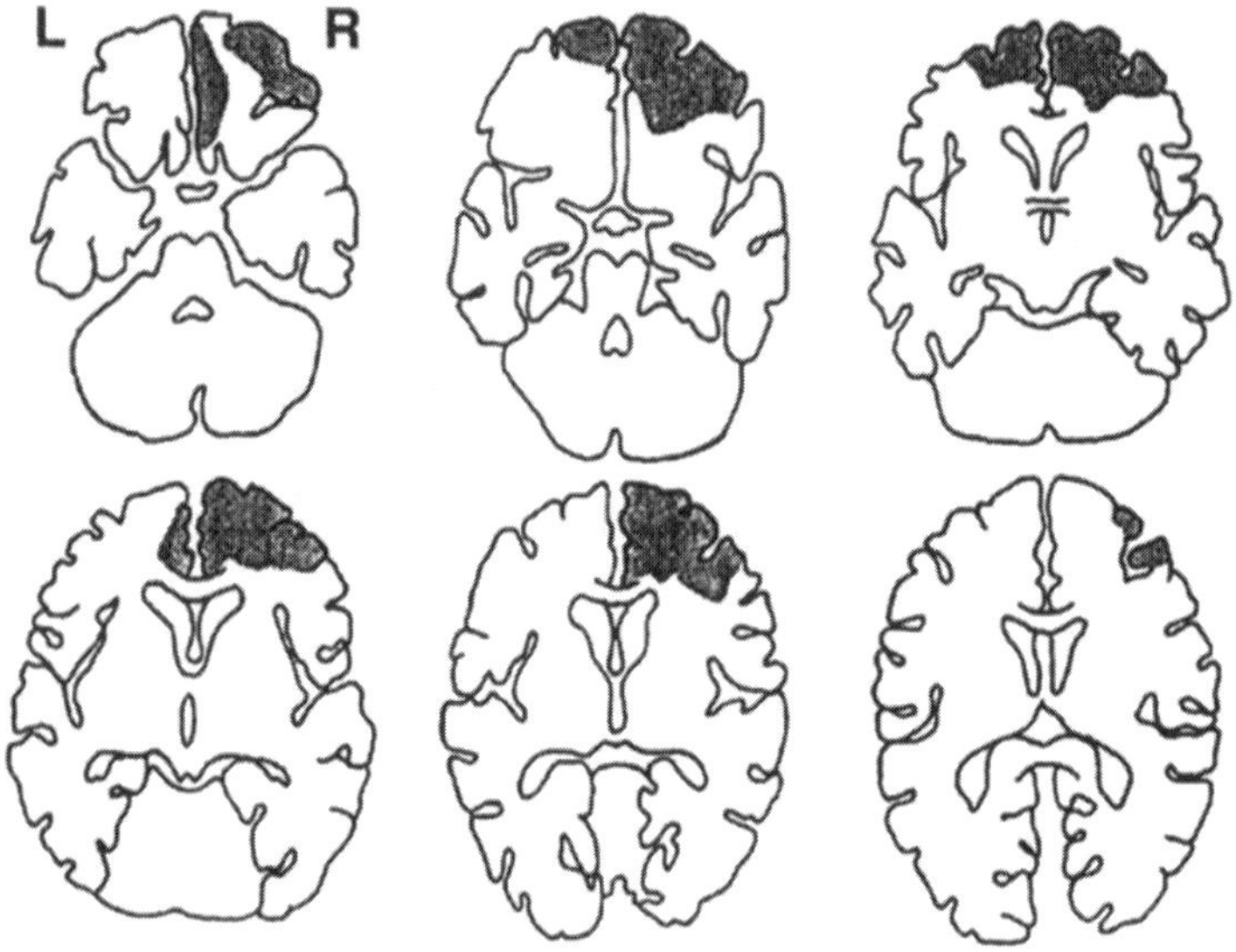

図 9-2

前頭部から頭蓋に入り、前頭蓋窩を破壊して右眼をえぐり、正中線を越えて、左目の上、左前頭極の領域で頭蓋内に止まったままであった。CTでは、右前頭葉の腹内側面に大きな出血性挫傷が認められ、それは正中線を越えて左前頭葉の前帯状回や眼窩部を含む領域にまで広がっていた（図9-2）。この領域には多数の骨片が視認された。

H氏とF夫人の臨床像は驚くほど類似しており、この症例の本質的な特徴は、またしても、フロイトが無意識系に帰属させた機能的特徴の四項目によって明確になる。読者の方々に思い出していただくために、これらの特徴に関するフロイトの要約を、いま一度引用しておこう。「相互矛盾からの免れ、一次過程（備給の可動性）、無時間性、心的現実による外的現実の置換」（Freud, 1915e, p.186）である。

これら四つの要素について、改めてそれぞれ論じることにしよう。まずは、心的現実による外的現実の置換である。H氏は、自らの内的な（そして大抵は願望的な）図式に基づいて、外的現実を誤って知覚する傾向が広範に見られた。その一例は、病院が遊覧船もしくはフェリーであるという妄想である。この妄想は願望的な役割を果たしているように思われた。というのも、それはいつもセッションの中でH氏が（意識的あるいは前意識的に）自分の失見当識や健忘に気づいた時に起こったからである。これに関連する不安な（そして現実的な）質問が続くと、すぐにこの妄想に取って代わられた。病院は遊覧船であるという妄想に対する彼の連想から、この妄想は、（例えば、カリブ海を船で周遊したり、休日に遊覧船に乗るなど）通常の労働生活から解放され、見知らぬ人々と狭い空間を共有するという、以前経験した快い体験の記憶に基づいていると考えられた。このように、（入院中という）不快な外的知覚は、（休暇中という）快い内的知覚に置き換えられた。現実の断片は、否認されたか失われたかして、すぐに、フロイト（1924b）が精神病のメカニズムの定式の中で先に述べたように、妄想的な「当て布」によって置き換えられたのである。

この症例のもう一つの願望的な統覚は、見知らぬ人を親しい友人や家族と誤認することだった。例えば、彼は見知らぬ人を、亡くなった友人、または自分の妻や娘と間違えた。内的図式が外的知覚に投影される具体例として、デザートの中に「見た」ウサギの頭や、見えない視野の中に「見」続ける親切な人の幻覚、毎日車で病院から帰るという妄想、そして、自らの障害の全般的な否認や気づかなさが挙げられる。しかしながら、H氏が現実に投影する幻想は、常に快いものであるとは限らなかった。ソーシャルワーカーが院内の「出入り」を制御しているという手の込んだ幻想は、不快な妄想の一例だった。残念ながら、セラピストはその妄想の深層を分析的に探ることができなかった。H氏は、時に、ほんの一瞬だが、幻想と現実を区別できない自分に気づいているように見えることがあった。F夫人の場合と同様に、彼もセラピストを、まさに彼のために現実を検討してくれる、信頼でき、頼りがいのある補助自我として使うことがあった。

次に、無意識系の特徴についてのフロイトの四項目の第二の要素に目を向けると、H氏の無時間性は、外的現実を内的現実によって置き換える彼の傾向に、非常に密接に関連しているようだった。H氏にとって、時間というものはまったく主観的な現象だった。H氏によると、さまざまな時間がある。セラピストの時間、彼の時間、「病院の」時間、「地域の」時間、そして「調節された」時間など。彼自身の時間感覚は、常に願望モデルに従っているようだった。すなわち、彼の時間の判断は、外的現実をほぼ完全に排除して、彼の願望によって決められていた。例えば、H氏は、ほとんどいつも午後五時（妻との面会時間）であると思ったり、あるいは、食事時間であると思ったりしていた。欲望が外界の知覚をどれほど歪めていたかは、まだ午後五時ではないと言われたばかりにもかかわらず、彼が「禁煙」のマークを、午後五時を示す時計の文字盤と誤認したことに最もよく現れているだろう。このような時間や外的現実の統覚が願望的なものに基づいていることに一瞬気づく時もあり、それを自ら願望充足的なものであると述べることさえあった。

このような現象の興味深い一側面は、セラピストに及ぼすコミカルな効果であった。これは、フロイトのユーモアの理論（1905c）によれば、一次過程のメカニズムが二次過程の意識へと思いがけず破裂したこととの効果として理解することができるかもしれない（F夫人もまた、同じように悲劇的な境遇であることを十分承知していながら、このコミカルな効果を私たちに及ぼしていた）。このコミカルな効果のもう一つの側面は、H氏の世界が自己中心的な性質を持っていたことであろう。このことは、赤ん坊の無垢な弱さや幼児の遊び心によって引き起こされるのとよく似た、あたたかくユーモアにあふれた反応を引き起こした。

フロイトの四項目の第三の要素に目を向けると、H氏の思考と行動の多くに一次過程の性質を非常に容易に認識することができた。この点における彼の臨床像の興味深い一側面は、曖昧な一般論や抽象論、暗示で話したり、観念的な迂回表現と言えるような方法で考えたりする傾向があることだった。この傾向は、フロイトが一次過程思考の本質的な基礎として定めた、「備給の可動性」を反映している。つまり、H氏の思考過程には、十分な特定性が欠けており、その結果、通常の制限された、論理文法的な構造と機能が失われていた。この種の思考の繰り返し例として、H氏がベッドの下にあったファイルのことを遠回しに言及する、ということがあった。そのファイルには、彼の病状や臨床的経過についての記録が含まれていた。このファイルは彼自身の失われた記憶を象徴しているように思われた（そのためそれは安心感の源だった）が、一方でまた、彼の心の露出やプライバシーのなさも象徴していた（この意味で不安と不信の源だった）。しかしながら、H氏は、このような感じについて直接言及するのではなく、むしろためらうことなく感情をそのファイルという像に備給する形で転移した。この種の備給の自由な移動は、普通は二次過程の制約によって妨げられるが、私たちの見るところ、その制約がこの症例では大きく欠落していた。ファイルというテーマが繰り返し現れてくるという性質は、H氏のケースにおいて一次過程が優勢であることの、もう一つの側面もまた映し出していた。つまり、彼の連想が、定型的で反復的な性質を持っているということである。

F夫人の症例でよく見られたような、具体的な視覚像が意識の中に時折現れるのも、一次過程思考の現れだった。例えば、H氏は、分析的治療が始まる前の最初の神経心理学的評価の際に、「幼い子犬」の神経心理学者をあざけりながら、彼が患者に評価しようとしていたのと同じ「毛で覆われた思考」をしているという言い方をしたのである。[2] そして彼は言った。「どうしてこの若造は私の脚の上に小便をひっかけるのを止めないのか」。これは、夢の心理学でお馴染みの、特徴的な凝縮であった。この像の凝縮された具体的で視覚的な性質と、自分のコミュニケーションの象徴的意味に気づいていないように見えることとは、夢の中での思考を特徴づける過程の典型的な例である。このような具体的で視覚的な思考のもう一つの例は、H氏が格納庫の中の飛行機という、彼の心の中にある、動けないという視覚像に基づいて、言葉によるコミュニケーションを誤解したことである。さらに、さまざまな文脈で、崩れかけた構造物について繰り返し言及したこともある。この像は、当時彼が読んでいたギザの巨大ピラミッドに関する本から得たもので、さまざまな意味を同時に持っているように思われた（これもまた、凝縮という手段による）（この本が喚起するさまざまな幻想と、彼の記憶や他の実経験との混同は、数多くの現実検討の破綻の実例を提供するが、これについては先にフロイトの四項目の第一要素に関連で述べた）。事実、「遊覧船」の妄想全体をこの類の具体的な視覚像として考えることも可能であり、この点については時として、H氏がセッションの際、完全に目覚めながら実際に夢を体験しているというはっきりした印象を受けることもあった（第三章の第五症候群、夢と現実の混同を参照されたい）。

H氏の思考の具体的な性質もまた注目に値する。これはおそらく無意識における思考が視覚的（非象徴的）であることとの必然の結果だろう。H氏があいまいな、一般的な話し方をするため、抽象的な印象を与えるが、実際には彼の言葉は抽象的、論理的な機能を失っている部分が多かった。この点でも、夢のような思考（そして統合失調症の思考）を思わせる表現だった。H氏が自分自身を省みることができないのは、具体的な（非言語的な）思考に退行してしまっていることから直接生じている可能性があると思われた。ここにも超自我の言語的基盤が認められる。しかし、彼はこの点で、セラピストの自我を容易に利用した。つまり治療者が彼と適切につながるとすぐに、彼はそれらを受け入れ、そのとき、一瞬反省的になった。これはF夫人の症例で見られた自我と超自我の解体についてのさらなる例である。

備給の可動性は、この症例の別の側面も説明することができる。それは、H氏が、ある解釈の正確さを知的に受け入れ、認識する傾向があるにもかかわらず、そのような認識にふさわしい情動を示さないということである。つまり、H氏の心の中の観念と感情の結びつきは弱く、たいてい、自分の置かれた非常に困難な状況に無関心であるように見えた。H氏の感情（例えば、悲しみや不安）は主に否定され、そのような感情が彼にあるとセラピストが言うと、かなり苛立った。しかしながら、このような試みはうまくいかず、彼の感情との関係は、絶えず流動的な状態にあった。

フロイトの四項目の残りの要素、相互矛盾からの免れについては、この臨床素材の中に証拠が豊富にあった。たとえば、H氏は、自分には成人した息子がいると言いながら、その息子が子どものころに死んでいることを同時に認識していた。

今挙げた四つの要素はすべて、H氏が頻繁に使っていた投影的同一視の中に表されている。この原始的なメカニズム（防衛機制以上のもの）は、多くの分析者が無意識系の中で優勢であると見ているものである。転移関係の中にそのいくつかが現れてくることに簡単に注意を促しておきたい。

H氏は当初から、セラピスト［カレン・カプラン＝ソームズ］に対して、自分の心と記憶の断片を再統合する手助けをしてくれる存在として関わりを持っていた。このように、彼女は、H氏自身の自我の欠落した部分と同一視されていたように思われる。つまり、幼児の直接的な体験をつないで意味づける、抱える親として取り込まれたのである。この等式は、彼が彼女に帰属させた超自我の機能によって急速に複雑化し、それゆえ彼は、裁かれ、劣等感を抱き、暴露されたと感じ始める。彼自身の超自我の残骸は、この後者の態度にはっきりと現れているものの、F夫人の場合と同様に、それはセラピストや他の病院スタッフと投影的に同一視されている。つまり、彼の心に構造として組み込まれていなかったのである。

しかし、ほとんどの場合、H氏は補助自我（あるいは内なる良い母）の役割にあるセラピストによって包まれていると感じていた。このような時に、彼は自分がどれほど見当識が乱れ、依存しなければならなくなるかを痛切に伝えた（例えば、彼はこう言った。「まるで六歳の子どものように、何が起こっているのかよくわからないまま、登校初日を迎えるのだ」）。しかし、彼女の抱える機能とのそのような一過性の同一化によって、一瞬、悲しみや不安を感じることはあっても、それが持続することはほとんどなく、セッションの終わりには、F夫人のときと同じように、理性的洞察はほとんど崩れ、混乱と時空間の見当識障害に陥ってしまう（つまり、一次過程思考に戻る）。この精神の統合性の崩れは、実際に（身体的に）転倒するという形で現れることもあり、F夫人が頻繁にこの二つの現象（心的・身体的転倒）を比喩的に同一視していたことを考えると、特に興味深いことであった（読者の皆さんは、彼女が、実際にはまったく転んでいないのに、どこでも転んでいると絶えず訴えていたことを覚えておられるだろう)。

しかし、セッション中にセラピストの自我機能を内在化することで得られる現実感は、H氏にとってしばしば耐え難いものとなり、その結果、投影性同一視の傾向が再び現れるようになった。例えば、自分の苦境を周囲の患者(「哀れなケース」と呼んでいた)に投影することで気づきの芽を摘み、彼らや彼らの異常について、気遣いつつも距離を置いて議論していた。その傾向を表す一例が、「非論理的な思考をする」高齢の男性患者で、その妻と娘は「ただ死ぬのを待っている」状態だったので、その男性のことを心配していたことである。このように、H氏は、自分の異常さや弱さを感じさせないように、うまく意識を守っていた。

そのため、H氏が仲間の患者について最も気になることが、彼自身の内面的な状態に関する多くのことを明らかにしていた。彼は隣のベッドの失語患者の依存的孤立、その患者のマナーの欠如や抑うつ状態、スタッフが彼女のニーズを認識し対応できないそのあり方などに目を向けていた。その上、彼女に対する彼の感情的な態度は、明らかに両義的であった。ある時は彼女の苦境に大きな共感を示し、次の瞬間には反感と嫌悪感を表した(ここにもH氏の相互矛盾からの免れが見られる)。依存し、失禁してしまう、厄介な患者である自分に対する、H氏自身の(無意識の)両義的な関心と楽しみがここに表れている。セラピストが彼と会っていた短い期間に、この思考や感情群の幼児的な根源を明らかにすることはできなかったが、これらは明らかに尿道エロティズムや尿道攻撃性の側面と何らかの形で関連していた。この点で、また時折、自分の混乱した精神状態を経済的な失敗と同一視している点で、次に述べる前頭葉疾患の失禁患者を非常に悩ませている考え方に共鳴するところがある。この患者もそうであったが、

H氏の心的制御の喪失は、身体面での膀胱制御の喪失を伴っていた（ある日、H氏自身が「私の体は私の心を支配しているが、その逆ではない」と語ったように、ある程度、精神機能の身体的レベルへの退行を自覚していたようである）。この点で、心的な「検閲」機能は、身体的な尿道制御と直接的に同じものとされたようだ。

しかし、H氏の場合は肛門や尿道よりも口腔へのこだわりが強く、この点では次に取り上げる患者よりもF夫人と共通するところがある。彼は、赤ん坊のように甘やかされ、大人の責任から解放されることを楽しんで自殺を企てようとしたりすることになったが、同時に、この依存への退行と、家計を支える大人としての男性的地位の喪失に罪悪感を感じていた。（一次的な依存衝動と罪悪感を持つ超自我の判断との間の）この葛藤もまた、典型的には投影の手段によって、（すなわち、他の患者の完全な受動性、依存性、文化水準の低さなどへ言及することで）対処された。同様に、H氏は、医療者や看護スタッフが行ういわゆる「重要な仕事」に対して、あるときは敬意を表し、あるときは軽蔑的であった。

この葛藤の興味深い特徴は、それが少なくとも何らかの観察自我、現実検討、超自我の機能が残存していることの証明になるという点である。この点で、H氏はF夫人よりも高い心的統合性を示していた。しかし、すでに述べたように、これらの機能はほとんどが外在化されており、セッションの中でしか意識的に経験することができなかった。つまり、セラピストが行った抱えと観察の機能は、彼女が具体的に存在している間だけ内在化されたのである。このことは、転移の否定的側面と肯定的側面の両方に反映されており、セラピストは、ほとんどの場合、助け、助言し、包んでくれる存在として経験されたが、時には、侵入し、批判し、判断する存在として経験された。この点におけるH氏の自我の不安定な状態は、転移の別の側面にも反映されていた。すなわち、自分に代わって現実を正確に検討し、自分を適切にケアしてくれるセラピストの技量と能力（そしてリハビリテーション・チーム全般の能力）に対する究極的な信頼が欠けていたということである。同様の要因は、リハビリテーションや精神医学への関心や支持を示すことで、セラピストを時折、微妙に否定することにも表れていた。

症例G：精神病

三例目は、六二歳のエンジニア、G氏である。G氏は人生の大半をスイスで過ごしたが、当時はロンドンに住んで仕事をしており、くも膜下出血で左足の麻痺と重度の精神錯乱をきたし、脳神経外科に入院となった。血管造影の結果、前交通動脈に動脈瘤があることが判明した。また、右前大脳動脈と中大脳動脈にかなり強い攣縮があることがわかった。一ヶ月後のCTスキャンでは、右前大脳動脈灌流域を一部含む前帯状回と前脳基底部において、両側の腹内側前頭部の低吸収域を認めた。放射線科医はこれを右前頭葉内側基底部の梗塞と記載した。また、左右の中大脳動脈灌流域にも梗塞が認められ、二つの凸状病変となった（図9－3）。

私たちは、この患者の分析的状況における臨床像は、先の二人の患者と同様に、何よりも次の二つの臨床的特徴によって特徴付けられると考えた。第一に、G氏は重度の心的混乱を示した。その心理的メカニズムは後述する。第二に、この混乱は好ましい状況下では一時的に可逆的であった。

その心的混乱の構造はどうなっていたのだろうか。それは、前の二人の前頭葉腹内側に損傷がある患者の場合と同じように、フロイト（1915e）が無意識系に属すと考えた基本的な特徴のすべてを示して

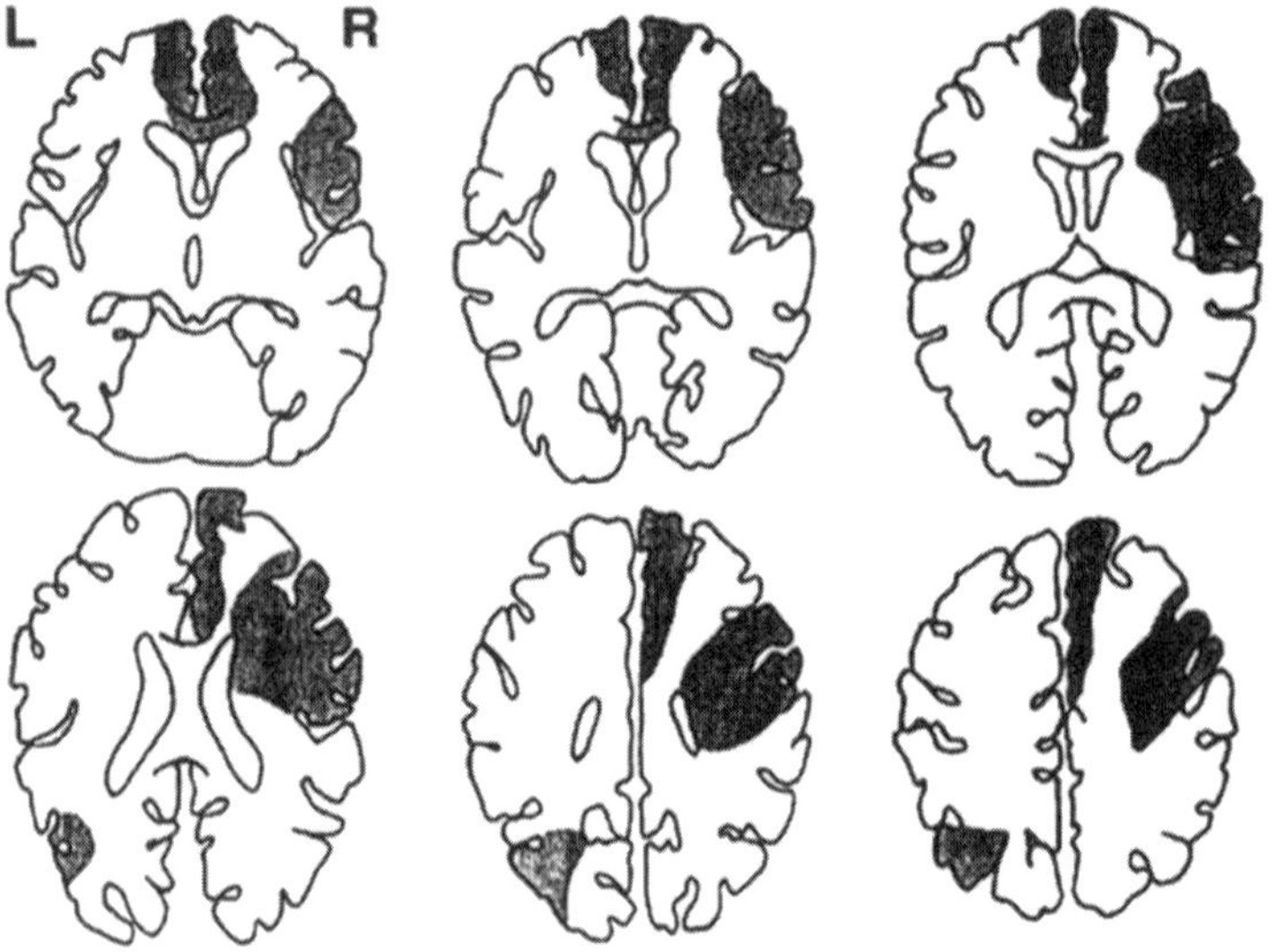

図9-3

いるように思われた。

　相互矛盾からの免れの最も顕著な例は、G氏が「自分は死んだ」という信念を持ち（コタール症候群）、矛盾する事実や論理的な議論によってその信念を捨て去ることができなかったことである（第六章参照）。自分が死んだという信念と、病院で生きているという日々の体験は、互いに相容れないものであるにもかかわらず、並存していたのである。同様に、妻が毎日病室を訪れているにもかかわらず、妻がスイスにいると信じていた。しかし、論理的能力の喪失は完全なものではなく、例えば、G氏は、自分が運転できるという考えについては、（セッション中に心理療法家の視点に同一化した影響で）それが不可能であるという考えが徐々に生まれてきて、その考えを断念しなければならないかもしれないという事実に多少気づいていることが示される。

　彼の臨床像で一次過程の側面が最もよく現れて

いたのは（F夫人がまさにそうであったように）、具体的な視覚像で思考する傾向であった。夢のような思考の本質的な特徴（凝縮、置き換え、視覚的表現）は、これらの視覚像に現れていた。例えば、G氏は、混乱と記憶喪失のため、自分が面接に参加できないのではないかという不安を認識する代わりに、自分のノートが入ったファイルを無くしたとセラピスト［マーク・ソームズ］に告げた。同様に、セッション中に抵抗のある話題について話した時、彼は具体的な思考の形で状況を認識し、「今テレビでやっているこことの多くは退屈だ」と言った。同様に、別の場面では、自分の考えがまとまらないことに気づいているように思われる時、人ごみの中で車椅子を操作することの難しさについて話した。また、治療の失敗、経済的な失敗、失禁などを象徴的に同じものとして話すことが頻繁に見られた。これらは、ある観念的な複合体に付随する感情が、別のものに自由に移されることに由来している。これらの転移は、無意識の象徴としておなじみの経路をたどり（例えば糞便とお金が等しいものとされる）、言葉のつながりは具体的な形で使われた（例えば、金銭的取引が「失敗に終わった fallen through」ことが失禁と同じことを意味したり、あるいは金銭的取引で「ヘマをした I have made a mess」がパンツを「汚した I have made a mess」と同じ意味だったりする）。（置き換えと凝縮に）同じく見られる現象は、別々の観念のグループを分けたままにしておくことの難しさとして表現することができる。このような傾向が、本筋から逸れるという形の会話（と思考）の習慣に表れていた。一次思考の別の側面も明らかだった。第一に、彼の妄想の多くは明らかに願望的であった（例えば、彼は自分が運転できると信じ、家に帰れると信じ、重要な委員会の一員であると信じていた）。第二に、理論的な可能性が具体的な事実となった（例えば、妻がセラピストと不倫するかもしれないという彼の恐怖が、妻が彼と不倫しているという「事実」となった）。

無時間性の問題は、G氏が自分の思考と記憶を分離しておくことの難しさをさらに説明してくれる。彼の時間的混乱の大部分は、この点から説明することができる。例えば、リハビリの挫折を、あたかも八ヶ月前に起きた経済的な挫折であるかのように反応した。また、分析セッションを何年か前に会社の経費で参加した講習会と勘違いしたり、現在の病気と第二次世界大戦を混同したりした。このように、彼の無時間性は、記憶の喪失が直接の原因であるように思われた。例えば、セラピストが「何歳ですか」と聞くと、「二五歳か、三〇歳。自分はしばらくの間ひどい病気をして、その部分の記憶が失われてしまったようなので、はっきりとはわからない」と答えた（実際は六二歳だった）。もう一つの要因は、すでに述べたように、彼が理論的な可能性（通常は仮説的な可能性である）を、現在実際に起こっていることであるかのように表現することに現れていた。

心的現実による外的現実の置換は、これまで述べてきた彼の臨床像のすべての特徴に、ある程度、暗黙のうちに含まれていた。幻想はしばしば現実であるかのように扱われた。例えば、自分が死んだと信じていたこと、妻がスイスにいると信じていたこと、夢が実際に起こったことであること、自分が運転できること、リハビリテーションではなく講座に通っていたこと、病室を移ったときにサッカーチームから外されたこと、病室のシスターとセラピストがスイスにいた時からの知り合いであること、セラピストが自分の妻と関係を持っていたことなど、多くの例がある。しかし、現実検討力が壊滅しているわけではなかった。例えば、夢と現実の区別がつかないことについて「どうしてわかるんだ」と言ったり、治療者の判断を「塀の向こう側」にいるからといって保留にしたり、現実の状態について信頼できる第三者から独自の意見を聞くのがいいのではと言ったりすることがしばしばあった。したがって、この患者の投影の使用は、F夫人の場合ほど多くはなく、また頑なものでもなかった。

G氏の臨床像のもう一つの特徴は、抑制が効かないことであった。これも部分的な傾向であり、看護スタッフや治療スタッフとの頻繁な口論、妻への怒りの爆発、時折の涙、気分の急激な変化などがその例であった。

これらの特徴によって、この患者の主観的な心的生活における支配的な幻想のいくつかは、きわめて鮮明な印象を残すことになった。彼の病気に対する主要な関心と反応は、有能な成人男性としての自分の地位の喪失にあると思われた。彼はこの喪失を深い屈辱として経験した。この屈辱は、それに伴う排便制御の喪失と強く結びついていた。

分析過程の簡潔な例

このセクションでは、彼が臨床的にどのような様子だったかを説明するために、最初の数セッションの分析過程を簡潔に要約することにする。

彼とセラピストとの関係は、ほとんどの場合、強く肯定的であった。最初のセッションからすぐに、彼は自分の悩みを率直に話し合える相手として反応した。彼の最初の関心事は、自身の喪失感であった。彼は、自分のノートが入ったファイルを紛失してしまったことを、少し苦しみながらセラピストに告げた。その直接的な不安の解釈によって、彼の精神状態は明らかに改善し、彼は地位の喪失、崩れた自己像、そして自分にとっての回復の重要性について、驚くほど首尾一貫した形でセラピストに話した。しかし、セッション中にセラピストが自我の支持をやめたり、セッションが終わって退室すると混乱が再発した。

次のセッションでは、彼の内的な屈辱感は、治療スタッフとの関係で外在化した。彼が言うには、彼が間違った病室に迷い込んだために、スタッフが彼に対して失礼な態度を取ったとのことだった。この時初めて、(この例では、彼の空間的見当識障害と関連する)彼の精神状態は、連想を通して、腸と膀胱の制御の喪失と結びつけられた。セラピストは良い超自我の人物として認識された。彼は、「たとえ恥ずかしくても」自分の屈辱的な経験について彼と正直に話すことを決意したのである。それにもかかわらず、屈辱的な体験は彼にとってあまりにも強いものであったため、彼は願望的妄想に陥ってしまった。

三回目のセッションでは、他の病棟に移動する可能性があるため、場所についての質問が強く繰り返され、混乱に陥るところまで退行した。ここでも、根底にある不安の解釈が(一時的ではあるが)大きな効果を発揮した。G氏は、自分がスタッフにとって負担になりすぎるためリハビリのプログラムから外されるのではないかという不安について、一貫して話していた。継続的に解釈を行うことで、彼の明晰さは保たれた。自我の支持が失われると、徐々に一貫性が失われていった。見下しているように受け取られる発言は暴言につながり、押し付けられることに嫌気がさしていた。自分の地位の喪失に対する強い感受性が刺激されたのである。しかし、自分の意見を言う機会を得ると、徐々に改善し、セラピストは、再び良い超自我の人物として認識され、セッションが終わると、混乱状態に戻った。

四回目のセッションでは、G氏は、病棟でのゲームで自分が外された時に、自分が何かバカなことをしたのではないかと思って(つまり彼自身の観点からそう思って)、とても動揺したと語った。さらに連想が広がり、心を痛めながら自立(特に経済的自立)の喪失に気づき、ついには涙を流した。そして、またもや屈辱に打ちひしがれ、より具体的な思考様式に退行していった。（厳しいセラピストによる）心理的な苦痛は肉体的な苦痛と同一視され、トイレでいじめられたという無意識の幻想がすぐに彼の連想を支配した（この時、自己主張の反抗的な表現が散見されるようになった）。セッションの終わりに、彼は完全に退行し、妻と口論したが、それは明らかにセッションで表現したのと同じ反抗的な表現によって動機づけられていた。

続くセッションでも、大人の世界からの排除や降格がテーマとなった。これは、第一に大人として扱われたいという願望、第二に自分より力のある人物に居場所を奪われることへの恐怖を表す妄想という形で現れた。これらの根底にある不安を解釈することで、彼の精神状態は著しく変化し、治療同盟が出現した。セッションが終わって自我の支持がなくなると、再び混乱に逆戻りすることになった。

病棟での挫折は、患者にとっては、自己愛の不全による排除や降格と認識され、転移の急激な変化につながった。セラピストは、欺瞞的で信頼できない超自我的な人物となった。心に傷を残すような、拒絶されるという受動的体験が逆転し、彼はセラピストだけでなく、リハビリテーション・プログラム全体を能動的に拒絶するようになった。精力的な解釈にもかかわらず、混乱は続いた。G氏は、自我を支持する別の人物が必要だと表明した。セラピストがもはや完全に信頼できなくなったので、現実を判断するために第三者に相談する必要が生じたのである。同時に、病棟での失敗が経済的な失敗と混同され、経済的なアドバイスを求めることで必要な自我の支持を得た。セラピストの思考制御能力に対するG氏の信頼の欠如は、腸の制御の不能状態として経験された。これは、転移におけるセラピストの以前の役割を示すものであった。彼は無意識のうちに、セラピストを、括約筋の制御を助けてくれる内在化された人物として利用していたのである。この時点で、彼の男性としての能力は、（「便＝ペニス」というモデルに基づいて）便の固さと直接同一視されていたことが明らかになった。

このテーマは、次のセッションでも継続した。彼の内部の混沌とした状態と失敗の感覚は、実際の下痢という形で身体的に経験され続け、幻想の中では、罪悪感（または恥）を感じる経済的な災難として経験されていた。彼の投影された超自我的人物は、彼が彼らにお金を借りているとか、彼が彼らを経済的に失望させたと信じている人々であり、彼は「自分が招いた結果を受け入れなければならない」と思っていた。内的制御と超自我の支持が完全に失われたという感覚は、時に、実際の死として認識された。

この混乱は、この一連のセッションの最終回でも持続していた。彼は、脳卒中の直後に超自我の人物から自分が死んだと知らされる夢（最初は現実と勘違いしていた）を報告した。この夢は、宗教的真理や現実感についての思考と結びついていたが、このセッションでの彼の混乱の深さのために、本質的に不明瞭なままであった。

まとめると、脳卒中とその後遺症は、この患者にとって括約筋の屈辱的な制御不能として知覚されていたようであり、それは成人としての地位の喪失、男性的能力の喪失と同一視された。少なくとも彼が、部分的には、（分析セッションを含めて）リハビリテーション・プログラムをトイレット・トレーニングの反復として知覚していたと示唆することは、それほど乱暴な憶測ではないと思われる。スタッフ（および心理療法家）は、(a)彼が括約筋を制御できるように手助けする（すなわち自我の支持を提供する）超自我の人物として、あるいは(b)彼が排便を適切に調整できないために拒絶する人物として、知覚された。

前者の良い状況では、患者は自我の支持を一時的に内在化することができ、それによって自分の思考をかなり制御できるようになり、その結果、さまざまな自我と超自我の能力を獲得することができた。しかし、これらの能力は、外的な支持が途絶えると、あるいは途絶えたと認識されると、直ちに失われた。そして、（再外在化した）超自我を、拒絶し排除するものとして経験し、屈辱的な心的苦痛の中で、身体的失禁によって自己愛的理想を喪失し、精神病的な混乱状態へと退行したのである。

この症例の精神病的症状のメカニズムは、再びフロイト（1911c（1910），1924b）の定式化に従って理解することができる。現実との接触の喪失（「世界の終わり」）に続いて、「回復の試み、再構築の過程」が起こる。それは、一次過程思考の特徴をすべて備えた妄想的な幻想の形で、あるいは、（幻想の中では観察し、調整し、抑制する人物によって表現されていた）精神構造の喪失を分析的状況の中で具体的に内在化することによって行われるのである。

症例Ｉ：カプセルで包まれた精神病

最後の症例のＩさんは、前頭葉腹内側の病変を持つ他の三人の患者とはまったく異なっていた。しかし、いくつかの重要な共通点がある。実際、彼女は他の三人の患者と同じような症状を示すが、それらの症状は非常に限定された形でしか現れない、いわば、カプセルで包まれた形でしか現れない、という点で、他の三人の患者とは異なると考えられた。

Ｉさんは三二歳の秘書で左利きの女性だった。彼女はカナダ人だが、数年前からスコットランド人の婚約者とともにイギリスのエジンバラに住んでいた。数年前にロンドンで起きた人種差別暴動の時にロ

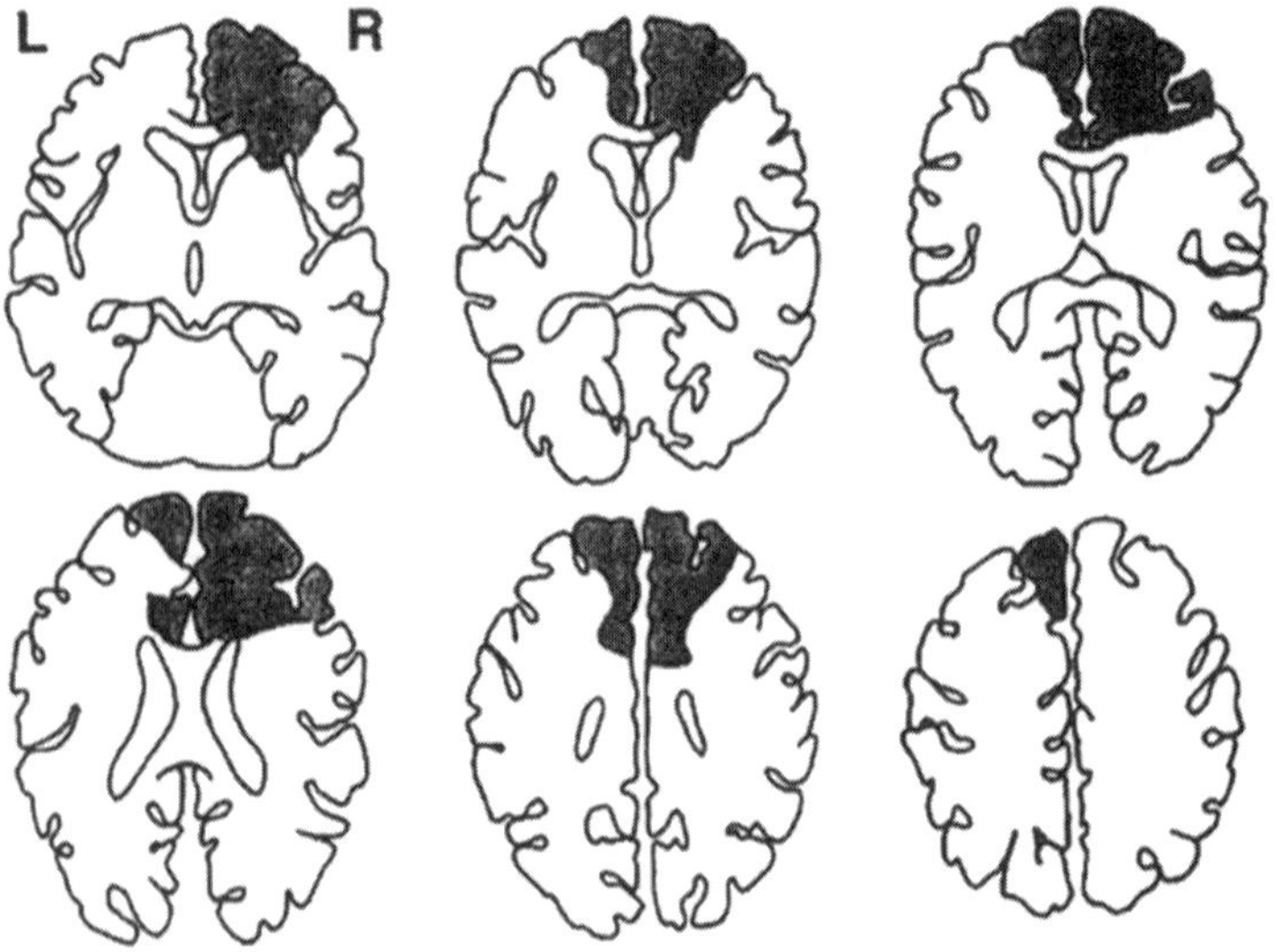

図 9-4

ンドンを訪れていたのが不運だった。Ｉさんと婚約者は、ロンドンを車で移動中、それと知らずに暴動が最もひどかった地域に入ってしまった。そして、暴徒に襲われた。投げられたレンガが助手席側のフロントガラスを突き破って、Ｉさんの右の額に当たった。Ｉさんは右前頭骨の陥没と頬骨の破壊を伴う大きな開放性頭蓋骨骨折を負った。Ｉさんは一時的に意識を失ったが、すぐに覚醒し、入院時には会話をしていた。また、言葉による指示にも反応していた。

腐骨摘出術が施行された後、ＭＲＩ検査で前頭葉内側の広範な病変が明らかとなった。低吸収域は後方に広がり、両側の帯状回前面に及んでいたが、右側がより広範であった。この病変は、先に述べた前頭葉の他の三例とは異なり、前頭葉の腹側領域は含まれていなかった。つまり、これまでの三例と比較して、比較的背側に病変があった（図９－４）。このことは重要な意味を持つ。また、両側の脳室前角には気体が存在していた。Iさんの術後は二日間混乱が続いた。この混乱状態から彼女は急速に回復したが、すぐにわかるように、それは完全なものではなかった。

分析的状況における彼女の臨床像の最大の特徴は、カプセルで包まれたような精神病症状の存在であった。これは、観察する自我と他の超自我の機能は本質的に維持された文脈の中で、主に妄想的な幻想の関連で、現実検討力だけが破綻するという形をとっていた。

Iさんは、心理療法のセッションの中で、二つの幼少期の外傷的な記憶を思い出した。それは、現在の外傷と明らかに関連しており、彼女の心の構造をいくらか浮き彫りにするように見えた。最初の記憶は、急性胃腸炎で入院した時のものである。この出来事は、バンクーバー郊外とエジンバラという平穏で安全な世界に、突然、外傷が襲いかかったという彼女の現在の体験と一致しているように思われた。この記憶は、彼女が現在感じている侵襲の感覚について話し合う中で思い起こされるようになった。Iさんの無意識の幻想が、当時の彼女の症状とどのように関連していたのかを確認することはできなかったし、その体験が表していた、安全な日常と身体境界の制御感覚の大きな崩れを説明することもできなかった。しかし、彼女は、病院スタッフに医療行為を押しつけられるという現在の経験に対して、差し込み便器の使用を拒絶するという形で反応したが、最終的には便秘薬を投与されて差し込み便器を使わざるを得なくなった。この反応もまた、ある程度、病前性格の防衛反応（すなわち、肛門性格、感情的孤立、強迫的な制御など）を表していると思われた。

幼児期の急性下痢症の実体験は、幻想が現実になることもあるという現在の彼女の確信の原型となった可能性がある。つまり、この幼児期の体験は、現在の彼女の現実検討の破綻の原型を提供したのかもしれない。この幼少期の記憶は、Ｉさんの心の中では、自分が家族から見捨てられたという恐怖と密接に結びついているようで、それは、現在芽生えつつある転移の中では、セッションを終えるのが難しいという形で再現された（彼女は、幼少期の入院生活について、家族が帰るたびに泣きじゃくったと語っている）。要するに、幼児期の体験は、Ｉさんの現在の無意識的な幻想の一面を明らかにしてくれると思われる。彼女は、腸と身体の境界を制御できなくなったという無意識のモデルに従って、自分の心の中にあるいくつかの境界の制御を失ったと感じた（または失うことを恐れた）のである。彼女の幻想は下痢のように「流れ出て」しまった（そして、今述べた他の患者の症例と同様に、抑制が外れた思考を、実際、彼女は、下痢と同一視していた）。Ｉさんの失禁の幻想に対する恥の感覚も、肛門的な性質を示唆していた（同時にそれは、彼女の観察する超自我が比較的統合されていることも物語っていた）。彼女の自尊心の喪失も、明らかにこの無意識の幻想（すなわち、良い内的排泄物の喪失と、括約筋を制御する能力への誇りの喪失という無意識の幻想）と結びついていた。Ｉさんは、病前、自分の頭の良さ、記憶力の良さ、感情の制御能力が高度に発達していることに大きな誇りを持っていた。彼女の心と腸の無意識的な同一視が、ここでも顕著に現れていた。

二つ目の外傷記憶は、思春期の頃のものである。母親が正気を失い、自殺を図ろうとした場面である。Ｉさんが浴室に入ると、父親が床の上で、母親の上に乗って、自殺を防ごうとしているところだった。この原型（とそれに付随する無意識の幻想）に基づいて、Ｉさんは、自分自身の、現在の外傷体験を暴力的な性的暴行として経験しているように思われた。ここでもまた、幻想が現実化することがあるという考えが顕著であった。母親は過度の性的嫉妬に苦しんでいたようだが、皮肉なことに、父親は本当に不倫をしていて、それが母親の精神病的な抑うつにつながったのである。この記憶は、Iさんの現在の精神状態の二つの重要な側面とつながっていた。一つは、攻撃的な性的侵入に対する恐怖と幻想で、二つめは、母親に対するアンビバレントな同一視である。

まず、攻撃的な性的侵入の恐怖と幻想について述べる。この感じと観念の布置（すなわち、暴力的なレイプの幻想）は、Iさんのカプセルで包まれた精神病的症状の本質的な核を形成していた。吸血鬼、悪いもの、寝ている間に家に侵入してくる外の人間、ベッドの中や下にいるヘビなどに対する子どものような恐怖は、現実検討の破綻を最もはっきりと示していた。これらの恐怖は、医療スタッフや医療処置の突き刺すような侵襲性に対する彼女の不満と結びついていた。この関連は、最初から明らかで、というのも、彼女は「あれこれ詮索されるのはもう嫌。注射も何も、もう二度としたくないわ」と言ったからである。さらに彼女は、現在、特に夜間に襲われることを非常に恐れていると述べた。この恐怖は、特に吸血鬼に対する恐怖という形をとり、医療行為によって侵襲されているという感じとも一部関連している。また、コウモリの鳴き声が聞こえたと思ったこともあったが、雑音だけ聞こえて、実際には何もいなかったということもよくあった。吸血鬼に関しては、枕元や首にニンニクを置いて寝ていたので、病院にもニンニクを持ち込みさえしたが、使わなかった。

分析過程の簡潔な例

こうした感じや行動の根底にある性的幻想の側面は、一連のセッションの中で徐々に浮かび上がってきたもので、以下に簡単に要約する。最初のセッションで、Iさんは、ロンドンの厳しく突き刺すような侵襲的な性質と、エジンバラやバンクーバーの家庭的で静かな平穏さとを対比させた。（ここで彼女は、自分がどちらのカテゴリーに属するかを決めるために、セラピスト［カレン・カプラン＝ソームズ］をこの点で評価しているように思われた）。そして、加害者に対する激しい憎しみを述べた。この同じセッションで、彼女は、両親を巻き込んだ恐ろしい（浴室の）場面について話してくれた。次のセッションでは、事故直後、救急隊員が自分の服を脱がせようとするのに抵抗したと述べた。このとき初めて、先に述べた「幻想が現実になる」というテーマが語られた。三回目のセッションでは、彼女は現在の性交に対する嫌悪感を説明し、このことを、挿入されたくないという願いや性的嫉妬と明確に結びつけた（このような意識的な不安は、病前の彼女にはなかったようだった）。このようにして、根底にある性的幻想が初めて明らかにされ、母親との同一視（これについては後述する）も明らかになった。このセッションで彼女はまた、自分のプライバシーと身体的空間が常に病院のスタッフによって侵害されていると述べ、自分を守るための特徴的な（つまり肛門的な）方法（差し込み便器を使うことを拒否するという方法）について述べた。また、自分が受けた残酷な医療行為について大いに不満を訴え、それによってできた傷や痣、瘢痕のことを詳しく述べた。［今回の頭部外傷を引き起こした］元々の暴行とこれらの病院での「暴行」は、彼女の心の中で密接にリンクしていた。その根底にある性的幻想は、（男性）医師が痛みを与えながら何度も挿入した、彼女の細い血管には大きすぎるカテーテルの描写に鮮明に表れている。この同じセッションで、患者自身は、リビドーの喪失（すなわち、性交への興味の喪失）を、侵入されることへの恐怖と結びつけていた。次のセッションでは、（侵入されているという感覚についてのセラピストのコメントに応えて）彼女は幼少期の胃腸炎のエピソードについて述べた。彼女は次に、ヘビに対する恐怖症的な不安について述べたが、これは明らかに、男根の貫通に対する恐怖と直接的に結びついていた。例えば、彼女が報告した夢の中では、蛇＝ペニスという無意識の方程式がほとんど丸見えだった（蛇は彼女の膣を這い上がってきたという夢であった）。この一連のセッションの最終回では、彼女は仰向けに寝るのが嫌いで、それは彼女を「無防備」にさせるからだと報告した（ここでもまた、性的暗示が明白であった）。

つまり、Iさんは、外傷を暴力的なレイプという無意識のモデルに従って経験し、この幻想が外傷後にも持続して、病院という環境での経験にそのような色を付けたのである。さらに、幻想が現実化することがあるという前意識的な疑いに基づいて（この疑いは母親の経験や彼女自身の幼少期の胃腸炎によって強化された）、この外傷的な性的幻想が彼女の現実検討を周期的に圧倒した。Iさんはこの心的状況に、精神病に近い形で反応したが（例えば、額に十字架を描き、枕元にニンニクのかけらを隠す）、もっと穏便な形でも反応した（例えば、性的欲動や自分の容姿への関心を失った）。自分を魅力的に見せたくないという気持ち（そして、人に見られているという被害妄想的な恐怖）には、もう一つ、幼少期からの背景があったようだ。つまり、学校で注目されることを嫌ったのである。これもまた、無意識のうちに性的な意味（つまり、自分自身の性的魅力や露出症に対する恐れ）を持っていたようだ。こうした制御できない力から自分を守るためのIさんの方法は、それ以前の幼児期の外傷の記憶によって強化された（つまり、Iさんの現実検討を精神レベルで再設定する試みは、性器レベルでは膣の閉鎖とペニスの侵入拒否に等しく、肛門レベルでは括約筋の閉鎖と身体の内側と外側の境界の維持に等しい）。F夫人、G氏、H氏の三例の前頭葉腹内側部に病変がある症例と同様、象徴的思考から具体的で身体的な動作への容易な退行がすぐに見てとれた。

ここで、Iさんの浴室の記憶と結びついたもう一つのテーマ、すなわち、母親とのアンビバレントな同一化について述べたい。Iさんは、最初の分析のセッションで、母親が心的に破綻してしまったことがあることを心配そうに報告した。彼女は、自分の現在の症状が、心的に破綻し、現実とのつながりを完全に失って、病院や薬物に依存することになることを恐れたのである。彼女は、このような同一化が増すことに対して、二つの方法で反応した。第一に、母親の病状の程度を否定したり、最小限にとどめようとした。第二に、母親や狂気一般から自分を遠ざけようとした。たとえば、Iさんが前述の浴室の場面（母親の自殺未遂）を語る時、彼女はその感情を父親に置き換えることによって、自分自身のショックや恐怖から自分を切り離した。（現在の外傷にもまったく同じように反応している）。また、Iさん自身が語ったあらゆる反証にもかかわらず、彼女は、母親が心的に病んでいるわけではなく、「とても強い」とか「かなり強い」と主張した（彼女は、病前における自分の情動や食事の制御について、同じような言葉で表現している）。あるセッションでは、彼女自身が受けた暴行に対するボーイフレンド（と父親）の攻撃的な怒りについて述べたが、一方で彼女自身は、驚くほど冷静で感情的に淡白なままであった。これは、彼女の肛門性格的な防衛と恐怖症や妄想的な考えを持つ傾向（すなわち、彼女の感情の切り離しと攻撃性の投影）を反映していた。また、同じセッションで、彼女は自分の容姿に対する興味の喪失を述べたが、これは母自身がうつ病だった時の母親の行動を繰り返した可能性が高い。ただし、そのような記憶は明確に報告されてはいない。また、彼女はセラピストの私生活や職業に関心を示し、特に「私は狂っているのか？」という暗黙の問いに関して、セラピストを補助的な現実検討の人物として使っているようだった（これは、F夫人、G氏、H氏が示したセラピストの自我機能の全面的な内在化を、より微妙な形ではあるが、思い起こさせるものであった）。Iさんは、セッションの終了時にセラピストから離れるのが難しかった。しかし、彼女はまた、セラピストが良いか悪いかを判断するために、評価しているようであった。あるセッションでは、彼女は自分自身の性的な嫉妬について、それがいかに非現実的であるか（あるいは「馬鹿げている」）かについて述べた。これは、彼女の素材を母親の病理と直接結びつけ、母親との強い無意識的同一化を明らかにするものであった。しかし、Iさんは、この結びつきを意識的に認識していたわけではない。別のセッションでは、彼女は、幼少期の胃腸炎について、それは、彼女が食べた何か悪いものの結果であったと述べた。それ以来、彼女は、食べるものにとても気をつけていることを報告した。彼女はまた、幼い頃の家の近くにあった、攻撃的で自慰行為をする患者がいる恐ろしい精神病院について（目に見えるほどの警戒心を持って）説明した。この描写では、短い治療期間中、彼女が表した中で最も強い感情が示された。最後のセッションで、彼女は、その「突き刺すような」侵襲性と「悪臭」のする病院を去ることに、大きな安堵を表した。

支配的な転移幻想の記述

これらの素材から、Iさんのセラピストとの分析的な関係が説明される。彼女は、（無意識のうちに）口唇レベルで、セラピストを次のように評価しているようであった。「この人は食べても安全な良いものなのか、それとも私が腸（と思考）を制御できなくさせるような悪いもの、毒のあるものなのか」と。これによって、内在化された母親と彼女の関係の性質が明らかになった。彼女は、外傷的な暴行の影響を、気がおかしくなった母親との（そして、それに伴う自由奔放な性愛の危険性との）同一化として経験したようであり、また、悪い母親の取り入れとして、自分を侵害し身体の境界を圧倒する食物の危険性と関連付けて経験していた。彼女の反応からは、気がおかしくなった母との同一化を断ち切り、この頼りない毒々しい悪い母親を外部に投影しようとする協調的な姿勢が伝わってきた。後者が、彼女の妄想と不安定な現実検討の源泉であるように思われた。Ｉさんは、かつてないほど同一化していたと感じた自分の内なる母を、もはや信頼していなかった。幼い頃、よく母親のベッドで慰めてもらっていたという。しかし、セラピストが彼女に会った時、彼女は一人で恐怖に打ちひしがれていた。本当に安全な場所はもうなかった。

ここまで、彼女の心の状態を、関連する主観的、無意識的な幻想の観点から述べてきた。客観的、メタ心理学的な観点からは、同じ過程を、彼女の超自我の母的側面の解体、すなわち、取り込まれた原初的母親の再外在化として記述することが可能であろう。この点で、本質的なメカニズムは、前頭葉腹内側部の疾患を持つ他の症例に見られるものと同様であるが、それははるかに限定された方法で、はるかに限定された範囲に生じた。

心理学的な観点から見ると、彼女の症状のカプセルで包まれたような性質は、彼女が父親（およびボーイフレンド、そして父親転移にあるセラピスト）に認められる強さと保護力に依存し続けているという観点から理解することができる。解剖学的な観点からは、このケースで腹側前頭皮質と左前頭葉の大部分が比較的保存されていることと相関しているかもしれない。

この点で、Ｆ夫人、Ｇ氏、Ｈ氏とは対照的に、Ｉさんの現実検討と精神制御の変動は、自我を支持する人物としてのセラピストの具体的で現実的な接近だけに依存していたわけではないことに目を向けておくことが重要であろう。彼女は、かなりの部分、超自我の構造を保持していて、それゆえ、彼女の精神状態の変動は、内的要因によって調整される部分の方がはるかに大きかった。

考察：前頭葉腹内側領域のメタ心理学

これら四つの症例をもとに、この脳領域が人間の心的装置全体のメタ心理学的組織化に果たす機能的貢献について、次のような仮説を立てたいと思う。この仮説はできるだけ正確に定式化しようと思うが、研究の予備的な現段階では比較的一般的な用語を使わざるをえないので、読者には失望されないようお願いしたい。私たちの仮説はこうである。前頭葉腹内側皮質が、心の一次過程を抑制する基本的な経済的変換を行う。私たちが言っている経済的変換とは、フロイトが「束縛」と表現した過程のことである。言い換えれば、脳のこの部分は、全体として二次過程の生理学的実現を補助している解剖学的な場所、あるいは少なくとも解剖学的ネットワークの重要な構成要素、となる。

深層心理の機能でこれほど重要なものはないだろう。この仮説からは数多くの示唆が生まれ、それらが上にまとめた臨床素材とどのように関連するかを見るのは容易である。例えば、この経済的機能の障害は、必然的に現実が心に及ぼす影響の媒体全体を乱すことになり、したがって、現実原則の、そして自我の構造化と超自我の抑制全般の本質的な基礎を、さらには検閲、抑圧、現実検討、判断などの名目でさまざまに説明される、特定の精神作用と過程を広範に乱すことになる。本章で紹介した臨床素材に見られたこれらのすべての過程の破綻を私たちはそのように理解する。とりわけ、彼らの自己愛的な取り込みの解体（「世界の終わり」）と、その結果としての精神病への退行は、このように概念化される。

本書の最終章で紹介する一般的な理論モデルでは、大脳皮質は全体として、知覚系に由来するメカニズムの連鎖的なつながりで構成されていると考えるべきであり、そのメカニズムは継続的な連合過程の中で、外部および内部環境の特定の特徴を選び出す、と提案する。これらの選択過程は、いったん確立されると、一連の「刺激障壁」として働き、慣れ親しんだ刺激に対する過度の覚醒から心的装置を保護する。これらの障壁は、自我という織物を形成する記憶系《ネミック》である。これらのシステムは、最初は外部の現実の影響を受けて形成されるが、次第に神経心理学者が意味記憶、手続き学習などの名目で説明するような過剰学習の形で内在化されると私たちは提案する。いったん内在化されると、これらのフィルターは、暗黙の、無意識の予期の集合体として、その後のすべての知覚と運動の経験に支配的な影響を及ぼすようになる。

私たちは、この内在化と組織化の過程全体を、精神分析でいうところの自我の構造化と同一視してきた。このような背景から、前頭前野は（内向きおよび外向きの両方の知覚系から入力を受け、記憶分析の最も深い層と運動動作の基礎を表す部位だが）、いったんこのように構造化されると、大脳皮質のより表層のシステムすべてに対して制御的な影響を発揮することが示唆される。この解剖学的領域は、他のすべての脳構造の上に反省的な「上部構造」を形成しているというのが、ほとんどの神経心理学者の一致した意見である。

本質的なポイントは以下のとおりである。前頭前野で構造化されているのは、非常に抽象度の高い、ある特定のタイプの結合の集合体である。これらの結合は基本的に継起的なものである（大脳の後頭皮質で優勢な同時的な接続パターンとは異なる）。このような継起的な結合の構造は、もともと、幼児と世界を媒介する大人たちの言語化の影響を直接受けて形成されたものである。子どもは、この内在化された一連の接続を利用して、徐々に自分の思考と行動を区別し、整理し、制御するようになる。前頭前野の神経組織の発達の臨界期（生後五年頃）を過ぎると、これらの抽象的で連続的なコード（心理学者はこれを「内言」と表現する）はしっかりと構造化され、それによって子どもは自分の思考と行動を非常に確実に制御することができるようになる。このようなことが起こると、子どもの心的生活全体が、とりわけ反省的な機能に適した抽象的な接続の集合に拠りながら、根本的に再編成される。子どもは同時に、基本的に無時間的（「時間のない」）で視空間的な思考様式から、基本的に言語的で継起的な（または命題的な）様式に移行する。

　私たちの一般的な理論的定式化（第一〇章）では、私たちは、内言のこれらのユニークな特性のいくつかを、話される言葉の特別な属性のいくつかと関連づける。さらに、親の音声を内在化および構造化することで、子どもが自分自身の主観的過程から離れることができるようになり、言語のカテゴリー的、名詞的、その他の特定の特性を用いて、自分自身の思考と行動を抽象的に評価することができるようになる、と主張したい。また、言語の命題的な性質によって、子どもは、分化した内的図式との関連で一連の動作を計画することができるようになり、その動作の目標は必ずしも具体的に存在するものでなくてもよくなる。これによって、子どもは自分の思考と行動を抽象的で目標指向的なプログラムに従属させることができるようになる。

　生理的なレベルでは、前頭前野が脳の中核構造との豊富な相互接続を介して、大脳皮質全体のニューロン発火の速度、順序、パターンに影響を与えるという形で、この能力が表現される。これは、前頭前野、特に腹内側領域の随意的かつ選択的な覚醒機能として記述されている。この機能の破綻は、生理的には、ルリヤ（Luria, 1980）が「痕跡の興奮性の均等化」と表現した状態で表出される。この状態では、内言の助けを借りて直接行われる、高度に分化した、前頭前野の選択的覚醒の機能が破綻する。上にまとめた臨床素材の中で、私たちはこの現象をはっきりと見た。この素材から、私たちがこの前頭葉領域の選択的覚醒機能を、「現実検討」や「検閲」といった項目の下に含まれる心理的機能群と結びつけている理由が明らかになった。これらの機能の破綻は、生理的領域における前頭前野の選択的覚醒機能の破綻が心理的領域で顕在化したものである、と私たちは考えている。これは、「束縛」というメタ心理学的過程の本質的な帰結である。

基礎神経科学への橋

本書の最終章で私たちの一般的な理論的結論を概説する前に、少し本題から逸れるが、本章で私たちが到達した結論を、アラン・ショア（Schore, 1994）の興味深い著書『感情調整と自己の起源——情動発達の神経生物学』で概説されているいくつかの定式と結びつけておきたい。

ショアの中心的な主題は、「主たる養育者が媒介となる初期の社会環境は、子どもの将来の社会的情動的な発達を担う脳内構造の進化に直接影響を与える」（p.62）というものである。同書の後続する章で、この主題に関連するさまざまなレベルの根拠を示す文献が調査され、母子の観察から分子生物学に至るまで異なる分野からのデータを取り入れた、印象深い総括となっている。その結果、乳児の脳が、母親の感情調整機能を、エピジェネティックな歴史の中の特定しうる時点で、限定された神経組織に、内在化し構造化する正確なメカニズムを、模範と言えるほど詳しく説明するモデルができあがったのである。

ショアのモデルは、主に前頭葉腹内側皮質に焦点を当て、皮質下辺縁系と脳幹構造に由来する動機づけシステムの抑制成分として概念化し、その物理的成熟は、初期の母子相互作用のある側面によって著しく導かれることを実証している。これにより、前頭葉腹内側皮質は、ほとんど文字どおり、内在化された、包む母を体現していることが示される。

同書の前半で、ショアが示す証拠で支持される提案は、前頭葉腹内側皮質の成熟が始まるのは、ヒトの乳児期の一年目の終わりに始まる特定の臨界期である、というものである。個体発生の適所で提供される、母親的に調整された極めて強い社会的感情的な刺激は、特に、母子の心理生物学的に同調され、覚醒を増幅するような、対面での視線の相互交流の中で生じると、母子間に肯定的な感情を生み出して保たれる、と仮定される。このような相互交流は、大脳辺縁系（交感神経腹側被蓋辺縁系）の神経化学回路の上行性の皮質下の軸索が、（特に成熟初期の視空間的な右半球の）眼窩前頭領域の深部に、広範に神経支配するのを促すような神経内分泌的変化を誘発する。この刷り込み体験によって、前頭葉辺縁系の興奮系の成熟が始まり、それが［マーラーの］練習期の臨界期（行動的多動性、高いレベルのポジティブ感情と遊び行動）の起動相における個体発生的な適応の原因となり、その後、感情調整の初期機能系の基盤となる相互作用的表象モデルを形成する能力を確立するのである。［p.65］

著書の第二部では、社会化の手順の開始とともに、次のような重要な発達が起こるという仮説を支持する証拠が提示されている。

生後一四ヶ月から一六ヶ月の乳児は、ストレスの多い社会化の相互作用に対する心理生物学的な反応として、しばしば低覚醒状態になる。これらの段階に典型的なストレス状態は、異なるパターンの精神神経内分泌変化を伴い、もう一つの大脳辺縁系回路である副交感神経の外側大脳辺縁系回路の拡張に最適な社会感情的な刺激として機能する。この回路が経験依存的に眼窩前頭皮質に配線されることで、効率的で適応的な抑制系が出現するのである。［より早期の］交感神経系と副交感神経系の辺縁系回路が競合することが、臨界期の終わりである約一八ヶ月に、成熟して分化した眼窩前頭葉系を作り出す区画化の過程の基礎となる。この再編成によって、初期の個体発生的な適応は失われ、より複雑な表象機能とより効率的な感情調整機能が出現する。［p.66］

読者の皆さんには、なぜ私たちがこの本に注目するのか、ご理解いただけるだろう。それは、実験に基づくショアの結論が、私たち自身の臨床所見と非常によく一致しているからだけではない。すでに述べたように、私たちが推奨している方法は、精神分析と神経科学の相関を求める私たちの探求の最終ステップではなく、ごく最初のステップにすぎない。また、この方法が促進するようなタイプの大まかな相関関係がひとたび確立されれば、神経科学の文献に理論的な足場を築くことができ、精神分析と神経科学の基礎研究の間にはるかに精巧な橋を確立するための入り口となるだろうとも述べてきた。ショアの本は、私たちの臨床解剖学的研究を精神分析的研究にアクセスできるようにした脳の部位に最も関連する基礎科学の文献を正確にレビューしている。ショアの本の長所は、関連文献の包括的で最新のレビューと、異質なデータをうまく統合している点にある。しかし、残念なことに、彼の本の弱点は、まさに私たちが最も関心を寄せる分野にある。すなわち精神分析理論に対しては比較的単純化されたアプローチをとっていることだ。

例えば、フロイトの感情論で概説された調節（いわゆる緊張放出）原理は、現代の精神分析では「幼児の行動は最初から主として対象を求める」という考え方に取って代わられたとショアは述べている(p.24)。この主張は、「対象を求める」乳児が求めているのは快（あるいは不快からの解放）であり、対象へ惹きつけるものは、その対象が乳児の欲求を満たすことができる（つまり、究極的には、欲動の緊張を軽減できる）ためにのみ生じるという事実を無視したものである。これはフロイトの感情論の本質である。つまり、自然淘汰の過程によって、快の感覚は次第に、リビドー的な欲動を満たす可能性が最も高い対象や活動に付随するようになる（そしてそれによって、最終的には種を保存することになる；Solms & Nersessian, 1999a）。

しかしながら、ショアによれば、

［フロイトの］見解は、腹側被蓋ドパミン作動系という特定の報酬回路の不活性化ではなく、活性化が高揚感を媒介することを示す最近の神経化学的研究によって支持されない。快感は静止状態でのみ維

持されるというフロイトの主張とは対照的に、幼児の高揚感は、自律神経系の中でも、興奮性でエネルギー動員的な交感神経成分の活性化の高まりと関連していることが知られている。……しかし、これらの知見は、［現代の対象関係論や愛着理論が提供する］発達的な概念化を確認するものである……スターン（1990）は、快と関連しているのは、適度な刺激（興奮）であって、フロイト［1920g］が考えていた（pp.84-85）ような、興奮が低下したりゼロになったりする状態ではないと示唆している。

これらの指摘は、フロイトの感情理論に対する、よくある誤解に基づいている。フロイトの理論は、システム内の興奮の総量ではなく、束縛されていない興奮の変動を中心に展開するものである。実際、情動的な感じの状態と興奮の量における根底的な変化との関係についてのフロイトの考え方は、最近の知見とまったく矛盾しない見解に到達している。

私たちは……快と不快を、心の中に存在する、しかし何ら「束縛」されていない興奮の量に関連づける。そして、不快は［束縛されていない］興奮の量の増加に対応し、快は減少に対応するように、それらを関連づけるのである。ここで言いたいのは、快と不快の感じの強さと、それに対応する興奮量の変化との間の単純な関係ではない。精神生理学で教えられてきたことを総合すると、少なくとも直接的な比例関係を示唆するものではない。この感じを決定する要因は、一定時間内の増減量であろう。ここで実験が一役買うかもしれないが、明確な観察によって道が示されない限り、私たち分析家がこれ以上この問題に踏み込むのは得策ではない。［Freud, 1920g, p.8］(3)

フロイトの感情理論の（より複雑で正確な）この定式化を、前頭葉腹内側部の神経力動に関する現代の知見に照らして、ショアがどのように受け止めているのか、私たちは知りたいと思う。彼の分析の考えられる出発点は、腹側（ドパミン作動性）と外側（ノルアドレナリン作動性）の被蓋辺縁系回路をそれぞれ、エネルギーを消費する性質とエネルギーを消費しない性質と対比させることだったのかもしれない。私たちにとって、ドパミン作動性回路がリビドー的欲動の放出（およびそのような放出の予期）に関連しているという見解に対する証拠は、ほとんど分析をしなくてもよいと思うほど強い（Solms, 1997a, in press [a] を参照）。ノルアドレナリン回路が少なくとも部分的にはリビドー的エネルギーの束縛（欲動の放出の抑制）[4] と関連していることを示唆する説得力のある証拠が同様に存在する。もしこの相関が支持されれば、メタ心理学的な過程が基本的な神経生物学的記述にアクセスさせてくれる、非常に重要な足がかりを与えてくれることになるだろう。

このような考え方が、私たちにどのような概念的な展望を開くのか、読者にご理解いただければと思う。この点を説明するために、ショアの本を取り上げた。臨床解剖学的根拠に基づいて、前頭葉の腹内側領域が、心の一次過程を抑制する基本的な経済的変換を行っていることがひとたび確立されれば、この結合の神経化学的相関と生理的メカニズムについて、分子レベルに至るまでさらに光を当ててくれるような神経科学の基礎研究への有効な概念的橋渡しができるのである。ショアがレビューしている研究によれば、この変換には、（本能的で一次的な目的に資するように見える）ドパミン作動性の内側皮質辺縁系回路が、初期の対象関係の影響下で直接形成されるノルアドレナリン作動性の前頭部内側基底回路との競合によって、抑制されることが関係していると示唆される。

これらは推測にすぎないことは承知している。しかし、臨床解剖学的な相関を利用すれば、近い将来、基礎神経科学のレベルでメタ心理学的な研究を行うことが可能になるということは、理解していただけるのではないかと思う。

結びの言葉

さて、ここで一度、ここまでの知見を全体として概観してみたい。私たちは、異なる解剖学的部位に損傷を受けた三つのグループの精神分析的観察を報告した。最初のグループ（左シルビウス裂周囲凸面：第五、六、七章）の患者は、それぞれ異なる認知障害を呈し、左シルビウス裂周囲凸面内の異なる解剖学的領域に起因する一連の相互に関連したメタ心理的メカニズムが明らかにされた。これらのメカニズムはすべて、言葉のメタ心理学的機能（コミュニケーションの手段としても、認知操作の道具としても）に関連していた。第二のグループ（右シルビウス裂周囲凸面：第八章）の患者は、対象表象の障害を呈した。具体的には、これらの症例では、対象を現実的に表象する能力が失われ、対象を自己愛的に表象し関係づける様式に後戻りしていた。これらの障害のメカニズムは、基本的に自己愛性神経症（例：メランコリー、パラノイア）のそれと類似していた。最後に、第三の患者グループ（前頭洋腹内側領域：本章）では、心の最も基本的な抑制メカニズムの機能不全により、自我と超自我の構造そのものが解け、自己愛的（内的）対象さえも解体した。したがって、これらの障害のメカニズムは、精神病のそれと似ていた。

第三部では、これら三つの解剖学的領域をより広い文脈の中に位置づけ、人間の脳の組織全体において心的装置がどのように表現されるかについて、一般理論の構築を試みる。その際、第二部で報告した一二例だけでなく、脳の他の部位に損傷を受けた二三例（本書では報告していない）の分析的観察に部分的に依拠することになる。しかし、精神分析の観察データには多くのギャップが残っている。そこで、暫定的に、既存の神経心理学的、精神分析的知見から合理的な推論を行い、これらのギャップを埋めてみたい。

もちろん、これらの推論が極めて暫定的なものとして扱われなければならないことは言うまでもない。たとえそれが、本書で説明した方法をより体系的に適用することによってほぼ確実に生じることになる矛盾した経験的素材を概念化するための踏み台としてしか役に立たないとしても、発見的な一般理論はこの時点では有用である。読者や研究仲間が、このような精神で第三部で提示される定式化を扱ってくれることを期待する。

第三部　統合

第一〇章　心的装置の神経解剖へ[1]

本章では、精神分析で考えられているような人間の心的装置が、脳の組織の中でどのように表現されうるかについての一般的なモデルを提案する。これは未知のものに対する最初のアプローチであるため、私たちの提案が大幅に修正される可能性があることは言うまでもない。私たちが提示した仮説は、少数の経験的データに基づいており、局所的な脳病変を持つ三五人の患者の精神分析的調査から得られたものである。そのうち一二人の患者については第二部で紹介した。私たちの仮説を臨床の現実に照らして検証していくうちに、これらの問題に対する私たちの見方が根本的に変わっていく可能性は十分にある。しかし、あまり慎重になりすぎて、ここで、これまでの私たちの取り組みの成果を、まず概略的にであってもしっかりと把握しておくことができなくなるのも問題である。この種の予備的概観の目的は、私たちが精神分析と神経科学とを正しく再結合させるために、まだ行う必要のある研究に対する方向付けをすることにあるからである。

精神分析的な観察と神経科学的な知識を統合しようとするとき、最初に直面する問題は、どのような概念的枠組みを使うかということである。第一部で概説した理由から、私たちは、一方ではジークムント・フロイトの古典的なメタ心理学的概念を、他方ではアレクサンドル・ロマノヴィッチ・ルリヤの力動的神経心理学モデルを導きとすることを選択した。この比較的保守的なモデルを選んだ理由は、第一に、私たちの見解では、この二つのモデルは、私たちが相関させせようとしている二つの領域について、現在でも最も包括的なモデルであると考えられること、第二に、人間の心に対するこの二つのアプローチは、概念的にも方法論的にも互いに適合することである。

これらの結論を支持するために、すでに提示した議論を繰り返すことはしない。その代わり、私たちが取り組んでいるより大きな問題、つまり、脳と心の間の関係性の問題に改めて向き合い、結論を導くことが有益だと考える。私たちは、この点に関してフロイトが開発した一般的な枠組みに従うことにする。彼のアプローチは極めてユニークで、彼が切り開いた概念的展望は、知的に評価されることは滅多になく、まして科学的に探求されることなどなかった（Solms, 1997b を参照）。そこで本章の前置きとして、フロイトの『精神分析概説』（1940a［1938］）から抜粋して長い引用を示すことにした。このフロイトの単著は、この重要な問題についてフロイトが最終的に到達した考えを概説したものである。その冒頭で、フロイトは次のように書いている。

精神分析には基本的な前提があり、その議論は哲学的な思考に委ねられるが、その正当性は結果に表れる。私たちが心（心的生活）と呼んでいるものについては、二種類のことが知られている。一つはその身体的器官と作用の場である脳（または神経系）で、もう一つは私たちの意識の働きである。後者は直接的なデータであり、いかなる種類の記述によっても、それ以上説明することができない。その二つの間にあるものは一切が知られておらず、そのデータには両極にあるこれらの二つの知識の間の直接的な関係は含まれていない。あるとしても、せいぜい意識の過程の正確な局在を示す程度で、それ以上の理解は望めない。

私たちの二つの仮説は、私たちの知識のこれらの終末端もしくは開始端から出発している。第一は、局在に関するものである。私たちは、心的生活が、空間的に広がりを持ち、いくつかの部分から構成されるという特徴を持つ装置であると想定している。それは、望遠鏡や顕微鏡のようなものを思い起こさせるものである。このような概念を一貫して作り上げることは、同じ方向での初期の試みがいくつかあったとはいえ、科学的に斬新なことである。[pp.144-145]

フロイトは次に、この空間装置の基本的な配置を、イド、自我、超自我と局所論的に分けて説明し、それを駆動する生物学的過程を説明した（これらのテーマについては、またすぐに触れることにしよう）。そして、フロイトは、第二の基本仮説を述べた。

私は、心的装置の構造、ならびにそこで働くエネルギーと力について説明し、それらのエネルギー（主にリビドー）が、種の保存という目的にかなう生理的機能へと組織化される方法を、代表的な例でたどってみた。この例には心的であるものに特有の性質を示すものはどこにもなかったが、もちろん、この装置とエネルギーが私たちが心的生活と表現している機能の基礎となっているという経験的な事実だけは確かである。そこで、心的であるものに特有なある特徴に目を向けることにしよう。この特徴は、実際、非常に広く支持されている意見によれば、なにものにもまして心的装置と合致するからである。

その探求の出発点は、あらゆる説明や記述を拒む比類なき事実、「意識」という事実である。……もし誰かが意識について語るなら、私たちはすぐに、そして最も個人的な経験から、それが何を意味しているかを知ることができる。科学の内外を問わず、多くの人々が、意識だけが心的であると仮定して満足している。その場合、心理学には、心的現象のうち、知覚、感じ、思考過程、意志作用を区別することしか残らない。しかし、これらの意識的過程は、それ自体で完結する切れ目のない系列を形成しているわけではないことは、一般に広く認められている。したがって、心的過程に付随し、心的系列よりも完全なものとして認識されるべき物理的過程や身体的過程が存在すると仮定する以外に、残された選択肢はないだろう。それらの過程の中には、意識的な過程が並行して存在するものもあれば、そうでないものもあるからだ。もしそうなら、心理学においてこれらの身体的過程に重点を置き、そこに心的なものの真の本質を見出し、意識的過程には他の評価を探すというのは、もちろん、もっともなことであろう。しかし、大多数の哲学者や他の多くの人々は、このことに異論を唱え、心的なものが無意識であるという考えは自己矛盾であると断じている。

しかし、それこそが、精神分析が主張せざるをえないことであり、これがその第二の基本仮説である。精神分析は、身体的な付随現象であると考えられているものを、真に心的なものであると説明し、それゆえ、最初は意識の質を考慮しないのである……

さて、この精神分析と哲学の論争は、「心的」という名称を、ある一連の現象に適用すべきか、それとも別の一連の現象に適用すべきか、という定義に関する些細な問題にすぎないように思われるだろう。しかし、実際には、この段階が最も重要な意味を持つことになった。意識の心理学が、明らかに他の何かに依存しているような途切れた系列を超えることはなかったのに対し、心的なものはそれ自体無意識であるとするもう一つの見解は、心理学が他の科学と同様に自然科学としての地位を占めることを可能にした。心理学が関わる過程は、化学や物理など他の科学で扱われるものと同様に、それ自体が未知である。しかし、それらが従う法則を確立し、相互の関係や依存関係を長い行程にわたって途切れることなく追跡することは可能であり、つまり、当の自然現象に関わる分野の「理解」と呼ばれるものに到達することができるのである。これは、新しい仮説を立て、新しい概念を作り出すことなしには達成できない。しかし、これらのことは、私たちの側が困惑している証拠だと軽んじるべきではなく、逆に、科学を豊かにするものとして評価されるべきものである。これらは、他の自然科学に見られる知的足場に属するようなものと同じ価値があると主張することができ、さらなる経験の蓄積とふるいにかけられて、それらが修正され、相関させられ、より正確に決定されることが期待される。それゆえ、新しい科学の基本的な概念や原理（本能、神経エネルギーなど）が、古い科学のそれ（力、質量、引力など）と同じように、かなりの期間、不確定なままであるとしても、それは完全に私たちが想定するところである。

あらゆる科学は、私たちの心的装置を媒介として到達した観察と経験に基づいている。しかし、私たちの科学はその装置そのものを対象としているので、類似はここで終わる。私たちは、同じ知覚装置を媒介として、まさに一連の「心的」（意識的）事象の切れ目を利用して、観察を行う。省略されている部分を、もっともらしい推論をすることで補い、意識的な材料に変換していく。このようにして私たちは、言わば、無意識の心的過程を補完する意識的な出来事の系列を構築するのである。私たちの心的科学が比較的確実なのは、こうした推論の拘束力に基づいている。私たちの仕事に深く入り込む者は誰でも、私たちの技法がいかなる批判に対してもその根拠を保持していることに気づくだろう。［pp.157-159］

フロイトはさらに進んで、心的性質の異なるクラス（意識、前意識、無意識）を区別し、その機能様式を規定する心理法則を記述していくのである。そして、心についてこのような考え方の具体例をいくつも挙げてから、次のような言葉で締めくくっている。

私たちが採用した仮説は、心的装置が、空間に広がり、目的に沿って組み立てられ、生の困窮によって発達し、ある特定の点で、ある条件のもとでのみ意識という現象を生じさせるというものだが、この仮説によって、私たちは心理学を、例えば物理学などの他の科学と同じような基礎の上に確立できる立場に立つことになる。私たちの科学でも、他の科学と同様に、問題は同じである。私たちの知覚に直接提示される研究対象の属性（質）の背後に、私たちの感覚器官の特定の受容能力になるべく左右されない、現実の状態と思われるものにより近いものを発見しなければならない。とはいえ、後者そのものに到達できる見込みはない。というのも、私たちが推論する新しいことはすべて、私たちの知覚の言語に翻訳し直さなければならず、そこから自由になることはただ不可能である、ということは明白だからである。しかし、ここに私たちの科学の本質と限界がある。それはあたかも物理学でも言われているようなことである。「もし十分明快にものを見ることができるなら、固体であるように見えるものが、然々《しかじか》の形と大きさの粒子が、然々の相対的な位置を占めることによってできていることがわかるはずだ」。その一方で、私たちは人工的な補助手段によって感覚器官の効率を可能な限り高めようとするが、そのような努力は最終的な結果に影響を及ぼさないことが予想される。現実それ自体は常に「知ることができない」ままなのである。[p.196]

フロイトのこれらの発言を思い起こすことは、十分に価値のあることであったと、読者の皆さんに思っていただけるのであればよいのだが。それは私たちが取り組んでいる課題の本質、および、それが全体として精神分析の科学的目標との関係で占める位置を、見事に明らかにしてくれるものと思う。(2) 古典的な行動神経学が試みたのは、意識の途切れた系列を、その根底にある物理的事象の系列という観点から説明することであった。フロイトの概念化によれば、このアプローチには二つの欠点があった。古典的な行動神経学は、意識の過程の正確な局在を約束するものではあるが、それを理解するために助けになるものは何も与えてくれない。これは、意識的な事象を心的ではない事象を参照することで説明しようとしたからである。そのため、心的なものの本質を別の科学に求めたのだが、これにより、意識は事実上、自然科学の領域から排除された。フロイトのもう一つのアプローチは、私たちの意識の働きの原因となっている非意識的な出来事を、それらも意識的な心的出来事であるかのように扱うことであった。つまり、言わば、意識的な知覚の言語に翻訳したのである。この概念的飛躍は、(意識的および無意識的な) 心的事象という独立した因果的領域を生み出し、それによって精神分析が他の科学と同じような自然科学としての地位を占めることを可能にした。このステップによって、心的無意識、すなわち私たちの意識の働きの根底にある未知のものが、科学的深層心理学の真の研究対象となったのである。

しかし、現代の神経科学から見ると、このアプローチにも大きな欠点がある。フロイトは、心的装置の神経学的な現れを無視することによって、つまり、心についての「知識の両極端」の一方を無視することによって、無意識の概念を物理科学の分野から排除してしまったのである。このことは、物理学に付随する方法論的、実践的な利点のすべてから、精神分析を隔離することになった。フロイトの言葉を借りれば、人工的な補助手段によって感覚器官の効率を可能な限り高めた、物理的な技術の利点を、精神分析家が利用することは不可能になったのである。この種の物理的な補助手段の開発は、近年、神経科学的知識に爆発的な増大をもたらし、フロイトが私たちの心的生活の「身体的器官あるいは行為の場」と表現したシステムについて一〇〇倍もの理解を深めたのである。しかし、精神分析は主観的意識から得られるデータと推論だけで無意識の全体像を構築してきたため、心の心理学的モデルと、その客観的な現実化である「脳（または神経系）」の理解において生じた大きな進歩を結びつけることができていない。フロイトが言ったように、意識的な知覚の限界から自由になることは不可能であり、したがって無意識それ自体は常に「知ることができない」ままであることを受け入れなければならないが、精神分析が私たちの外界に向かう知覚から得られるデータの大部分を事実上無視してきたこともまた事実である。このように、自らを利用可能なデータの半分に限定することによって、精神分析は、心的装置に関する純粋な知識を得る可能性を制限してきただけでなく、この知識を応用して、物理的手段によって心的装置に影響を与える能力を放棄してきたのである。このように精神分析が物理科学の進歩から隔離されていることは、公的領域における精神分析の地位を必然的に下げることとなった。たとえ、心的現実に対する私たちの相対的な無知と無力さが、心的装置の構築の仕方の直接的な結果なのだから仕方がないと自分を慰めることがもっともなことだとしても、私たちはこれらの事実を否定することはできない[3]。

余談だが、なぜ心とか心的生活が二つの異なる形で、つまり、一方では身体の器官として、他方では意識の行為として、現れるのだろうかと尋ねたくなるかもしれない。もちろん、この問いに明確に答えることはできない。これは、生命の大きな謎の一つである。しかし、心の二面性は、私たちが自分自身と外部の状況の両方を同時に意識的に気づいているという事実の必然的な結果であり、この二つのことを峻別することは、フロイトが「特異作用」の概念に包含した生物学的事実の観点からすると、明らかに生存価値を持つのではないかと考えられる（Freud, 1950［1895］）。

フロイトが、現実の一部としての心を初めて体系的に研究する新しい科学分野を開拓した時、もちろん、既存の神経科学の発展とは切り離すべき十分な理由があった。この理由は、本書の冒頭で述べたとおりである。しかし、第二章と第四章で見たように、現在では、いくつかの重要な点で、状況が変化している。第一に、精神分析が誕生した後の一世紀における先駆者たちの努力により、私たちの意識的な行為の間に介在する事象の心理的性質について、現在では確固たる足場が築かれている。将来、私たちの知識にさらに無数の進歩がもたらされることを疑わないが、これらの無意識的な心的事象の基本的な構造と根本的な作業原理は、現在ではよく知られている。先ほど引用した文章でフロイトが使っている用語を使えば、私たちは今、無意識について心理学的な「理解」を得ている。第二に、主に科学技術の分野で起こった驚くべき進歩のおかげで、私たちは今、一〇〇年前と比べると、あるいは五〇年前と比べてさえ、脳の基本構造と作業原理をはるかによく理解している。つまり、私たちは心の器官、フロイトの用語をもう一度使えば、その「身体的な作用の場」について、しっかりとした神経学的な「理解」を得ている。第三に、私たちの観点からは最も重要なことだが、ルリヤの名前に関連した方法論の重要な進歩により、私たちは現在、この二つの「知識の両極端」を相関させる実行可能な手段を手に入れている。この新しい方法――「力動的局在化」という方法――は、前に述べたように、ルリヤ（1973）が機能と局在化に関する古典的な理論を再度概念化することによって生まれたものである。この方法を用いて、精神分析で考えられているようなヒトの心的装置を構成する心理学的機能を研究し、それによって、フロイトの心理学的モデルの主要な構成要素を脳の解剖学的構造に力動的に局在化することを妨げるものは何もない。

この三つの進歩を組み合わせることで、私たちは今、二つの一連の自然現象の間にある関係を描き出すことができる。その二つとはつまり、意識的精神事象と無意識的精神事象からなる心的系列と、脳の物理的事象からなる物質的系列である。したがって、精神分析において心的現実の観点から発見できたことと、神経科学において物質的現実の観点から発見できたことを相関させることができるのである。要するに、私たちは、心的装置に関する知識の両極端から、心的装置について知っていることを相関させることができる立場にあるのである。

これから、この点に関して私たちが過去数年間に力動的局在化の方法を用いて行った、限られた研究に基づいて、わかったことをまとめていくことにする。しかし、その前に、これから述べる心的装置の神経学的モデルは、いかなる点においても、私たちがよく知っている心的装置の心理学的モデルよりも

「現実に近い」というわけではないことを指摘しておきたい。私たちは、同じことを別の視点から説明しているにすぎない。つまり、心的装置を、物質的な現実の一部分として提示されるようなものとして記述しているにすぎない。そうすることで、無意識的な「もの自体」に対する二つの視点を相関させようとしているのであって、有能な翻訳者がある言語を別の言語に翻訳しようとするように、心的視点を物理的視点に還元しようとしているわけではない。仮に翻訳するとしても、身体を心に還元する方がまだ理にかなっている。なぜなら、心の知覚系で身体を実感することとは別に身体について知ることなどできないからである（Solms, 1997b を参照）。深層神経心理学の目的は、心の心的モデルを物理的なモデルに置き換えることではない。むしろ、私たちの目的は、メタ心理学の伝統的な視点を、新しい、「物理的」な視点で補うことである。その目的は、決して直接知ることのできないあるものについて、さらなる視点を獲得することである。目の見えない人と象の寓話を考えれば、このことがいかに有利であるかがわかるだろう。脳は、私たちの意識の作用がそうであるように、第二の「深層心理学の暗闇を照らす標識灯」（Freud, 1923b, p.18）を与えてくれると、私たちは心から信じているのである。

では、人間の心的装置を物理的に記述してみると、どのような絵柄が浮かび上がってくるだろうか。ここでは、できるだけシンプルに、全体的な関係パターンが見えるように説明する。当然ながら、詳細な説明はできない。

情報の受容、分析、保存

フロイト自身が局所論システムの局在化に関して行ったいくつかの観察から始めるのが適切であると

思われる。フロイトは常に知覚‐意識系（Pcpt.-Cs. 系）を大脳皮質内に局在させていた（例えば、Freud, 1920g, p.24 を参照）。フロイトは一八九六年の『〔科学的心理学のための〕プロジェクト』の心のモデルの改訂版（1950［1895］）において、これらの皮質領域をニューロンの「ω」系と同一視した（一八九六年一月一日付のフリースへの手紙）。それ以前に、失語に関する彼の単著（Freud, 1891b）では、人間の意識の四つの主要な知覚モダリティ、すなわち視覚、聴覚、運動感覚、触覚を支える単一モダリティの感覚皮質を、この知覚系の「基礎」であると同定した。フロイトの時代には、嗅覚や味覚、「一般感覚」の下位構成要素が脳にどのように表象されるかは、まだ正確に決定されていなかった。しかし、一次的感覚モダリティ大脳皮質は脳の比較的限定された領域に局在しているという基本原則に従って、これらの当時は明らかにされていなかった感覚モダリティも「知覚系」という一般図式に含めることが妥当であると思われる。

これらのことから、知覚系は大脳皮質の後部に位置づけられる。ここはルリヤ（Luria, 1973）が情報の受容、分析、保存に特化した機能単位であると述べた部位である（図10‐1）。現代の神経科学の知見に基づけば、これらの単一モダリティの皮質領域の正確な生理的特性をある程度正確に特定することができる（これらの複雑な事実の包括的なレビューについては、Creuzfeldt, 1995 を参照）。

しかし、フロイトは、知覚的意識の初歩的な様式を単一モダリティの感覚皮質領域に局在させることは正当だと考えていたが、この狭い局在に関して、彼は常に二つの重要な条件を強調していたことを読者には思い出していただきたい。第一の条件は、末梢からの刺激が大脳皮質に到達するまでに、皮質下のレベルですでに多くの重要な変容を経ていることである（Freud, 1990/1888, 1891b, 1893-94 参照）。こ

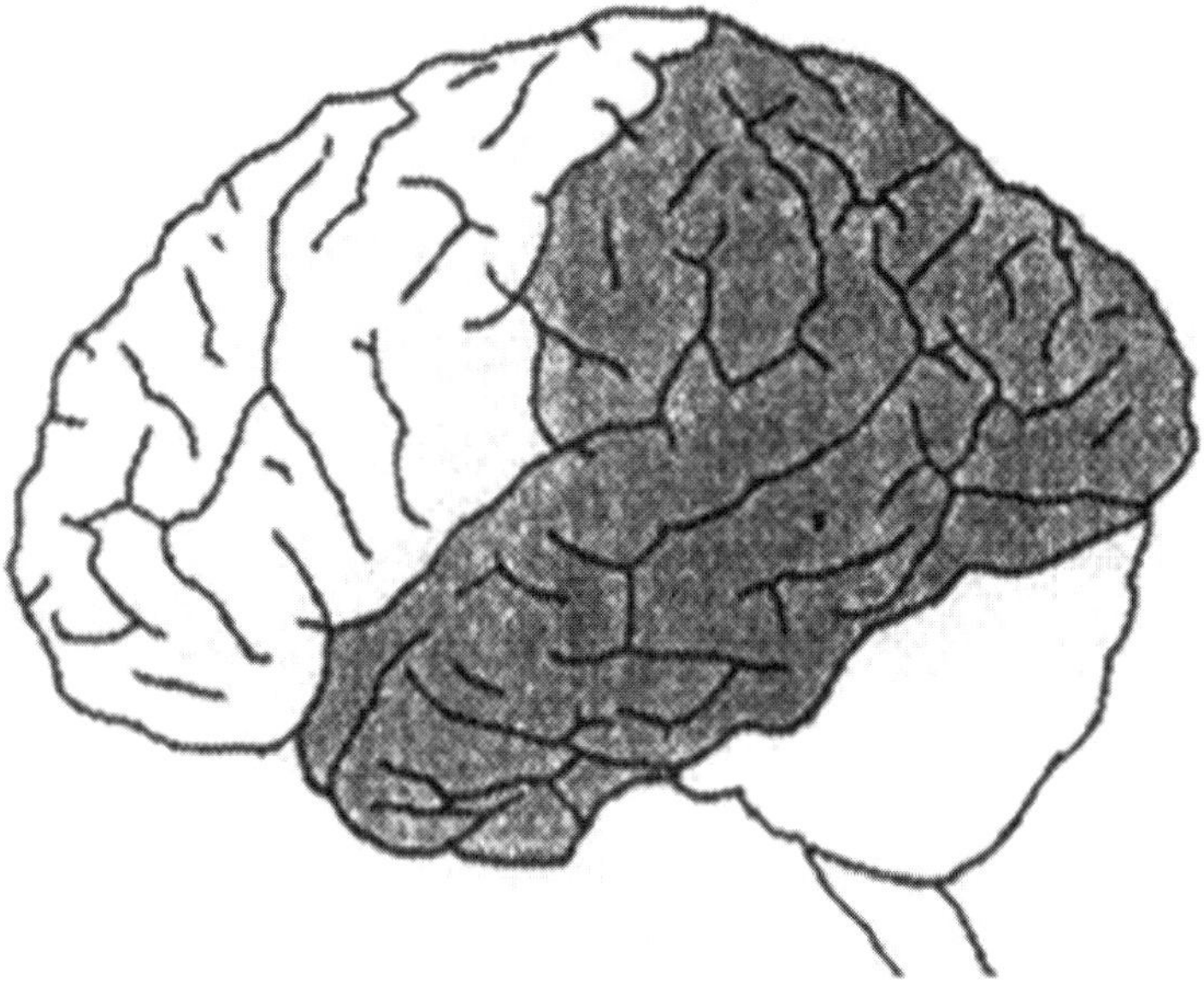

図 10-1

れらの皮質下の変容は、（フロイトの一八九五年の『プロジェクト』モデルにおける）ニューロンの「ψ」系によるものである。この系は、感覚受容体そのもの、そして、そこから脊髄と脳神経に沿って、脳幹と視床のモダリティ特異的神経核を通り、大脳皮質に向かう間に接続があるすべての神経節および神経核と同じものであるとみなしてよいだろう。フロイトは、中間にあるこの皮質下システムの影響があることから、外界は意識に直接「投影」されるのではなく、むしろ、末梢感覚器の解剖学的構造と生理的性質に組み込まれたさまざまな機能基準に従って、そこに「表象」されると主張したのである。このように、外界の知覚のレベルにおいてさえ、「意識の即時作用」と呼ばれているものにも、長く複雑な来歴がある。このような条件を踏まえ、末梢および皮質下のモダリティ特異的な感覚系は、私たちの解剖学的図式では知覚‐意識系に含めることが妥当であると考える。

フロイトが一八九一年の時点で強調していた第二の点は、単一モダリティの皮質領域は、実際には途切れることなく続いている解剖学的ネットワークの中で最適な場所を代表するということであった。これらの領域の解剖学的境界が意識的知覚を構成する基本的な心理的カテゴリーと比較的直接的に対応しているため、これらの領域を知覚的意識の場所だと考えている。しかし、現実には、知覚的意識は常に、特に「下流」の実行系と注意系は、継続的な連合過程の中でしか生じない（下記参照）。

この知覚‐意識系の図式から抜け落ちているのは、フロイトが後に、意識にはいわば二つの知覚面があると主張した時に加わった重要な複雑さである。これまで私たちは、外界に向かっている第一の知覚面だけを考えてきた。意識の第二の知覚面は内側に向けられており、心的装置の内部における量的な過程を、感情的な性質の範囲内で記録している。他で論じた理由（Solms, 1996）により、私たちはブローカの辺縁葉をこの知覚意識のモダリティに対する「単一モダリティ」の皮質領域として構想することができると提案した（図10‐2）。この定式化によれば、大脳辺縁系それ自体を構成する皮質下核と皮質路は、脳幹と脊髄の内部、ひいては身体の内臓へと深く接続していて、外部に向けられた感覚運動装置が皮質表面と身体の末梢器官とをつないでいるのと類似している（Damasio, 1999を参照）。このように大脳辺縁系は、複雑な内部指向型の感覚運動装置の中心的な終端である。

（この点についての説明は、できるだけ平易に、一番具体的な形で表現しているつもりである。したがって、読者の皆さんには、私たちが曖昧すぎると思わないでいただきたい。というのも、これらのことは、間接的にしか、つまり、私たちの知識の両極端で、私たちの意識に表れるような形でしか、知ることができないからで

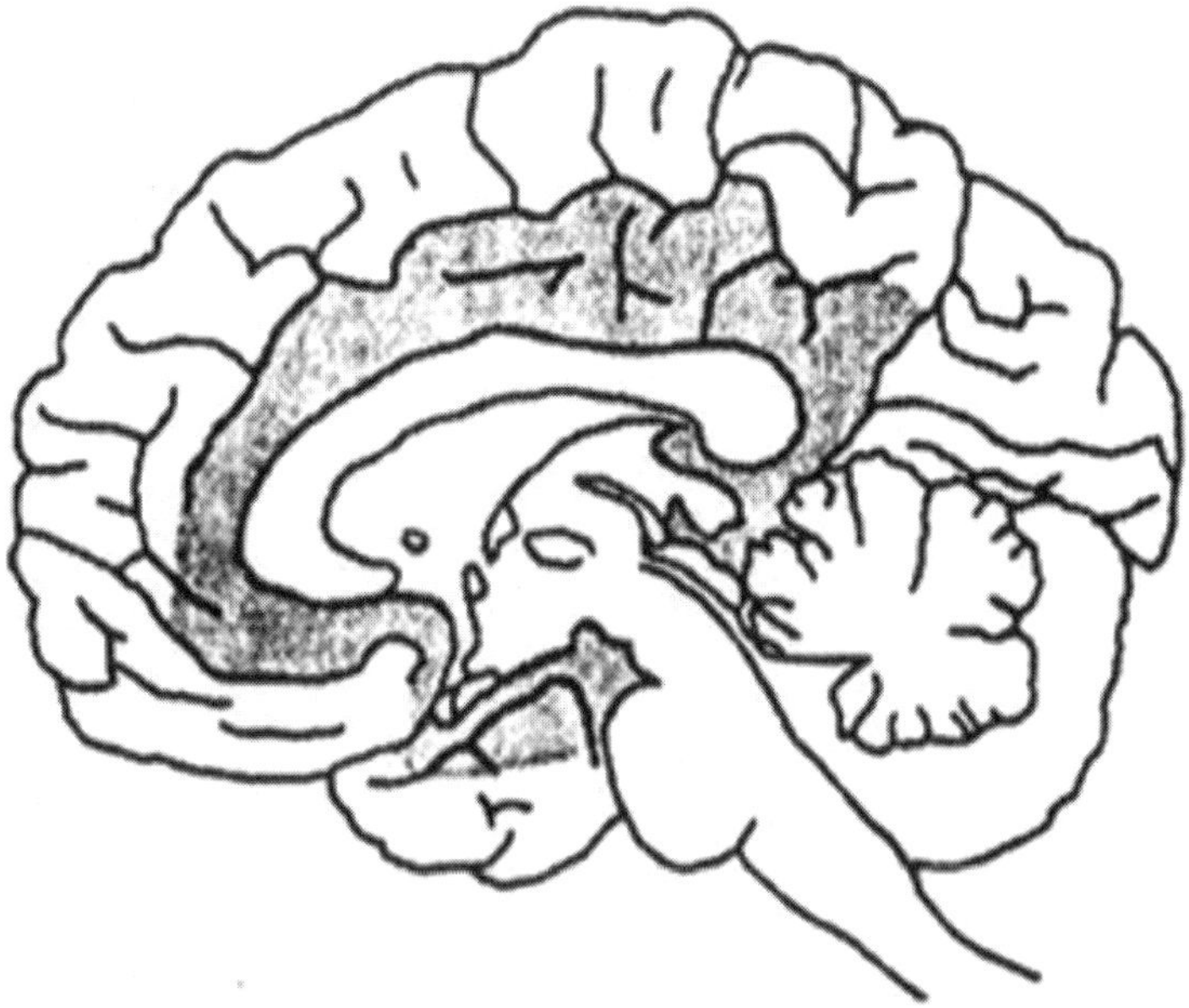

図 10-2

ある。言い換えれば、私たちが身体の物理的器官として知っているもの表象は、神経系もこれに含まれるが、私たちが知ることのできない現実を表現する二つの基本的な方法の一つにすぎない。これらの物質的現実の表現は、それ自体、精神分析で明らかにされる、内面世界の心的現実に関する主観的幻想と比べて、現実性という点では変わりがない（Solms, 1995, 1997b 参照）。しかし、これまで述べてきたように、私たちはできるだけ平易に伝えたいと思う）

ここで内部感覚装置と呼んだ皮質下構成要素は、後述するように、外部知覚を支える解剖学的システムとは根本的に異なる法則に従っているため、知覚‐意識系に含めることが正当化されるかどうかは疑問が残るだろう。ルリヤも、それらを彼（1973）の理論モデルの知覚ユニットには含めなかった。彼はその代わりに、後述する皮質の基調と覚醒度を調整するユニットに含めた。

しかし、このような脳の深層部に到達する前に、知覚意識の外部に向けられた構成要素を装置の内部から分離する、ニューロンの中間システムを通過しなければならない。『プロジェクト』で示されたモデル（1950［1895］）では、この中間システムはニューロンの「ψ」系、より厳密には、第一に、ψ系の外套部分であった。後にフロイトが『夢解釈』（1900a）の第七章で描いた修正モデルでは、これらの心的システムは、知覚の周辺から無意識系それ自体まで伸びる一連の記憶転写として描かれた。これらの記憶系では、知覚体験はさまざまな機能的基準に従って、多数の異なる転写物に繰り返し登録される。フロイトは、後の心の「構造」モデル（1923b）において、これらのシステムを自我の機能的領域に含めている。

そこで、今度は自我に目を向けなければならない。自我は非常に複雑で分化した装置であり、フロイトはその科学的発展の異なる時期に、非常に多くの視点から研究した。ここでは、紙幅の都合上、そのうちのいくつかしか検討できない。構造モデルによれば、自我はイドのうち、個体発生の間に外的現実の影響によって修正された部分に相当する。このため、フロイトは、知覚‐意識系（外的現実に直接対峙する部分）が自我の核を形成していると考えた。したがって、私たちは再びフロイトのメタ心理学的著作で解剖学的な位置づけを確認することができる。彼は『自我とイド』（1923b）の中で次のように書いている。

自我とはとりわけ、身体的な自我である。それは単に表面に位置するものであるだけでなく、それ自

> 体、表面の投影でもある。ちょうどこれにあたる解剖学的類似物を見出すとすれば、すぐに思い当たるぴったりのものは、解剖学者たちのいう「脳の中の小人」(皮質のホムンクルス)である。それは、大脳皮質で、逆立ちして踵を上方に伸ばし、後方を見ている小人で、よく知られているように、左側に言語野を持っている。[p.26]

この一節に、フロイトは次のような説明の脚注を加えている。

> すなわち、自我は究極的には身体的感覚、とりわけ身体の表面から発する感覚から生じる。それゆえ、自我は、身体の表面の心的投影とみなすことができ、さらに、これまで見てきたように、心的装置の表層を表しているのである。[p.26, n.1]

この文章と私たち自身の観察に基づいて、物理的な観点から、単一モダリティの皮質領域が自我の核を形成していると結論づけることができる。しかし、自我の核は自我そのものではない。それは、自我の局所論的、遺伝的起源である。自我そのもの(特にその構造的、力動的、経済的機能)の解剖学的、生理学的表現に関することを理解するためには、いわば単一モダリティの皮質領域から「外に進展していく」脳構造を考える必要がある。

この構造は、ルリヤ(Luria, 1973)やメスラム(Mesulam, 1985, 1998)の脳モデルでは、大脳半球の後部表面にある複数モダリティの皮質領域である。これらの領域は、情報の受容、分析、保存のためのユニットの残りの部分を構成し、皮質にあるさまざまな単一モダリティの分析器を互いに結びつけている。先に述べたように、フロイトは、心的装置のこれらの領域を、一連の機能的基準に従って知覚を登録し、再登録する、一連の記憶転写器であると述べた。フロイトはこれらの基準が何であるかは知らなかったが、最初の基準はおそらく知覚的事象の間の同時的関係を表し、後の基準はそれらの間の継起的関係を表すのではないかと推測していた。

これらのシステムを物理的な観点からどのように表現すればよいのだろうか。実は、神経科学のこの側面は、非常に徹底的に研究されてきた。基本的な事実は以下のとおりである。生後数ヶ月から数年の間に、皮質の単一モダリティの「投射」領域の間に位置する皮質領域は徐々に進化する。この進化は、皮質と視床の接続の非常に複雑なマトリックスの発達を表す。これらの結合は、感覚モダリティから生じる情報の洪水の中から特定の特徴を選び出し、これらの特徴を複雑な合成パターンに結合させる。これらの過程の詳細は、知覚の解剖学と生理学の最新の教科書ならどれでも学ぶことができる（例えば、Creuzfeldt, 1995; Mesulam, 1998）。繰り返しになるが、ここでは私たちが関心を寄せる一般的な原理をいくつか挙げるにとどめる。

私たちが強調したい最初の原則は、これらの合成機能は、私たちの世界に関する知識をまさに構成する要素として正当だと考えられるかもしれないが、決して予め決定されたものではないということである。確かに生物種に特異性の強い接続パターンが存在するが、接続そのものは初期の知覚経験の直接的な影響のもとでエピジェネティックに発達する。これらの接続が確立されると、一次皮質から二次皮質、三次皮質へと徐々に形態的な移行が形成される。これらはすべて、後ほど説明する第二の接続システムを通じて伝達される、生物の欲求に応じて行われる。これらの接続はすべて、記憶の機能の物理的な表現の構成要素である。この接続は、それがコード化される脳の成熟過程の段階、それが起こる解剖学的レベル、そしてそれらが表す形態的変化の永続性の程度によって、細胞レベルでさまざまな形で表現される。これまで述べてきたように、いくつかの接続は遺伝的に予め配線されているようであり、それらの接続を変更することはほとんど不可能であると思われる。その他の接続は、ニューロンの移動とシナプスの選択という重要な成熟期に発生する。これらの接続のパターンは、当初は内外の事象に非常に敏感であるが（それらは「活動依存的」である）、その後、接続は比較的永続的なものになる。しかし、シナプスの透過性のレベルでは、さらに別の短期的な接続が発生する。この形態的変遷を経て、比較的永続的な長期記憶や遠隔記憶をコード化する接続は、次第に一過性の短期記憶やある種の注意をコード化する接続へと微細化していく（馴化と感化の概念を参照）。これらの複雑な過程が基本的な細胞レベルでどのように媒介されるかに興味のある読者は、エリック・カンデルによる二つのわかりやすい論文（Kandel, 1979, 1983）を参考にするとよいだろう。これらの論文では、フロイトが一八九五年の『プロジェクト』で「促通 facilitation」と表現した過程の根底にあると現在考えられている生理学的メカニズムのいくつかが説明されている。

これらのシステムについての説明を、静止状態にあるものと考えすぎないでいただきたい。私たちは、個人の一生を通じて程度の差こそあれ変化する一連の解剖学的接続を扱っているだけでなく、相互に関連する変数の儚いマトリックスに関連して、瞬間ごとに絶えず変化する一連の生理学的接続も扱っているのであり、その中には私たちが「記憶」と呼ぶものとは無関係なものもある。これらの変数のいくつ

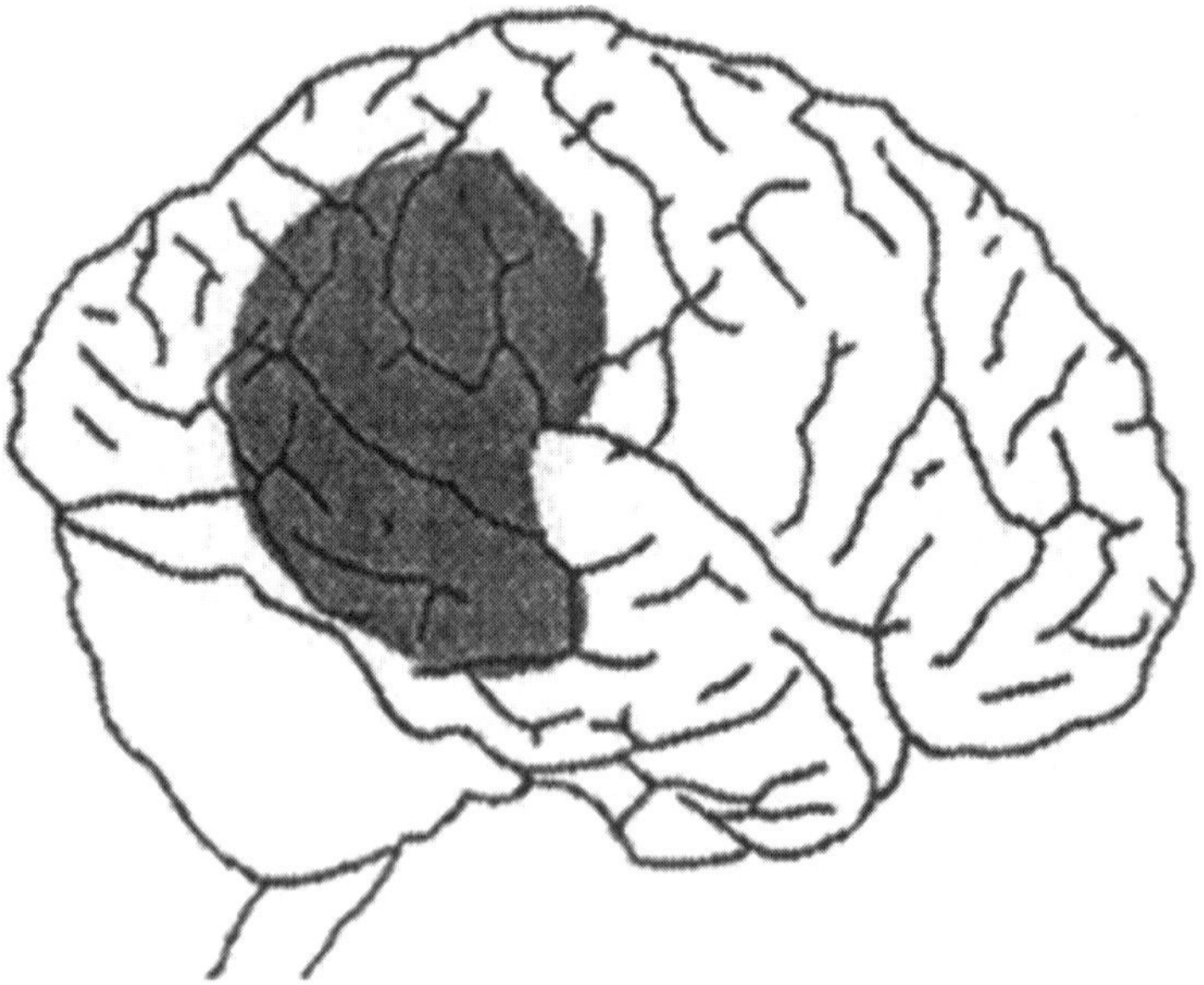

図 10-3

かについては、後ほど脳の覚醒系と実行系について述べるときに触れる。後者の変数は、これらの過程の方向性を決定する上で極めて重要な役割を果たす。また、意識が過程の特定の部分（「作業記憶」）にいつ、どのような形で留まるかを決定するのもこの変数である。

しかし、今、私たちが言いたいのは、生理学的研究や損傷研究に基づいて、大脳皮質後部の領域そのものにおいて、この継続的な連合の過程のある時点でコード化される基本的な機能特性を特定することが可能になったということである。例えば、収斂するさまざまな証拠に基づいて、心理学的に「全対象表象」と呼ばれている過程は、右大脳半球にある複数モダリティの皮質領域（図10－3）の寄与に関連した比較的深い分析レベルで起こることがわかっているが、ここは外界の主要な感覚器から得られる具体的な情報が収束する場所である（複数モダリティの領域では、大脳半球の間に高度な側方分化〔左右差〕が見られる）。

発達の初期段階において、複数モダリティの皮質領域の形態的配置と生理的機能は、フロイトの用語でいうところの自我の核を形成する単一モダリティの皮質（と究極的には末梢受容体）に階層的に依存している。しかし、ルリヤ（1973）によれば、ある臨界期を過ぎると、階層の方向が自ずと逆転してしまう。これは非常に重要なことである。以前は意識的だった感覚運動動作が、より深いレベルの分析で自動化され内在化されて、それらの間の連合的接続が複数モダリティの皮質領域（ch.7, 144-147）内で最終的にコード化され、次第に単一モダリティの感覚分析器の活動を構造化するようになるのである。こうして、例えば、複数モダリティの「全対象」表象が、単一モダリティの皮質レベルで行われる断片的な知覚操作を支配するようになるのである。つまり、ある臨界期を過ぎると、私たちはもはや、それぞれの知覚場面をさまざまな重要な特徴に意図的に分析し、それらを意味的な「登録簿」に意図的に統合することはない（Mesulam, 1998）。その代わりに、私たちは知覚場面に複雑な連合的表象の形で自分の予期を投影し、予期が外れた場合にのみ、これらの投影を修正する。これは、フロイトが「願望的記憶の備給」と表現した心理メカニズムの重要な部分であり、さらには「知覚の同一性」の概念と密接に関連している。これらの過程は、「転移」という臨床現象の中心をなしている。私たちはこの後すぐに、知覚系の願望的備給を調整する力動的・経済的メカニズムについて述べる。

先ほど述べた、ある種の習慣的な知覚的連合が複数モダリティの皮質‐視床の「登録簿」（Mesulam, 1998）に内在化され自動化される発達過程は、精神分析で「自我の構造化」と表現されていることの重要な部分に相当する。これは、知覚体験が未分化なイドの一部を自我の連合的な記憶の構造へと変容する仕方でもある。このテーマについては、後でまた触れることにする。

まず、私たちが採用した一般的な枠組みに則って、読者の皆さんに思い出して欲しいのは、私たちが記憶や幻想として経験する主観的な心の内容が、これらの構造化されたニューロンの接続に実際に存在すると結論づけるのは（言い方にもよるが）重大な誤りであるということである。また、先に述べたような意識的な知覚体験が、実際に単一モダリティの皮質領域に見出すことができると結論づけるのも、同様に間違いである。組織の中に思考を見出すことはできない。私たちが試みているのは、知識の両端の間に存在する法則的な関係をマッピングすることである。この法則的な関係は、力動的な局在という形で表現される。このような法則が存在するということは、これらが、その根底にある一つの過程に対する二つの視点であることを示唆する。しかし、それらが生み出す二種類の知識はやはり二つの異なるものであり、根底にある過程はやはり直接見ることはできない（Solms, 1997b）。このことは、本章で説明するすべての力動的局在化に当てはまるので、この先も覚えておく必要がある。ある特定の精神機能が、分析すると、同数の解剖学的領域の活動と相関するいくつかの構成要素に還元できると言うとき、私たちは二つの異なる因果領域の間の法則的関係を記述したことになる。これは、翻訳のようなものと考えるのが最も適切であろう。

ここで、ヘンリー・エーデルハイト（Edelheit, 1969）が提示したヒントを追ってみたい。彼によれば、知覚世界を生物学的に重要な構成要素に意識的に分析し、それらの構成要素を徐々に内在化して、知覚的予期と解釈されるような、永続する記憶を表象するようになる過程は、「刺激障壁[4]」として知られている心理学的構造の確立に対応する。刺激障壁はまさに自我の構造を形成する。刺激障壁は、世界から絶え間なく押し寄せる圧倒的な情報の洪水に対して、一定の規則的な知覚パターンを認識し選択することによって、生物が自らを保護することを可能にしている。この選択的過程がなければ、生物はほとんど常に興奮状態にあることになる。[5] この理由については、知覚の記憶系と覚醒を制御する深層システムとの関連を検討するまでは、論じることはできない。しかし、刺激障壁はいわば外側を向いているが、覚醒は内側からやってくることを直ちに強調しておくことは重要である。

先ほど、二つの大脳半球は異なる基準で知覚記憶をコード化すると述べたが、別の言い方をすれば、大脳半球後部の二つの凸面は異なる自我構造を表していると言える。右大脳半球では、最初は身体的自我に由来する知覚を基礎として、外的対象世界の空間的関係の内在化した表現が次第に心の中に確立される。これらの関係は、複数モダリティの皮質レベルにおいて全対象としてコード化されるとすでに述べた。第八章では、脳のこの部分が損傷されると、こうした内在化された外界の表象がどのように崩れるかを説明した。外界空間の認知表象が自我に崩れ落ちると同時に、患者が全対象関係から部分対象関係へ、対象愛から自己愛へと退行する様子を述べた。しかし、左半球後部の凸面の複数モダリティの領域に病変が生じると、まったく異なることが起こる（図10－4）。このことは、身体的自我が左側だけに「聴覚の帽子」をかぶっているというフロイトの発言（1923b）とつながる。

ここで重要なのは、外界が（非常に大雑把に言えば）右大脳半球の後部領域では一連のもの、として表象されるのに対し、左大脳半球の対応する領域では一連の言葉、として表象されることである。これは結局、左半球の記憶系において、現実が主に視空間的な性質ではなく、聴覚言語的な性質で表象されることに起因する（第五、六、七章参照）。そもそも、聴覚言語的な性質も「もの」である。しかし、聴覚言語

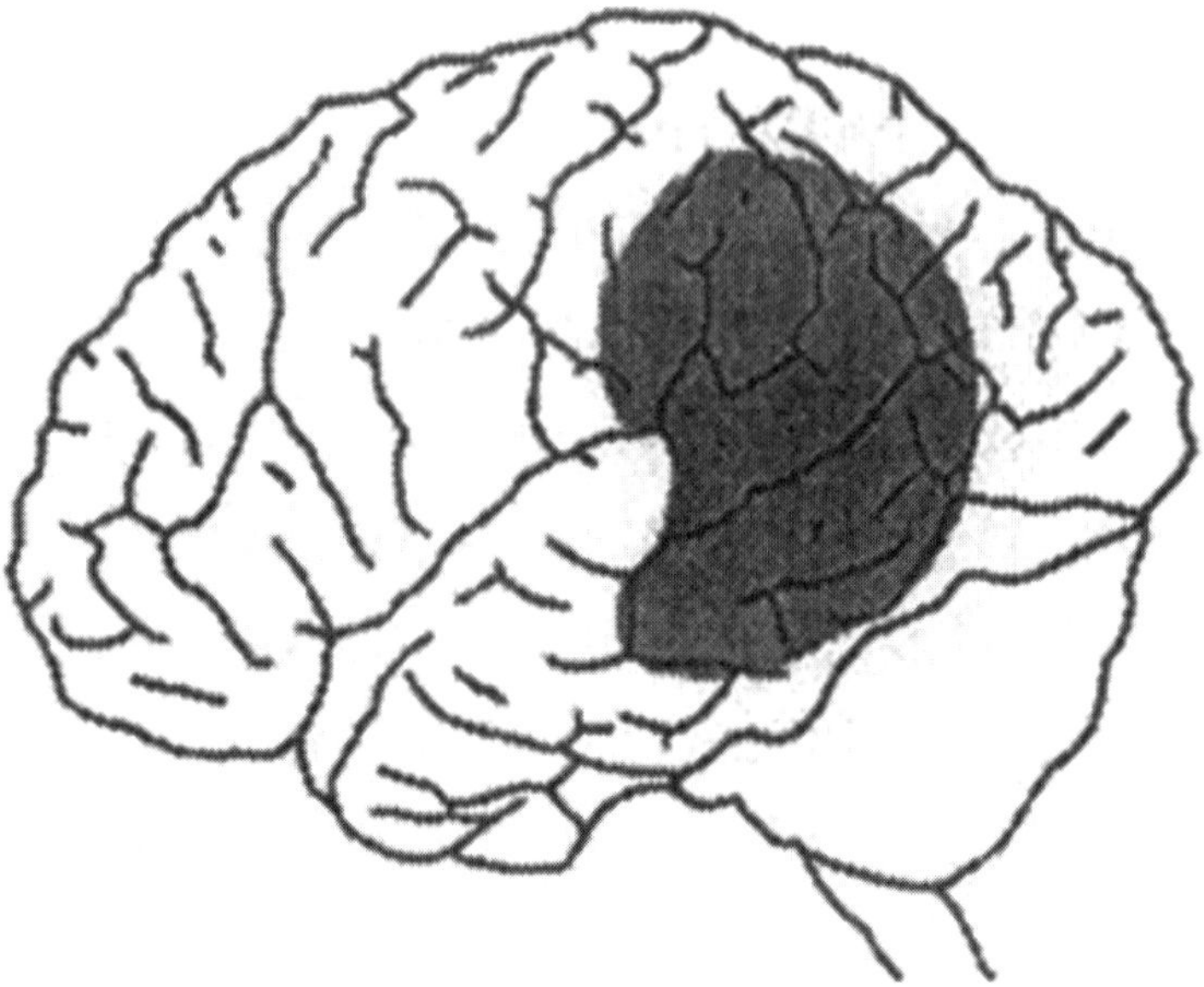

図10-4

的なつながりは、閉じた語彙体系に整理され、それが次に論理文法的な規則によって組織化されるため、提示される対象を制約のない形でつなげられるよう再転写し、その仕方は象徴的と呼ぶにふさわしいものである（Creuzfeldt, 1995を参照）。このような発話の特徴は、特別に経済的、力動的な利点を音声に与え、その結果、私たちの最も効率的な記憶と認知の過程は常に言葉で媒介とされることとなった。しかし、このような発話の経済的、力動的特性のすべてが、すぐ後で見るように、皮質後部の機能と関連づけられるわけではない。

さらに、自我の記憶系は、外界から生じる知覚情報のみを分析するのではない。その活動のかなりの部分は、内因的な活性化の源から刺激されて内部で生成された過程で占められている。このような内部で生成された記憶系の活動は、私たちが「思考」と呼ぶ機能に大きく対応する。後述するように、この過程の最も重要な構成要素は、後部の皮質‐視床領域の外側に位置するメカニズムによって制御されている。しかし、この過程が意識的な質を媒介する単一モダリティの知覚系と連合的に接触するのは後部皮質‐視床領域である。ここでは、左半球の大脳皮質の後部領域が重要な役割を担っている（第六章参照）。このように、言葉はもともと知覚に由来するものであり、自我の深層で起こっている思考過程を意識的なものにするである。

言葉はまた、思考過程をより効率的かつ信頼性の高いものにする。なぜなら、いったん思考が発話と結びつけば、それは固定された論理的文法的規則によって構造化されるからである。フロイトは、『プロジェクト』（1950［1895］）の第三部で、正常な心的過程について詳しく述べている（第七章を参照）。そこで彼が示したように、発話はまた、私たちの内的な思考過程を、周囲の他者の心が理解できるような形で伝えることを可能にする。このような発話の機能については、第五章で論じた。この機能については、もう少し詳しく述べたいと思う。

しかし、まず思い出していただきたいのは、このことは、フロイトによれば、ものの提示が意識的なものになることはできないとか、視空間的な意識で考えることができないということではなく、内部で生成された視空間型の認知は、聴覚言語タイプより効率が悪いということである。この見解は、右半球症候群の分析（第八章）によって確認された。この分析によって、一部の精神分析家の予想に反して、これらの皮質領域はイドの機能（あるいは無意識系の機能）よりもむしろ自我機能（あるいは知覚‐記憶機能）に資することが明らかになった。ここで読者は、知覚意識の内側に向けられた表面が果たす役割についても思い出して欲しい。それは心的状態に主観的価値を付与するものであり、それに基づいて多くの知覚‐記憶的過程において本質的な役割を果たす（下記参照）。

人間の心的生活において聴覚領域は例外的な位置を占めているので、聴覚言語的知覚と視空間的知覚の区別は、さらに別の重要な結果をもたらす（Isakower, 1939 参照）。聴覚の例外的な位置を占めるのは、主に、対象意識とより密接に結びついた視空間的モダリティよりも、聴覚言語的モダリティの方がより自己意識と結びついているという事実があるからである。

（エーデルハイト（Edelheit, 1969）が特に注目した）フロイトの失語の分析によれば、この区別の起源は、人が常に自分の発声を聞いていることにある。そのため、言語発達の過程で、発話は、聴覚モダリティを通して、自分の声を批判的に聞き、自分の発声が親の発声と一致するまで修正することによって完成するのである。このように、人は自分自身の自己のある側面を、あたかも外部のものであるかのように扱っている。このことは、自分の視覚像や、触覚、体性感覚、その他の感覚にはあまり当てはまらない。このような性質を持つ発話を内在化することで、発話は自己反省的な思考に独特の仕方で適したものとなるのである。

このテーマをさらにたどるには、大脳皮質後部の表面、つまり情報の受容、分析、保存のユニットから、活動のプログラム・調整・検証の機能ユニットである大脳皮質前部の構造に移行する必要がある。しかし、その前に、すでに何度も触れている脳の覚醒系について述べておかなければならない。

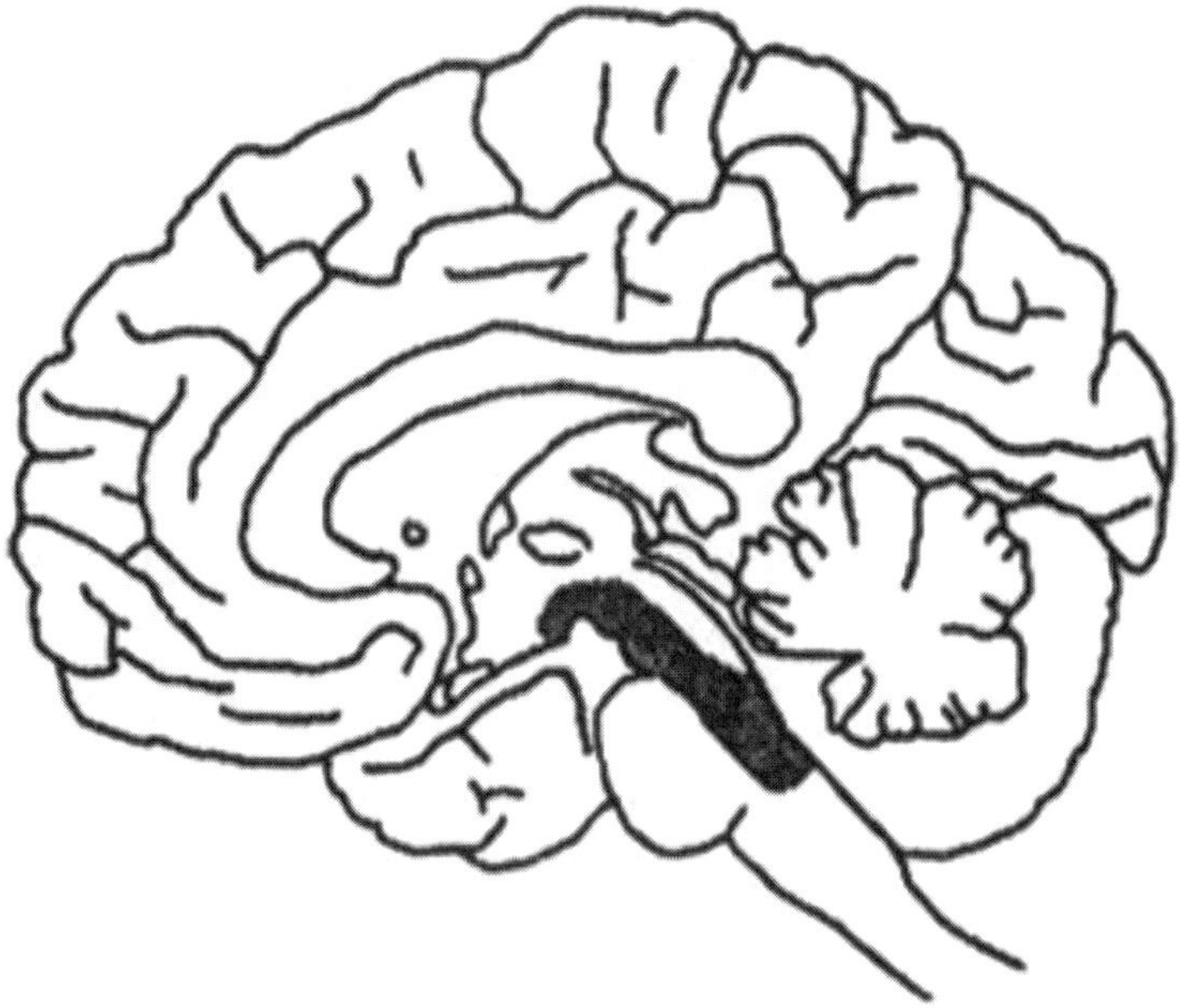

図 10-5

皮質の基調と覚醒度の修飾

覚醒系はメスラムが脳の「状態依存型」機能と記述したものを担っており、彼はそれを知覚‐記憶系の「チャンネル依存型」機能と対比している。現在では、脳のこの部分の機能的組織化に関する詳細な知識を自由に利用することができるが、ここでは関心のあるいくつかの一般的な原則にのみ言及する。

先に、内的知覚のための「単一モダリティ」の皮質領域だと説明した辺縁葉が、この原始的な機能ユニットの上端を形成していると言った。このユニットの基本的な役割は、皮質の基調と覚醒を調節することである。その核になる構成要素は、伝統的に、「上行性賦活系」と記述され、傍腕核、中脳水道周囲灰白質、網様体、縫線核、青斑核、腹側被蓋野（図10‐5）を含む。こ

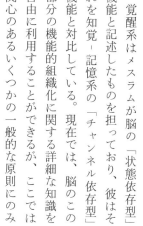

のユニットは辺縁系自体も含む。脳の知覚‐記憶系（「チャンネル依存型」）のニューロンとは異なり、このユニットのニューロンは、離散的な、モダリティ特異的な刺激にのみ（あるいは、主として）反応するわけではない。それらは、生物の状態における漸増的あるいは比較的非特異的な変化に反応する受容体を豊富にもち、その一部は、古典的な神経伝達物質に加えて、ペプチドやホルモンによって情報伝達される（Damasio, 1999; Panksepp, 1998, 1999を参照）。これらの解剖学的、生理学的性質は、脳の深部にあるこの領域にユニークな機能的属性を与えている。これらの中で重要なのは、そのニューロンが、それらの発火頻度と閾値を増したり減らしたりすることによって、外向きのニューロンの活動状態を調節するという事実である。これは意識の（内容ではなく）[6]レベルに影響を与え、それによって、覚醒、警戒、注意のような変数を変化させる。こうしてみると、脳のこの領域が、これまで論じてきたような心理学的な機能という点で、どれほど大切な役割を果たしているかがすぐにわかる。

これらの中核システムに影響を及ぼす主要な刺激源には次のようなものがある。まず、視床下部とそれに関連する核の内来的周期がある。これらの周期は、種々の生得的生体リズムを媒介し、（その循環性から）「無時間的」と記述するのがふさわしいように思われる。REM睡眠とそれに相当する日周リズムの基底にある九〇分サイクルは、この種の現象の一例である。この周期は化学的な影響も受ける。こうして、内因性の覚醒の第二の源が導入される。それはつまり、身体の化学的な過程で、代謝的、体液的な過程である。これらの過程はどちらかというと予測できない形で変動する。この、覚醒の第二の源は、生来の一連の自動的な行動、たとえば、咀嚼とか、交合とか、獲物の追跡、その他のステレオタイプな行動と密接につながっていて、それらは「本能」の形で（遺伝子に）組み込まれている

(Panksepp, 1998, 1999 参照)。本能的行動は、生物の化学的状態だけでなく、覚醒をもたらす他の源によっても引き金を引かれる。予測ができないのはそのためである。もう一つの(第三の)源は、外の世界にある。ここに、フロイトが初期のメタ心理学の著作の中で長々と論じた、注意の生理学的基礎がある。注意には基調的な要素と位相的な要素がある。知覚系の基調的な覚醒の基底には、「平等に漂う」型の注意があり、これが関心の背景的レベルを決定している。この型の備給は、内的な源から意識を振り向けるメカニズムの重要な構成要素であるように思われる。この型の注意は、外部からの刺激が後部の知覚‐記憶系によって表象されたときに、生体がその特定のパターンを認識することを可能にする。これらのパターンは、先の「満足の体験」と、そして侵害的となる可能性のある体験と、関連している(LeDoux, 1996 参照)。これらの知覚が、位相的な覚醒反応を誘発する。「基本的な情動」は、この種の位相的な覚醒の原型となるものである。このように、知覚が必要とする位相的な注意の程度は、本質的には、それに先行する有機体の体験によって決定される。言い換えれば、この種の注意は記憶と密接に結びついているということである。しかしながら、これらの体験に依存したコードをたどることのできるひな型は、大部分が生得的なものである(Panksepp, 1999; Solms & Nersessian, 1999a)。当然ながら、代謝や体液の状態によって伝えられる生物の内的状態は、常にこれらの過程に影響を与える(Damasio, 1999)。

記憶は、内的欲求の対象が外部に存在しないことによっても引き起こされる。この欲求不満の状態も、意識が欲求に付着する原型となる状況である。このように、覚醒のさまざまな源が相互に結びつく。これらの不随意的な過程のすべてが、次節で述べる第四の(随意的な)覚醒源の影響も受ける。

これまで述べてきたことから、上行性賦活系にその中核を持つ皮質の覚醒過程を、精神分析において「心的エネルギー」という仮定で概念化される心的過程の生理学的相関物とみなすことができることになるとしても、驚くことはないだろう。上行性賦活系はそれゆえ、フロイトの象徴的な用語を用いるとすれば、大まかには「リビドーの貯蔵庫」と述べてもよいだろう。ほとんどの精神薬理学的物質が、このシステムの核に由来する単一の神経伝達物質に直接作用するのは、おそらく偶然ではないだろう。

この点について、覚醒系の機能の二つの特定の側面に注意を向けたい。最初に、中核脳の活性化は外界も含めさまざまな源から刺激を受けて実行されるが、活性化の過程そのものは常に内因的なものである。活性化の最初の源が何であれ、皮質の基調のレベルは、究極的には、脳のこれらの中核システムによって媒介される。ここで私たちは、内因性の心的エネルギーは心的装置の唯一の駆動力であるという、メタ心理学の根本的な原則の、神経生理学的な相関物と考えられるものを手にすることになる。第二に、覚醒のもととなる何らかの源とそれに対する何らかの反応との間には、特定の、後天的に決定されるつながりがあるが、脳の「状態依存的」な系のやや拡散した構成のために、活性化の一つの源が別のそれと合体したり、覚醒の一つの型が別の型と混合してしまうことが生じる（その顕著な一例が、第三章で簡単に論じた「探索」システムである。詳細についてはパンクセップ（Panksepp, 1998）を参照）。ここで私たちは、「情動の割り当て」は観念と緩く結びついているにすぎず、本能の源はその対象と緩く結びついているにすぎないと述べる、メタ心理学の根本的な原則の、神経生理学的な相関の可能性を手にすることになる。これらの相関によって、置換と凝縮の、そして他の形の「代理形成」の、生理学的な理解の基礎が与えられる（しかしながら、これは、これらのメカニズムの経済的な側面に限ってのことである）。これらの事実はまた、「特異的作用」の原則に関する生理学的な足掛かりを与えてくれる。内因性の覚醒源は非特異的な効果をもたらすかもしれないが、特異的作用のみが、そもそもその過程を刺激した代謝的またはその他の欲求を取り除くことができるのである。成功した行為は「満足の体験」をもたらし、それによって、特定の覚醒源と特定の知覚‐記憶の構成との間につながりが確立される。

脳の深部系と皮質との賦活的で記憶的なつながりが、どのようにしてフロイトが「一次過程」と呼んだ心的機能の全体の様式に対する解剖学的、生理学的基礎を与えるかについては、別のところで述べた（Solms, 1994）。この過程は非適応的なメカニズムであると説明した。このメカニズムのために、差し迫った欲求によって賦活された覚醒状態は――（辺縁系の構造によって）不快な状態と登録されている状態だが――、既に述べた、構造化された（新皮質の）取り込みが、抑制されずに備給されることで、一時的に減じられることになる。その結果、以前の満足の体験によって敷設された記憶回路に添って、直接的な発散過程が生じる。この、皮質を直接賦活する過程は、（その最も直接的な形では）幻覚やステレオタイプな運動性の発散をもたらす。この原初的な機能様式とてんかんの病理的メカニズムとの間には興味深いいくつかの並行点があるように思われる（Solms, 1994）。これは、フロイトの二重本能説に対する生理学的な理解を暗示するものだが、これについては後に触れることにする。

脳のこの機能ユニットは、心の「本能的」な極が物理的に現実化したものであると考えるべきだということが、ここまでの説明でおわかりいただけたと思う。別の言い方をすれば、上行性賦活系は、辺縁系との接続をあわせて考えると――これはルリヤ（1973）が皮質の基調と覚醒を調節するユニットと定義した部分全体に相当するが――、精神分析では「イド」と記述されるような心的作用の解剖学的、生理学的相関物であると示唆しているのである。しかしながら、これらの構造は、解剖学的、生理学的観点の双方から、大脳皮質後部の凸面領域や身体の内部環境と不可分であることも、これまで述べてきたことから明らかであろう。このことは、未熟な生物にはなおさら当てはまる。

活動のプログラム・調整・検証

ルリヤ（Luria, 1973）の図式の第三の機能ユニットは、活動をプログラムし、調整し、検証するためのユニットである。脳の中核構造からこのユニットへと注意を向けることで、心の本能的な極から実行的な極へと注意を向けることになる。

フロイトの最初の局所論的モデルでは、それをフロイトは『夢解釈』（1900a）の第七章で述べているが、このユニットによって私たちは、心的装置の「運動」側へと向かうことになる。これは局所論の局在では前意識系にあたり、その背後に「検閲」がある。心の実行的な極はそれゆえ、その抑制的な極でもある。フロイトの心的装置の構造的モデルの用語では、これは、自我の座がその力動的な形で現れたものと言える。それゆえ、またしても、フロイトのメタ心理学的な著作の中に解剖学的な位置づけを見出すことは、驚くほど容易なことなのである。(7)

心の実行機能と抑制機能を調整する解剖学的な構造が脳の前頭葉であり、特に前頭前部（図10－6）がこれを司る。この点で、前頭前部は――正当な理由をもって――外界に由来する知覚情報を記憶に転写するもう一つのシステムであると述べることができる。したがって、メスラム（Mesulam, 1985）は、前頭葉の背外側部を、後頭葉と同じく、「チャンネル依存的」と述べた。この点から、前頭葉の前部は

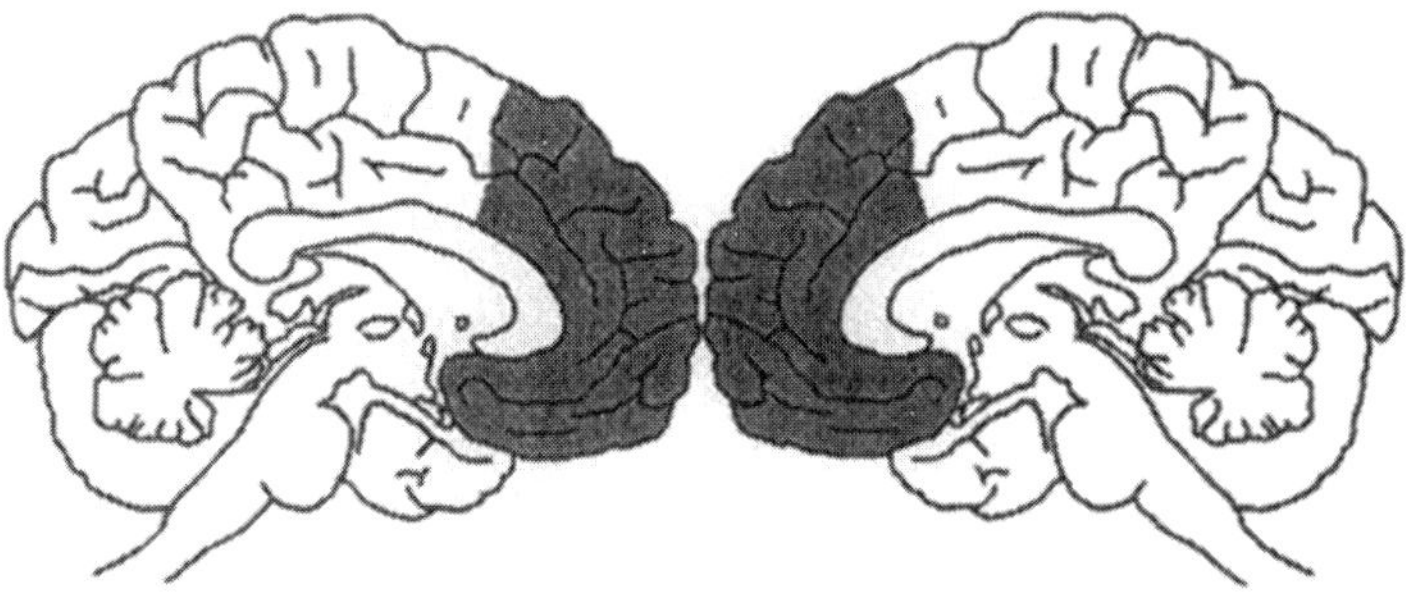

図 10-6

知覚情報の最深部の構造を表していると言える。まさにそのとおりだからである。後頭皮質にコード化されている知覚‐記憶過程は、詳細までわかっている皮質‐皮質経路、視床‐皮質経路を経由して脳の前半部と連絡をし、そこで、別の機能的な基準に従って、再コード化され、目標指向的な活動のプログラムとなる。これらのプログラムは次の転写の基盤を形作り、それは最終的には運動の形で発散される。さらに、前頭前部が十分に構造化されたときに起こる情報処理階層の反転を考慮すると、最深部の記憶系が、最終的に運動系だけでなく、いわば知っていることすべてを教えてくれた後部の（知覚）系に対しても、実効支配を及ぼすようになる理由を理解することができるだろう。

　この階層反転により、前意識系がどのように知覚的意識に接近するかを理解することができる。このように、前意識系は、自らの内的過程に意識的な性質を付与するだけでなく、知覚的意識を支配する備給の分布も制御している。このことは、皮質の知覚過程の「流れの向き」という厄介な問題（Brown, 1988）に光を投げかけるものである。

　臨床研究に基づいて、前頭葉の皮質‐視床領域がその認知的な活動を構築する機能原理を特定することができる。後部のシステムが並列に作業を行い、情報を統合して同時的な（空間的および準空間的）パターンに変えるのに対し、前部のシステムは直列的に作業を行いこれらのパターンを再転写して継起的な（注意および実行）プログラム（Luria, 1966）へと変える。前頭前部の、他の皮質系の活動をまとめる階層的能力を想起すれば、これら二つの皮質の機能ユニットが一緒になって、いかに、世界の概念全体を構築する、大きな二種類の抽象化を生み出すかがわかるだろう。これらの二種類の抽象化とは空間と時間、あるいは、むしろ、イルゼ・グルブリッヒ＝シミティス（Ilse Grubrich-Simitis, 1993）が発見した未刊の草稿でフロイトが書いたように、物質と時間である。その草稿で、フロイトはこれら二つの抽象化のカテゴリーを、自我の「刺激に対する盾」と記述している。これは、私たちがここで展開しようとしている皮質の一般的なモデルとよく合う。大脳皮質の損傷を受けると、失語、失行、失認においては、これらの大きな抽象化が解体して失効するのがわかる。そのとき、私たちの世界の構築がいかに主観的で儚いものであるか（Solms, 1997b を参照）を、あらためて思い知らされることになり、ショックを受けても仕方ないという気持ちになる。

しかし、このような言い方をすると、心についての絵柄の少なくとも半分が抜け落ちてしまうことになる。前頭前部は、脳の知覚‐記憶系と運動系の間に介在しているだけでなく、それ自体、運動発散極と心の本能極の間にも介在している。この事実（つまり、前頭葉の前部が、運動系と、二つの主要な心の刺激源（外界の刺激源と内界の刺激源）の間に介在しているという事実）を思い出すことで、心の主な役割はさまざまな力の間の仲介役であり、構造化された自我は、完全に依存的な関係の中にあるということを認識することができる（Freud, 1923b）。前頭葉の前部が脳の他のすべての領域に対する「上部構造」を形作るという趣旨のルリヤのコメント（1973）も思い出される。前頭前部と知覚系の間の相互作用的な関係についてはすでにかなり述べたので、次に心の本能的な力との相互関係に目を向けたい。

私たちはまず、心的エネルギーの性質についてすでに知っていることに即して、先に知覚の末梢で始まる連合の過程の終了として説明した運動発散の過程が、外界からその駆動力を受けていないことを指摘しなければならないだろう。運動過程は、知覚過程以上に、内因性の源からエネルギーを得ている。しかし、ここで忘れてならないのは、前頭葉の領域は運動性の発散それ自体を制御するだけでなく、運動放出に先行する（そして多くの点でそれを抑制する）複雑な実行過程のすべても媒介する、ということである。

前頭前部の領域は、フロイトの言葉を借りれば、「本能による要求とそれを満たす行動の間に思考の活動を介在させる」ことによって、これらの過程に構造を与えている。これは、辺縁系／後部‐皮質軸によって媒介されるステレオタイプな一次過程を抑制することによって、そして、それがなければ自由に運動発散へと進んでしまう心的エネルギーを束縛することによって、行われる。ここで偶然にも、前節で述べた賦活系に作用する、覚醒の四つ目の（随意的な）源を手にする。前頭葉の前部は、中核脳のシステムのエネルギー資源を、随意的で目標指向的な活動のために集結させる。こうして束縛されたエネルギーが、自我の力動的な機能すべての本質的な基礎となる（第九章を参照）。

心的エネルギーの束縛は、フロイトの『プロジェクト』のモデルによれば、彼がニューロンのψ系の「中核」領域と述べたものを常に備給状態に維持することによって可能になる。臨床データ（第九章）に基づいて、前頭葉の腹内側領域が、この重要な経済機能の解剖学的な中心領域であると結論づけた。あらゆる自我機能にとってのこの領域の重要性は、前頭葉の深部領域の損傷に起因する、無動状態や作話状態がよく示すとおりだが、これらの損傷によって、全般的な無気力状態、目標指向的な活動の選択的な基礎が全般的に解体してしまうという病理的な状態になり、その最も重篤な形が、意識の夢様状態である。この経済的変容は、「検閲」機能だけでなく、「現実検討」機能の中心的な側面の基礎にある（ルリヤは、偶然にも、ジェイソン・ブラウン宛の未刊の書簡で、人間の高次皮質機能の局所的な損傷の生理学的なメカニズムは、究極的には、ニューロンの発火の局在的なパターンの連続性と選択の障害に還元されるように思われると書いていた――それはつまり、皮質の発火の可塑性と選択性の障害であり、病的に無気力あるいは均等な活動記録として、また、特定の領域の病的に不安定で抑制された痕跡として表される）。ここでは、前頭前野が大脳皮質後部のすべての機能に対して調整的な影響を及ぼしていることが認識されている。この観点からすると、失語、失行、失認はすべて、二次過程から一次過程への局在化された退行として解釈してもよいということになる。

フロイトは常々、自由に動けるエネルギーが束縛された心的エネルギーに経済的に変換される物理的根拠を理解できれば、心についての理解は計り知れないほど前進するだろうと述べていた。彼は確かに正しかった。ちなみに、自我が究極的にはイドに階層的に依存していることは、深部脳幹の損傷によって生じる低覚醒状態では自我が無力であることから明らかになる。これらの場合、言わば、自我が束縛するエネルギーがないのである。このテーマを終える前に、自由に移動できるエネルギーを束縛されたエネルギーに変える際に、言葉が中心的な役割を果たすことを、読者の皆さんに思い出していただきたい。

前頭前部は、一面では、知覚運動系の末梢で生じる情報を、局在的に最も深く、遺伝的に成熟した分析レベルでコード化する、更なる記憶系にすぎないと述べた。後部の皮質領域における、出来事の局在的、遺伝的系列について既に述べたことに従えば、前頭前部で構造化されるものは、感覚的現実の単一モダリティの側面でも、具体的な「ものの提示」でもなく、むしろ、純粋に象徴的な「言葉の提示」であるということがわかっても驚くことはないだろう。すなわち、前頭前部の領域で再転写されるのは、後頭皮質に可能な最高レベルの抽象化に由来するものなのである。この点について、自我の力動的な機能における発話の特別な役割について、先に述べた一連のコメントをもう一度取り上げておこう。

この形の言語的表象に必要となる変換の本質的な基礎は、前頭葉における統合の継起的な性質にあると思われる。これによって、前頭前皮質は、言葉の叙述的・命題的な構造の助けを借りて、ステレオタイプな行動を抑制することができる。それによって、心的装置が、「最初はこれ、次はそれ」という形のプログラムにまとめ、「もしこれなら、次はあれ」という構造の形で、発散を抑制することができるようになる。このツールが活性化過程に及ぼす深い効果は、このツールが使えない夢の中で、思考の形式と構造に何が生じるかを見れば明らかになる。フロイトは、夢見におけるこれらの否定的な特徴を「視覚的表象可能性の考慮」という一般的な表題の下に組み入れた。これらの特徴は、偶然にも、凝縮と置換の特徴と一緒になって、夢見の基底にある退行的過程の解剖学的構造を明らかにする。ちなみに、これらの特徴は、圧縮と置換という特徴とともに、私たちが別のところで示し（Solms, 1997a）、第三章で要約したように、夢見の根底にある退行過程の解剖学的構造を明らかにしている。夢見の神経心理学を特徴づけるのは、何よりも前頭前部の凸面からの寄与の欠如である（Braun, 1997）。この結果、夢は、ほとんど全面的に、空間的および準空間的な形の、すなわち、同時的な形の合成に依存することになる。

前頭前野で「内言」という形で表現されるようになった言語コードが、もともとは知覚野から、つまり究極的には外界から由来していることは、すでに述べたとおりである。また、このような現実の知覚に由来する記憶の痕跡が、イドの一部を次第に構造化して自我と呼ばれる心的組織にしていくことも論じてきた。その結果、（物理的観点からは）自我の構造化の最深部かつ最終層である前頭葉は、もともと両親の具体的な発話をモデルとした内的命題の集合として組織化されるようになるのである。また、ある臨界期を過ぎると、内と外の依存関係が逆転し、前頭葉が心の最高実行機能を支配するようになることも説明した。このことから、前頭葉の物理的な成熟は、潜在期の始まりを示す抑圧の大波と一致することが示唆される。その結果、内言語の命題構造という観点から、記憶の内容や過程が再編成され、幼児健忘という現象の神経心理学的基盤が形成されるのである。よく知られているように、精神発達の臨界期を規定するこれらの出来事は、他にも多くの根本的な影響を及ぼしているが、そのすべては、これらの単純な神経心理学的定式に詳細に関連づけることができると私たちは考えている。

心的装置の神経学的構成と思われるものの概観を終える前に、これらの過程と超自我の構造化との関係について、いくつかの簡単な指摘をしておかなければならない。先に、聴覚による自己反省と、自分の発話と両親の発話との批判的な比較が、言語発達の過程において重要な役割を果たすことを述べた。このように、自分をあたかも外的な対象であるかのように批判的に見ることを可能にする音声の特徴は、超自我の構造的な基盤になる。なぜなら、子どもは自分の発話を親の言語的発声の形式に合わせようとするだけでなく、自分の行動をその発話の内容に合わせるように修正しようと努力するからである。このように深くコード化された感覚運動世界の様相が、快・不快の系列にあるすべての連想関係とともに

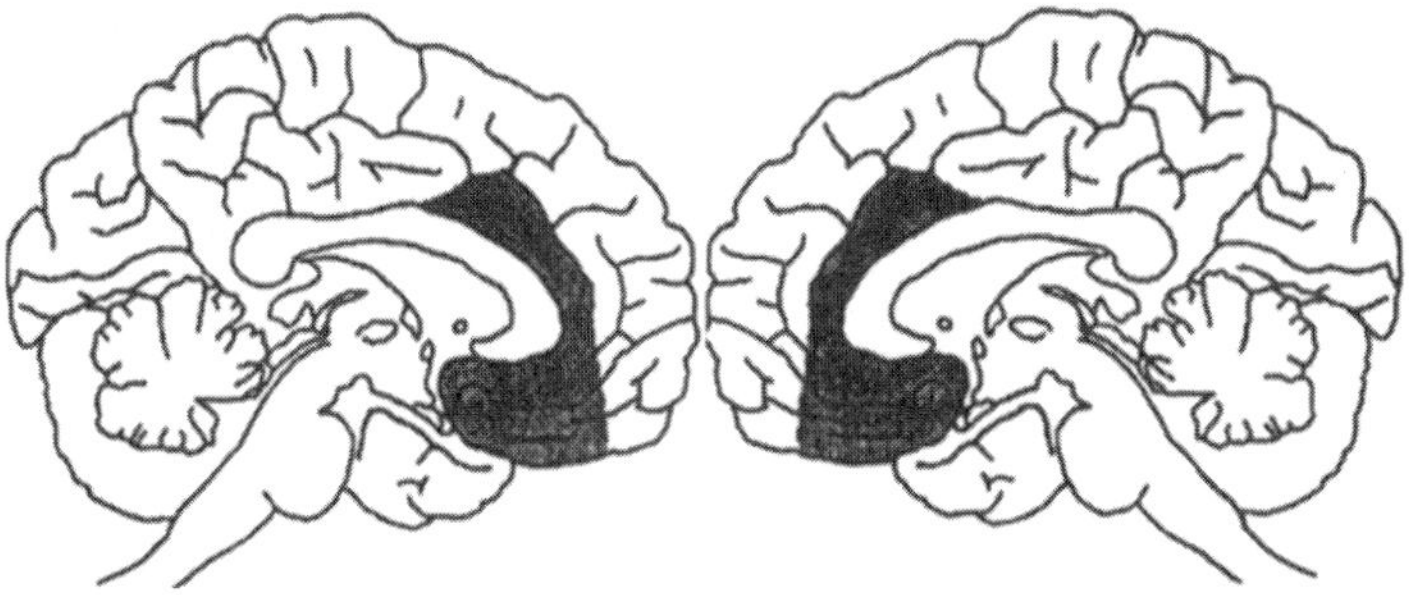

図10-7

構造化されると、子どもは次第に、内的な実況解説に基づいて自分自身の行動を批判的に観察する能力を身につける。これによって、子どもは自分自身の理想や基準に基づいて、自分の行動衝動を抑制することができるようになる。フロイトが『自我とイド』（1923b）の中で書いているように、超自我の内なる声は「あなたはこうあるべきだ」と言うだけでなく、「あなたはこうであってはならない」とも言う（p.34）。これらの機能を仲介する脳の領域が損傷を受けるとどうなるか、臨床研究（第九章）で見てきたが、その結果、親の声は解体するのである。[8]

超自我の機能は、特に前頭葉前部の腹内側領域と密接に結びついており、前頭葉が大脳辺縁系に合流する場所でもある（図10－7）。この中間領域はおそらく、自我が自由に使える究極の、あるいは少なくとも最深部の刺激障壁を表す。これに基づいて、超自我は本能的な生活の絶え間ない要求から自我を守る障壁を形成しているのである。このことから、フロイトが「自我が本質的に外的世界、現実の代表であるのに対し、超自我は、それとは対照的に、内的世界、イドの代表を表す」（1923b, p.36）、そして「自我はイドから超自我を形成する」（p.38）という趣旨の発言をしていることの意味を理解できる。超自我は、一方では聴覚言語的な知覚に由来し、他方では内的欲動の要求の構造化に由来するという二重の起源を持つため、従来の意味で「局在化」させることは難しい（cf. Freud, 1923b, p.36）。しかし、知覚的意識を持つ超自我が自我の第二の「核」を形成しているという趣旨のフロイトのコメント（1927d, p.164）を考慮すると、次のような全体像に行き着くことになる。自我と超自我は、知覚系の極と本能的欲動の極の間の領域を占める一連の刺激障壁として機能する一組の記憶系、すなわち一組の構造化された内在化として記述してもよいだろう。これらの障壁が超自我と一つになっているのは本能的な端の部分である。つまり、自我の知覚に由来するシステムの階層の最深部もまた第二の核である。このように超自我は、自我の最も抽象的な部分であると同時に、最も原始的な部分でもある。

要約

これでようやく、物理的現実化という観点から、心的装置全体の概略図を描くことができるようになった。この図を説明しながら、他のメタ心理学的観点との本質的な関係を示していこうと思う。

自我はまず、構造的、経済的にではなく、遺伝的、局所的に、身体の末梢で、外界から得たコード化された情報を大脳皮質に伝える末端感覚器官から始まる。しかし、この情報は大脳皮質に直接投影されるのではなく、単一モダリティの皮質領域に向かう前に、脊髄の灰白質、脳幹の脳神経核、視床のモダリティ特異的な部分で、無数の機能的基準に従って分析され合成される（図10-8）。この解剖学的装置は、心的装置の知覚系にほぼ対応しており、先に述べたように、自我はもともとここから派生したものである。末梢の知覚装置は、刺激に対する最初の防護障壁を自我に提供する。これらの障壁はおそら

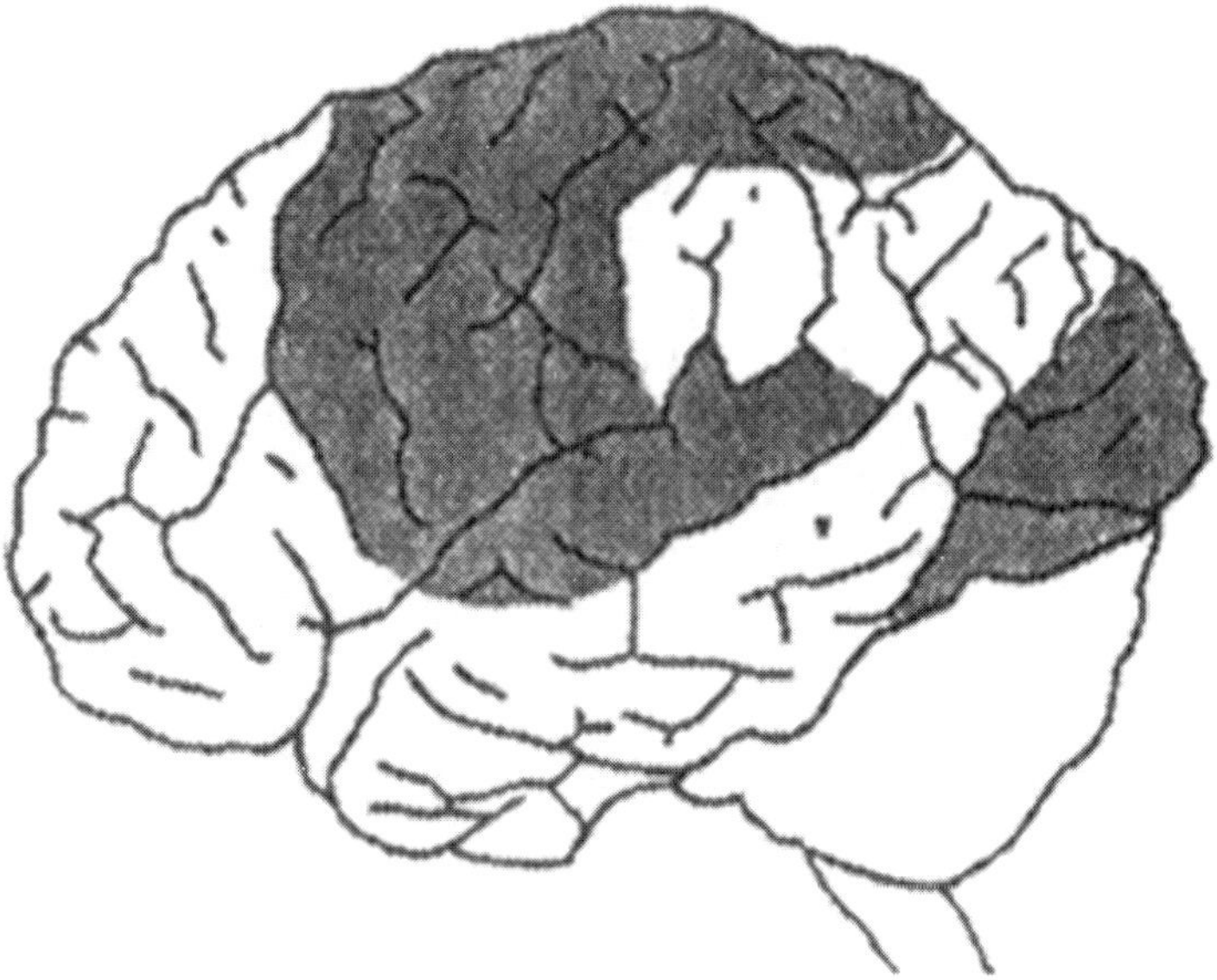

図 10-8

く遺伝的に予め決められており、したがって記憶する能力は備えていない（フロイトの『プロジェクト』におけるψ系を参照）。〔記憶の能力を持つ部位としては〕単一モダリティの皮質領域（『プロジェクト』のω系）が最適な解剖学的部位であり、生理学的観点からすると、複数モダリティの皮質領域に直接融合し、それが自我の記憶系（φ系）の始まりであるであると考えることができる。単一モダリティの皮質は、知覚的意識のさまざまな質を記録する。大脳後部の皮質‐視床下部凸面を占める記憶系は、非常に多様な機能的基準に従って、外部の知覚情報を「登録簿」に再登録し、再転写する（Mesulam, 1998）。これらの基準の多くは、現代の神経心理学的および生理学的研究に基づいて特定することができる。一般的な原則として、入力された情報の中から選択された特徴は、同時的（空間的お

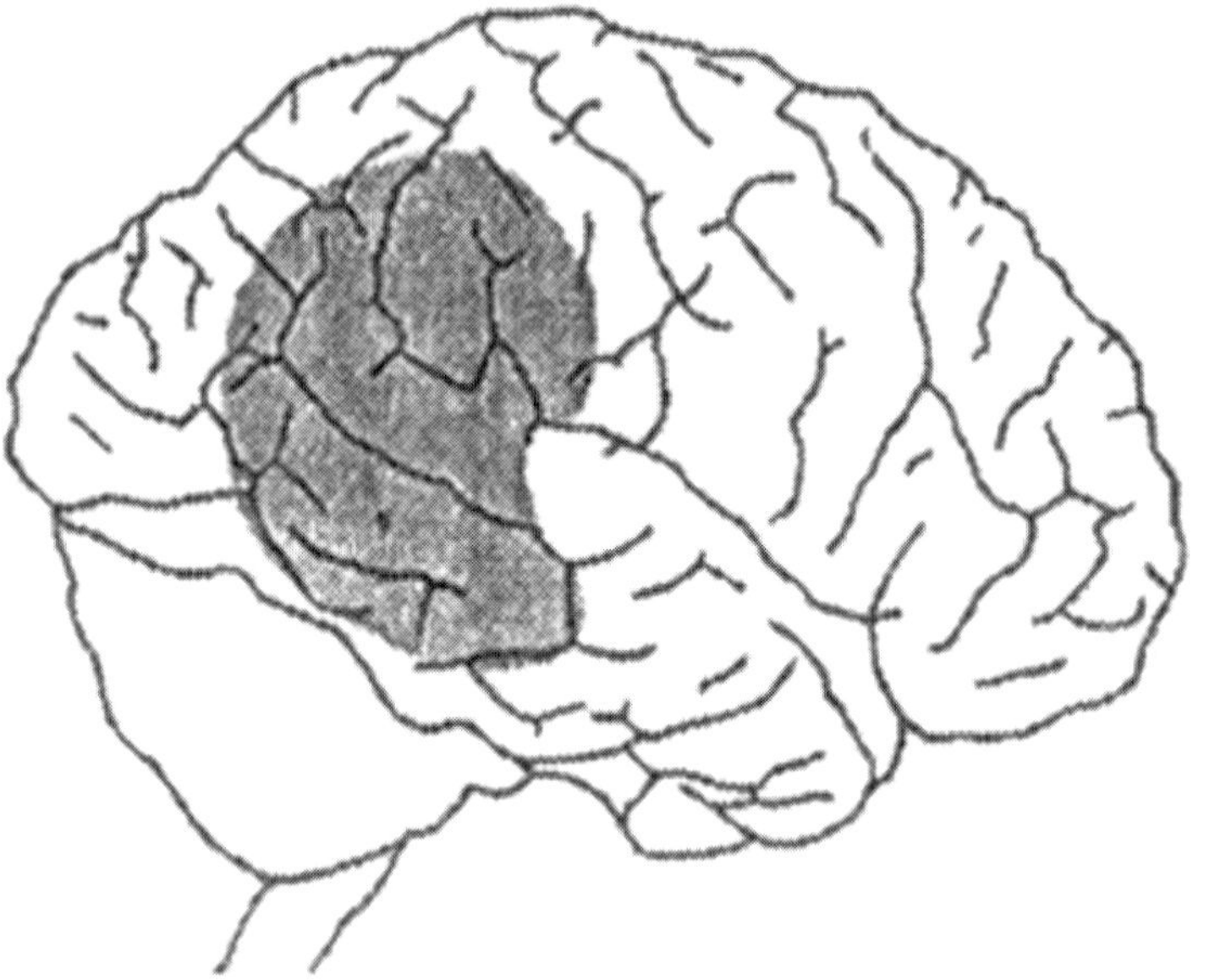

図 10-9

よび準空間的）パターンに連合的に結びつけられる。特定の重要なパターンは、徐々に深いレベルでコード化される。私たちはこの過程をメタ心理学的に自我の構造化と記述する。いったん構造化された連合パターンは、刺激障壁として働く。知覚系も自我に刺激障壁を与えるが、それらの障壁は大部分が予め配線されているため、（自然選択の法則にしたがってなされる）系統発生的な選択を反映している。自我の内部にある刺激障壁も（系統発生的な雛形に制約されてはいるが）、個体発生的な経験に従って構造化される。これらの構造化は、主に複数モダリティの皮質－視床領域で起こる（図10－9）。（このレベルの）右半球では、これらはおおよそ「全対象」表象に相当する。これらの表象は重要な刺激障壁を提供する。モダリティ特異的な感覚的事象の海を、意味のある認識可能な比較的安定した

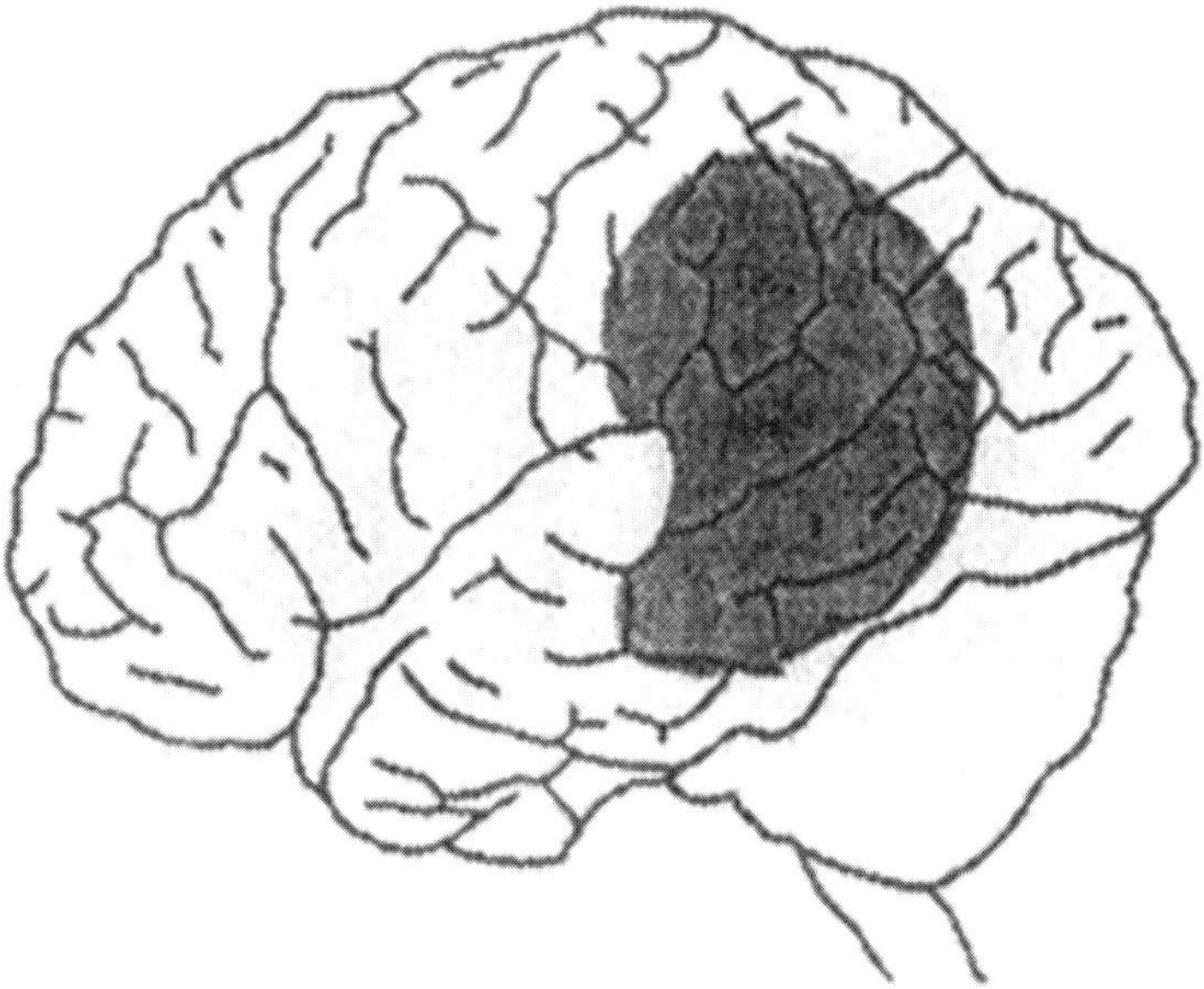

図 10-10

「もの」の集合に組織化するのである。これらの取り込まれたものが一旦構造化されると、それらは末梢の知覚的な事象に対して投影的な影響力を発揮する。これらはすべて、生体の要求に従って実現される。この要求は、後で述べる第二の接続システムを通じて伝えられる。

次に、左大脳半球の複数モダリティの皮質領域で、後部記憶系の転写が起こる（図10-10）。ここでは、主に視空間型の具体的な全対象提示が、聴覚言語型の抽象的な擬似空間提示と連合する。（「もの」と「言葉」のつながりを確立する）このレベルの転写は、フロイトとルリヤの両者が、象徴化の過程として説明している。象徴的な転写は、外界の現実の事物の無限の多様性を固定された語彙のカテゴリーに組織化するため、刺激に対して特に強力な盾となる。このように、ある特定のタ

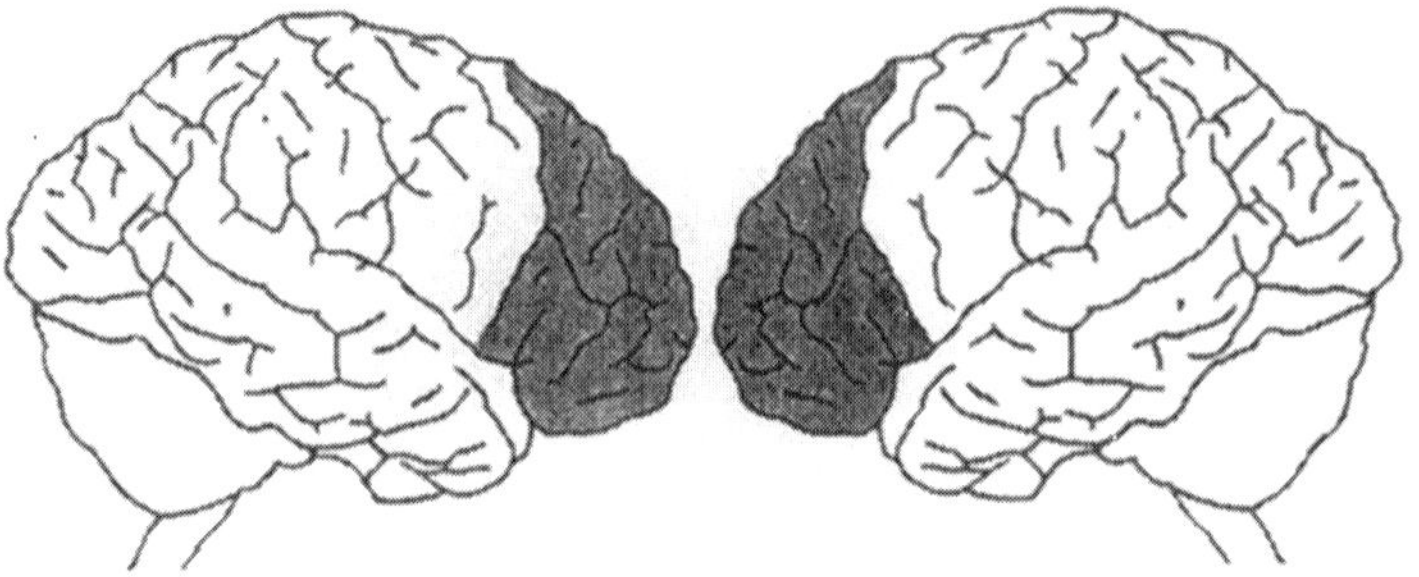

図 10-11

イプのあらゆる可能な経験は、一つの言葉に還元される。したがって、非常に具体的な意味において、言葉は私たちをものから守ってくれるということができる。

ここで、心的装置の運動側に目を移さなければならない。これは、自我の力動的で経済的な震源地である。自我のこの部分の最深層は、前頭前部の領域で実現されている（図10-11）。後部三次領域から前部三次領域への移行は、言葉の提示の語彙体系を論理文法的な規則体系と連合させる。情報の同時的なパターンが、連続的で継起的なプログラムに転写される。これらのプログラムは、命題的な発話に構造を提供する。また、第三次前頭皮質は、この言語的にコード化された知覚情報を、装置の内部から生じる強力な刺激と統合する。このようにして、連続的な合成として構造化された論理文法的で命題的なコードは、自我の最も深いレベルで、内部で発生する欲動を束ね、組織化するために使われるのである。大脳辺縁系に溶け込む前頭前部内側基底領域は、この根本的な経済的変容の解剖学的場所である。ここで、自我は超自我と混ざり合い、超自我は自我の最も深い刺激障壁を形成し、多数の重要な自己調整機能を果たす。この変容によって生じる束縛エネルギーは、自我のすべての実行機能の本質的な基盤となるものである。

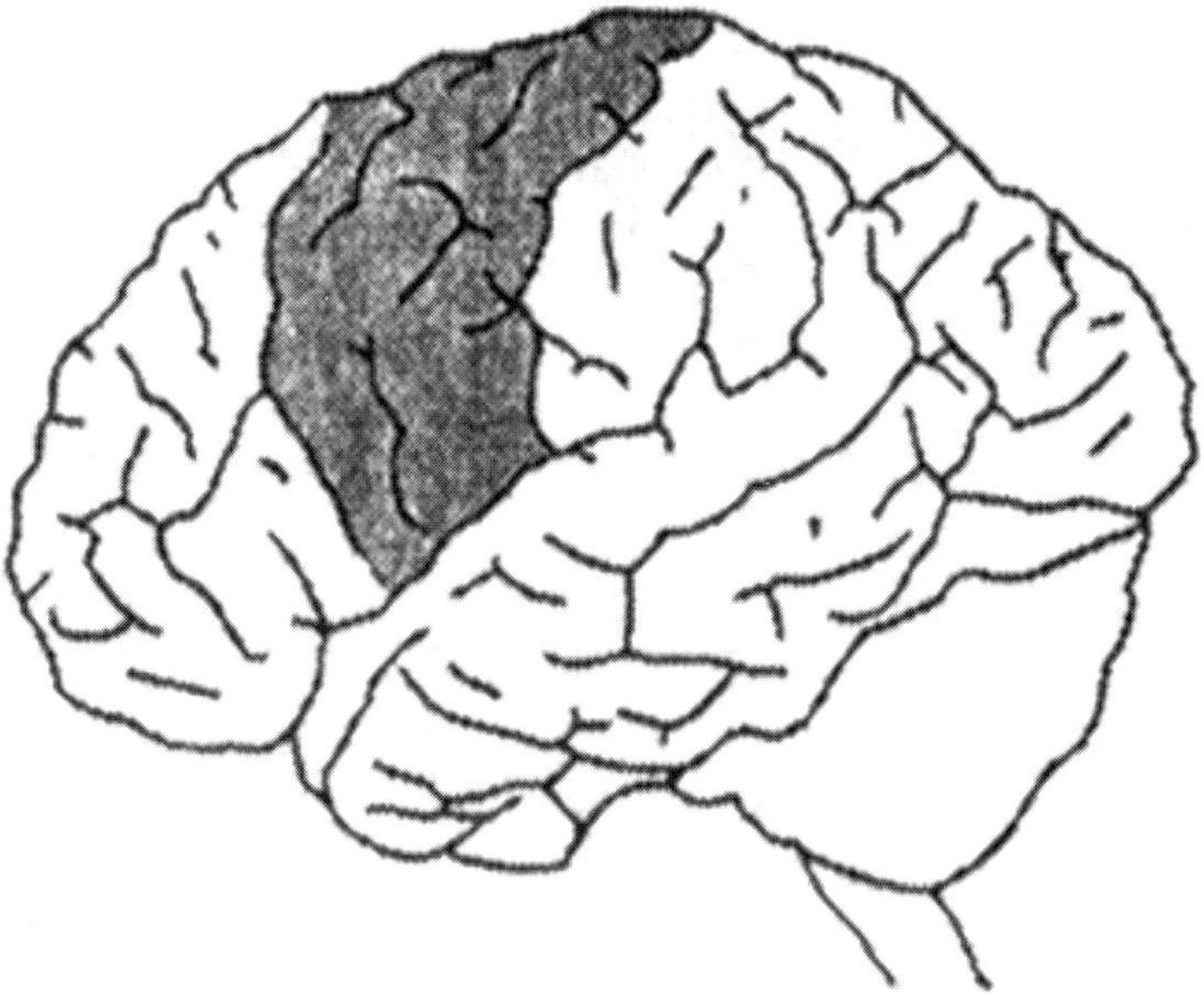

図 10-12

この自我の抑制核と一次運動野の間の領域を占める部分に広がる皮質は、発達の中で一番最後に成熟する。この皮質は、一連の再転写を通して、深層の命題的系列を実際の運動パターンにコード化する（Passingham, 1993を参照）。このようにして、前運動皮質と運動皮質（図10‐12）から、自我は筋骨格系を支配する影響力を発揮するのである。しかし、全体を通して、さまざまな皮質下構造との相互接続も豊富に存在する。大脳皮質後部領域、基底核、視床、小脳との相互接続は多岐にわたる。前頭前部がひとたび構造化されると（概ね生後五～六年頃に始まり、青年期後半まで続く）、すべての大脳の活動に対して強力な調整力を発揮するようになる。例えば、運動発散を制御し拘束する影響力を発揮するだけでなく、知覚の発散を制御し、それによって投影を束縛する（こうして幻覚が防止される）。

このような前頭前部の構造化による全体的な効果は「二次過程」と記述される。

要約すると、自我は全体として、外界と内界を隔てる大脳皮質‐視床の広がり全体と解剖学的に一致する。自我は、大脳皮質の外表面にある単一モダリティの知覚と運動の領域に始まり、脳の内部を取り囲む環状の大脳辺縁系皮質に終わる。その基本的な機能は、内界と外界を仲介することである。この機能は、その二つの感覚運動面の間に一連の「障壁」を設けることによって遂行される。これらの障壁は、発達の過程で、内的知覚と外的知覚の結びつきを記憶に登録することによって形成される。障壁は、衝動と動作の間に記憶を介在させ、注意、判断、思考を補助する。しかし、自我の解剖学的境界を、その機能的影響範囲と混同してはならない（ちょうど、古典的メタ心理学において、局所論と力動を混同してはならないのと同じである）。前頭前部が中核の賦活構造に対して発揮する制御は、この区別の優れた例である。さらに、自我はそれが調整する力の主人であると同時に従者であることも忘れてはならない。

一方、イドは、第四脳室を取り囲む重要な灰白質構造に発生源がある（図10‐13）。そこから、上行性賦活系を経由して、吻側方向に影響を及ぼす。この系は、自動的な規則に従って、先ほど述べた重要な灰白質構造、特に視床下部によって調整されている（図10‐14）。視床下部は、自律神経系と内分泌系を介して、生命に欠かすことのできない身体的欲求に反応している。また、視床下部は独自の固有周期を持っている。上行性賦活系に間接的に影響を与えるものとして、第一に、後部皮質領域から生じる情報があり、その情報の価値は生物学的欲望と危険によって媒介される。上行性賦活系に間接的に影響を与える第二のものは、前部皮質領域の目標志向型のプログラムで、これは言語の助けを借りて定式化される。このように、イドは、大脳皮質の外側の層からの経験と共にそれが発達させた自我を媒介とし

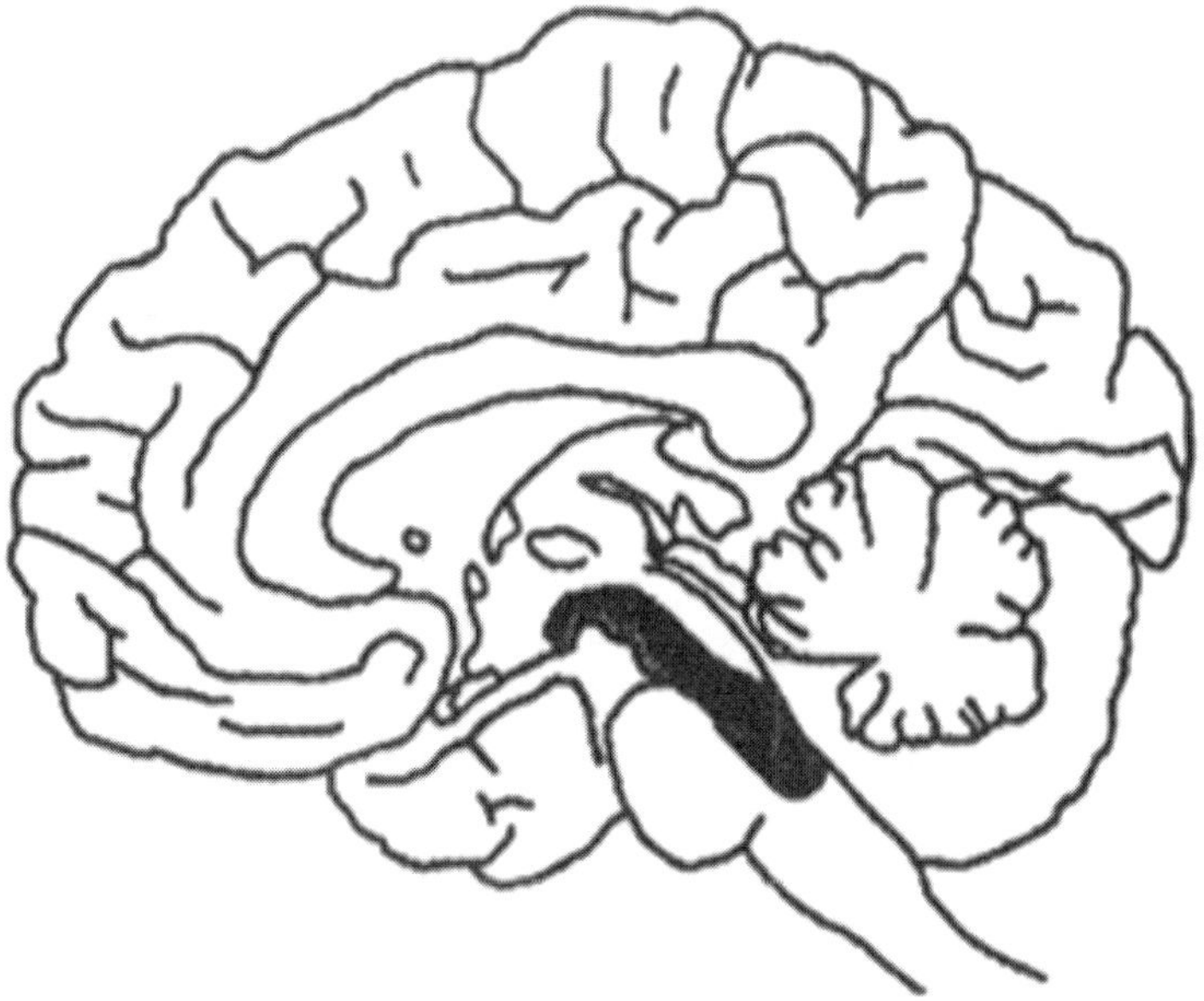

図 10-13

て、間接的に現実に影響を与え、また影響を受けるのである。発達の過程で、イドは比較的自由に皮質後部にアクセスできるようである（第三章参照）。これは、後部皮質がその抑制活動を外部の危険源に向けているように見えるからかもしれない。しかし、後部皮質の備給の過程は、前部皮質領域から注意深く監視され、制御されている。

この心的装置に対する「身体的視点」を論理的に極限まで拡大すると、身体の末梢にある感覚器や運動器が自我の管轄であるのに対し、身体の内部にある生命維持に必要な期間はイドの領域に属すると言わざるをえなくなる。その中には、内臓や生殖器も含まれることになる。実際、生物学的には生殖器はイドの核を形成していると言えるかもしれない。この単純化された分類では、内臓と末梢との間に確かに存在する多

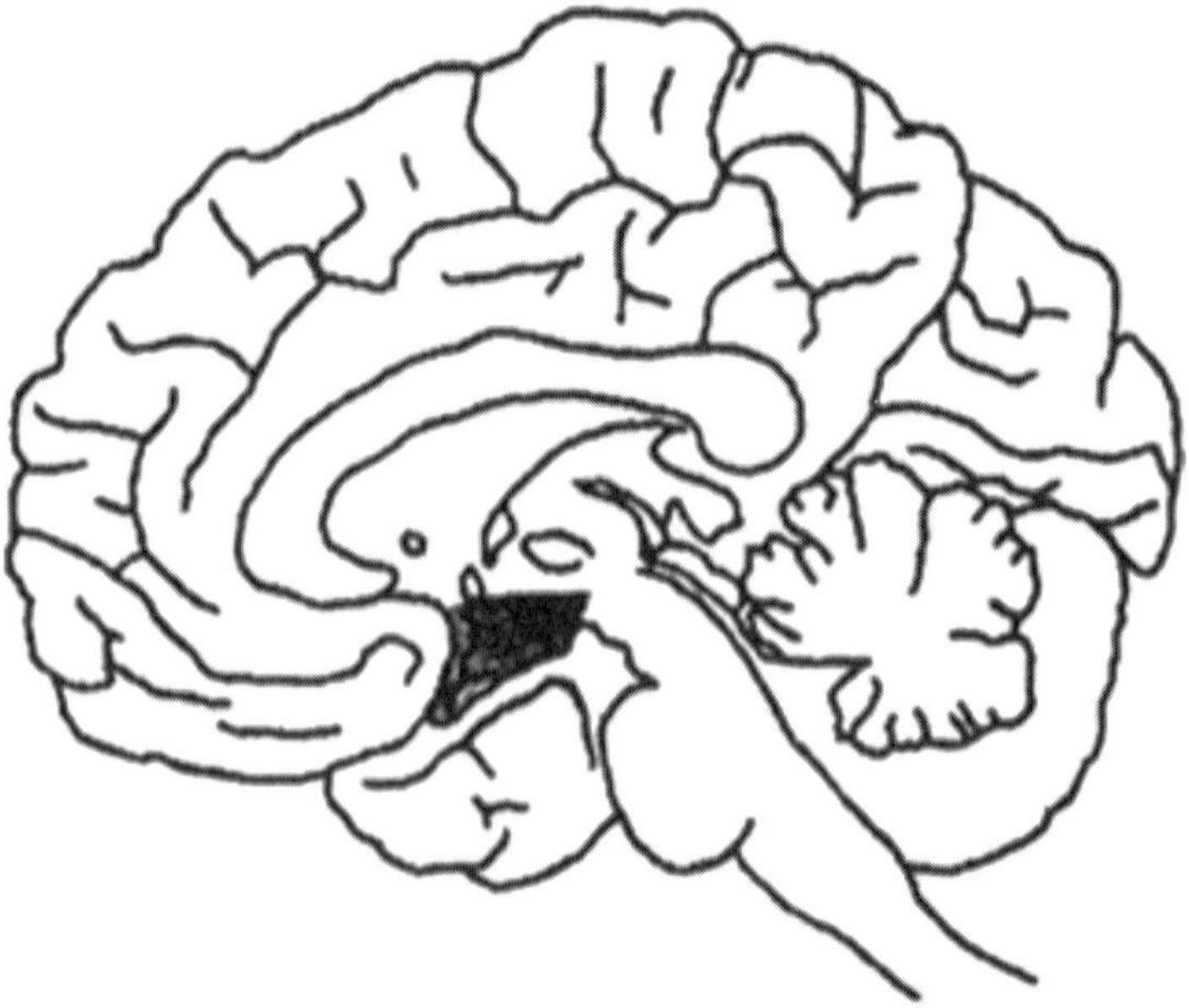

図 10-14

くの機能的関係を説明する方法を見つけなければならないだろう。しかし、このような考え方は、神経科学の領域を離れ、心身医学の領域に入ってしまうので、私たちの能力の限界を超える。とはいえ、このテーマを離れる前に、イドは、心と体の双方の最も深いところに存在しているように見えるが、三つの重要な場所で外界と直接接触していることを指摘しておきたい。臓器が皮膚の下から粘膜の開口部に顔を出しているのは、口、肛門、生殖器という三つの部分である。これらの開口部は、イドの「感覚運動」器官であるとためらいがちに述べることができるかもしれない。これらは、古典的なリビドー理論で性感帯としておなじみの領域である。

最後に、欲動について少し述べておこう。リビドー、特にその狭い意味での性的な構成要素は、(原則的に) 化学的な分析手段でアクセスできる。それは身体の特定の組織の物理的過程にしっかりと根ざしているからである。エロスの自己保存的な要素は具体的に述べることはより難しいが、パンクセップ (Panksepp, 1998) が述べたさまざまな「基本情動指令システム」と何らかの密接な形で、おそらくは私たちが特に前頭葉腹内側領域に起因するとした結合作用と一緒になっている可能性は十分ある。これらの複雑な生理学的配置 (これは高度に分化した生物にしか起こりえないものである) は、確かに自我の適応的傾向の基礎となるものである。このことは、破壊的欲動を今度は神経組織のより原始的な生理的傾向と結びつけることを可能にする。この傾向は、ルリヤがあらゆる神経心理学的症状の中核に検出した、無気力あるいは均等な活動状態といった病的な状態の中に表れている。おそらく、この原始的な傾向は、てんかんの定型的な現象に最も直接的に表れているのだろう。

結びの言葉

以上の非常に図式的な概略によって、私たちが精神分析で考えているような心的装置装置の物理的現実化について、現在わかっていることとの暫定的な概観を締めくくることにする。第三章で夢見の神経心理学的組織化について要約したが、そこでは、特定の精神機能が、本章で論じた基本的な機能単位 (心的作用) 間の協調的な相互作用のパターンによっていかに遂行されるかを示した。そこで夢見に適用した原理は、すべての複雑な精神機能に適用できる。このようにして、「抑圧」、「注意」、「現実検討」など、精神分析で私たちの関心を集めている他の多くの精神機能の神経学的組織化について、合理的に包括的な全体像を組み立てることができるのである。しかし、私たちは、これまで述べてきたモデルに依然として存在するギャップや矛盾も十分自覚している。これらの欠損の中には、私たちが過去一四年間に実施した臨床研究で蓄積されたすべての知見を検討するためのスペースがあれば、是正できたと思われるものもある。本書では、これらの知見から抜粋して、入門的な概説にとどめることを意図している。読者の皆さんには、これらの研究の詳細な報告書（Kaplan-Solms & Solms, in press）を参照いただければと思う。しかし、私たちの発表の欠点のほとんどは、単純な知識不足に起因するものであることを認めるのにやぶさかではない。

そしてなによりも、本書に書いた内容によって、読者の中に力動的局在化の方法を自分でも適用してみようと思う人が現れ、それによって私たちの学問分野に横たわる巨大な科学的課題に貢献することができればと願っている（この課題に取り組むために、『神経精神分析』という新しい学術誌が最近創刊された）。少なくとも、この方法が精神分析に基礎的な神経科学への経験的な入り口を提供するという原則を、読者に納得してもらうことができたと思う。フロイトが私たちの中にある「知ることのできない」現実を調査するために考案した深遠な道具に、身体的な視点を加えたいと願う精神分析家にとって、これが前進する道であると心から信じている。

神経科学用語に関するメモ

オリバー・ターンブル博士（ウェールズ大学バンガー校）

神経科学全般、特に神経心理学で使用される専門用語は、しばしば複雑で混乱を招きやすい。以下は、このテキストで使用されている神経科学用語の用語集である。本書で扱われていない神経科学的な関心事は数多く存在するため、このような用語の包括的な解説を意図したものではない。より詳細な情報は、このセクションの最後に紹介されている一般的な神経心理学や神経解剖学のテキストを参照されたい。

いくつかの一般原則を紹介する。

(i)接頭語の"a-"は「喪失」を意味する。したがって、失書agraphiaは書く能力の喪失を意味する。

(ii)接頭辞"dys-"は二つの意味で使われる。軽度の失書症が書字障害dysgraphiaと表現されるように、「部分的な喪失」を意味することもある。あるいは、発達性（先天性）読み書き障害developmental（congenital）dyslexiaのように、接頭辞"dys-"は発達性（先天性）の障害を意味することもある。

(iii)その他、よく使われる接頭辞は以下のとおり。

hemi-（半分）
quad-（4分の1）
para-（隣接した、または類似した）
pre-（前に）
sub-（下に）

(iv)その他、よく使われる解剖学的用語として以下のものがある。

anterior（前部）
contralateral（反対側）
dorsal（背側）
inferior（下方）
lateral（側方）
medial or mesial（内側）
posterior（後部）
superior（上方）
ventral（腹側）

(v)二つの用語がハイフンで結ばれている場合、最初の用語には"-o"の接尾辞が付く。したがって、前頭葉と頭頂葉frontal and parietal lobesの病変は「前頭葉-頭頂葉fronto-parietal」病変であり、視覚と空間能力visual and spatial abilityの障害は「視覚-空間visuo-spatial」能力の障害である。

(vi)症状symptomとは、患者が訴えるもの（たとえば咽頭痛）である。徴候signとは、検査者が検査する対象である（たとえば血圧）。症候群syndromeとは、病変部位や病態の原因を予測する力を持つ徴候や症状の集まりのことである。

(vii)神経心理学的（および神経学的）障害は、一般的に除外によって定義される。したがって、患者がXをすることができなくて、その「欠損」はYやZの障害の観点からは説明できない場合に、ある機能の「欠損」があるということになる。この種の議論は、しばしば定義を面倒なものにする。しかし、どのような心理的能力（例えば、読書や熟練した運動）であっても、複数の過程の寄与が必要であり、その中には、まったく心理的ではない過程（読書の場合は目の視覚能力、熟練した運動の場合は体の運動能力）も含まれるため、この議論は必要なのである。

本書で使用する用語集

アプロソディア〔プロソディ障害／韻律不全〕 aprosodia：イントネーション、リズム、抑揚、音色、旋律など、発声の非言語的特徴（言葉の「音楽」）の障害である。典型的には、右半球の凸面の病変に続発する。

ウェルニッケ失語 Wernicke's aphasia：「失語、ウェルニッケ」を参照。

ウェルニッケ野 Wernicke's area：左大脳半球の上後側頭葉にある領域で、ウェルニッケ失語症の場合に障害されると想定される部分。

海馬 hippocampus：側頭葉の腹内側部分にある構造で、エピソード記憶（意識的記憶・個人的記憶）の形成に重要であることが知られている。海馬の解剖学的構造は、断面が海馬に似ていることから、その名がついた。

片側視野欠損 hemianopia：視野の片側が見えなくなること。左右どちらの目も、同じ領域の視野が障害される。

片側不全麻痺 hemiparesis：身体の片側、典型的には病変の反対側（対側）が冒される運動低下。

片側無視 hemi-neglect：「無視」を参照。

片側無動症 hemiakinesia：身体の片側だけを自発的、随意的に使用する障害。患者は手足を動かすことができるはずであるにもかかわらず、たいていは動かすことができないことが診断基準となる。この障害は、右側の損傷後に左側を動かすことができなくなることが多く、典型的には、より一般的な無視という症候群の一部であることが多い。

片麻痺 hemiplegia：身体の片側、典型的には病変の反対側（対側）が冒される運動麻痺。

観念運動失行 ideomotor apraxia：「失行、観念運動」を参照。

記憶錯誤 paramnesia：明らかに誤っていたり不可能な人物や場所に関する記憶や信念を作り出す記憶の障害。記憶錯誤は通常、患者側の欠損に対する無自覚と関連している（「病態失認」を参照）。患者はしばしば、さらに質問されたり、あるいは客観的な証拠を見せられた時でさえ、誤った記憶や信念を擁護する。

局在化 localization：特定の心理的機能は脳の特定の部分によって支えられているという主張。これは、単一の脳領域の可能性もあるが、相互接続されたシステムである可能性が高い。ある種の初等的な神経機能（例えば、初期の視覚や運動動作）が局在化されていることについては議論の余地のない証拠があるが、より高度な心理的機能がどの程度局在化されているかについては意見が分かれるところである。局在論者の立場は、しばしば等価論者の立場と対比される。

ゲルストマン症候群 Gerstmann syndrome：手指失認、失算、左右失見当識、書字障害の四つの神経心理学的欠損が組み合わさったものである。長年にわたり、この一連の兆候を真の症候群と見なすことの是非について論争があった。この一連の欠損がすべて揃う場合、左下頭頂葉に病変があると考えられている。

見当識障害 disorientation：世界における自分の「位置」を知る能力の障害。最も一般的には、自分がどこにいるのかわからない、あるいは環境内を移動するのが困難な患者の、場所に関する知識の障害（場所の見当識障害）を意味する（「視覚-空間」の項を参照）。また、年、月、日、または時間に関する知識の喪失（時間見当識障害）、極端な場合には、自分が誰であるかわからない患者（人物見当識障害）にも用いられる。

健忘 amnesia：記憶の障害。一般に、この用語は、「一般的な健忘症候群」と呼ばれるよく知られた障害のパターンを説明するために使用される。これは、正常な作業記憶（数秒または数十秒前の出来事に関する記憶）があるにもかかわらず、近時記憶（過去数分、数日、数週間、数ヶ月の記憶）の能力の喪失を伴うものである。

健忘、作話性 amnesia, confabulatory：記憶障害（健忘）のうち、患者が世界について誤った信念を持っている状態に埋め込まれているため、思い出せないという代わりに誤った記憶（例えば、明らかに事実とは異なるにもかかわらず、検査者と患者が同じ学校に通っていた、といった記憶）を作り出すもの。

構成失行 constructional apraxia：「失行、構成」を参照。

錯語 paraphasia：意図したものと何らかの形で似ている誤った言葉を話すこと。音素レベルの誤り（「ホスピタル」の代わりに「ホブスピタル」）や意味レベルの誤り（「フォーク」の代わりに「ナイフ」）がある。

作話性健忘 confabulatory amnesia：「健忘、作話性」を参照。

視覚空間能力 visuo-spatial abilities：一般的には、世界の物体の位置や相互関係を知る（思い出す）能力。この複雑な心理的機能のさまざまな側面の障害には、図面を写すこと、対象物の位置を特定してそれに働きかけること、環境内を移動することの困難さが含まれる。

四肢運動失行 limb-kinetic apraxia：「失行、四肢運動」を参照。

字性失読 literal alexia：「失読、字性」を参照。

失語 aphasia：脳の損傷や疾患に起因する言語障害。病変部位は、通常の優位半球の患者では、ほぼ決まって左半球の凸面に存在する。失語は、言語の抽象的なメカニズムの障害であり、単に話し言葉（言語を生成する最も一般的な手段）の障害ではない。したがって、他の言語出力系、特に書字にも影響が及ぶ（失語性失書を参照）。

失語、ウェルニッケ aphasia, Wernicke's：主に言語の理解に影響が及ぶ言語障害。類似の音声（「b」と「d」）を区別することができないため、特に日常会話のようにさまざまなことが求められる状況では、言語を理解することができない。言語の産生に影響が及ぶが、ブローカ失語のような流暢ではないたどたどしい話し方ではなく、一般に「流暢」な失語に分類される。この患者の発話はしばしば非意味的で、ありふれた語句が溢れる「言葉のサラダ」で構成され、それらは個々には理解できるが、文脈の中では理解不能である。たとえば、「さっき、あの人に会いに行って、フェンスに座って、彼女がたくさんの犬を連れて犬小屋の雲の上に行った……」。また、このような患者の多くは、自分の言語障害に気づいていないようである（「病態失認」参照）。典型的には左半球の上側頭葉の病変、特にウェルニッケ野の病変の後に発症する。

失語、全体的 aphasia, global：言語の産生と理解の両方に影響が及ぶ言語障害。ウェルニッケ失語とブローカ失語の両方を併せ持つと考えることもできる。典型的には、病変部位は大きく、左半球の凸面の多くを含む。

失語、聴覚記憶性 aphasia, acoustico-mnestic：主に短期的な聴覚言語的な記憶に影響が及ぶ言語障害。言語理解はウェルニッケ失語よりはるかに良好で、言語の産生においては、ブローカ失語に見られる機能語句の喪失はない。しかし、患者は最後の数フレーズの内容を「心に留めて」ゆっくり検討することが困難である。この分類はA・R・ルリヤのものであり、彼の聴覚記憶性失語は、従来の失語症学の分類における「伝導性」失語と多くの点で類似している。

失語、超皮質性 aphasia, transcortical：復唱は相対的に保たれる言語障害。「超皮質性」という用語は、この障害の原因に関する古典的な（そしておそらく正しくない）説明に基づいている。明確なタイプは二つある。超皮質性感覚失語では、患者は言語を理解することはできないが、復唱はできる。これは典型的には、左半球後部の病変の後に発生する。超皮質性運動失語では、患者は自発的に言語を発することはできないが、復唱はできる（「無力症」を参照）。これは典型的には、左半球（および両側性の）前頭葉の病変の後に生じる。

失語、ブローカ aphasia, Broca's：主に言語の産生に影響が及ぶ言語障害で、一般に「非流暢性」失語に分類される。流暢な発話が困難で、機能語よりも動詞、動詞よりも名詞の方が出てきやすい。したがって、「犬が走っている」という文は、「犬が……走って……」、あるいはより重症の場合は単に「犬」と表現されることになる。典型的には、左半球の前頭葉下部、特にブローカ野の病変の後に発症する。

失行 apraxia：麻痺や筋力低下によらない熟達した随意運動の障害。多くの領域（構成、着衣、観念運動、四肢運動、口腔）で発生する可能性がある。

失行、観念運動 apraxia, ideomotor：熟達した随意運動の障害で、もの（または体の一部）の使用に関して空間的に適切な動きを作り出す能力に影響が及ぶ。典型的には、パントマイムや模倣の方が、実際のものの使用よりもはるかに悪い。ものとの関係では、ティーカップをかき混ぜる、のこぎりを引く、縫うなどの動作に見られる。身体との関係では、敬礼、手を振る、握手などの動作で見られる。典型的には左後部の凸面に病変が生じた後に認められる。

失行、口腔 apraxia, oral：口腔筋組織に影響が及ぶ、熟達した随意運動の後天的障害。患者は、発音器官を適切なポジションに置いたり、発音器官のポジションを急速に変化させたりすることができない。この障害は運動のレベルでの遮断を反映しており、言語のさまざまな部分（名詞、動詞など）への選択的な影響はないため、失語とはみなされない。

失行、構成 apraxia, constructional：熟達した随意運動の障害で、二次元（例：描画）または三次元（例：積み木）で物を構成する能力に影響が及ぶ。他の視空間障害と関連することが多く、通常、後部凸面（特に右側）の病変に伴って発症する。

失行、四肢運動 apraxia, limb-kinetic：熟達した随意運動の障害で、巧緻運動の技能（例えば、テーブルからコインを拾い上げるなど）に影響が及ぶ。この障害は、軽度の麻痺または筋力低下によるものかどうかが不明であるため、依然として議論のある診断である（「失行」を参照）。

失行、着衣 apraxia, dressing：熟達した随意運動の障害で、着替えの能力に影響が及ぶ。例えば、衣服の向きを間違えたり、袖やズボンの脚に手足を間違えて入れたり、体の一部を完全に着替えることができなかったりする。これは、他の視空間障害と関連して起こることが多く、片側空間無視に伴って体の半分だけ着替えることができないことがよくある。

実行機能 executive function：人間は、初歩的な認知能力（算数、対象認識、視覚的注意など）の中核となるセットを共有していると想定される。これらは（大まかに言えば）大脳半球後部とさまざまな皮質下構造によって支えられている。実行系は、これらの基本系を「制御」する、つまり、調整、管理、監督するように設計されている。実行機能は、（少なくとも大部分は）前頭葉、特に前頭葉前部によって支えられているようである（実行機能障害を参照）。

実行機能障害 dysexecutive disorders：実行機能、すなわち、より初歩的な認知能力の調整、管理、監視の障害に起因する。このような障害は、（必ずというわけではないが）典型的には、前頭葉の病変後、特に両側の病変の場合に見られる。

失行性失書 apraxic agraphia：「失書、失行性」を参照。

失語性失書 aphasic agraphia：「失書、失語性」を参照。

失算 acalculia：数学的能力の障害で、計算の一次的な障害（6>4は正しい？；3+2=5？）、または別の神経心理学的欠損の二次的結果（空間的失算を参照）のこともある。

失算、空間的 acalculia, spatial：数学的能力の障害で、大脳後部（頭頂部）の病変の後、より一般的な視空間能力の障害に続発することが多い。初歩的な計算はできるが、数字を正しい列に並べたり、数字を正しく「運ぶ」ことができない。

失書 agraphia：麻痺や筋力低下が原因ではない、文字を書く能力の障害。個々の文字を想起・再現する能力の一次的な障害である場合もあれば、関連する神経心理学的欠損（例：失語）の二次的な結果のこともある。

失書、失語性 agraphia, aphasic：言語の一次的障害（失語）に続発する、後天性の書字障害。

失書、失行性 agraphia, apraxic：個々の文字の形を構成することができないことを主な障害とする、書字障害。

実践 praxis：熟練した動作。この機能が障害されると、失行、あるいは失認と表現される。

失読 alexia：読む能力の障害。個々の文字を認識する能力に障害がある場合（字性失読を参照）と、文字を読む能力はあるが文字のつながりを素早く認識できない場合（語性失読）がある。

失読、字性 alexia, literal：個々の文字を認識する能力に障害があるため、文字を読むことができないこと。

失認、対象 agnosia, object：「基本」感覚能力が正常であるにもかかわらず、対象を認識する能力に障害があること。視覚領域で最もよく見られる症状で、吠える音は認識でき、触ることでその動物を認識できても、視覚的対象（例えば、犬）として認識することができない。病変部位は、一般に大脳皮質後部領域である。

失認、手指 agnosia, finger：定義は文献によって大きく異なるが、最も一般的には指の相対的な位置（「薬指と人差し指の間は何指か」）を識別することが困難であり、空間能力の全般的な欠損の一部であることもある。ゲルストマン症候群の中核的な特徴である。

ジャルゴン失語 jargonaphasia：標的となる言葉と明確な関係を持たない非語（「ダルル」、「シドット」）が大きな割合を占めるような言葉が生み出される言語障害。一般に言語理解の欠損を伴い、回復するとウェルニッケ失語を呈することもある。

神経解剖学 neuroanatomy：神経系の構造に関する研究であり、対象となるさまざまな解剖学的領域の位置、相互接続の程度、および正常集団におけるそれらの変動範囲についての研究を含む。

神経学 neurology：神経系がどのように損傷されたり病気になるのか、それによって生じる症状や徴候、およびこれらの病態に対する可能な治療法を研究する臨床分野。この学問は、健康な人の神経系の働きよりも、むしろ神経系の障害に主に関心がある（もちろん、後者を理解するためには前者について知っていなければならないが）。この学問は、神経系全体に興味があるのであって、心理的過程に関わるのはその一部にすぎない。

神経系 nervous system：身体のさまざまな部位から情報を受け取り、それを外界からの情報と統合し、動作の過程を制御する神経細胞と支持細胞の配列。神経系全体は、脳と脊髄（中枢神経系）と、特定の感覚（視覚、嗅覚など）も含め、末梢に向かい、また末梢から入ってくる、膨大な数の神経（末梢神経系）で構成されている。

神経心理学 neuropsychology：心理的生活の神経学的な基礎を研究する学問。脳の病気がある人の臨床的吟味と研究的吟味、および特別な技術を用いた神経学的に正常な人の研究が含まれる。また、下等動物の脳と行動の関係を実験的に研究することも神経心理学に含まれる。

神経生理学 neurophysiology：神経系の物理的機能を、分子レベルや細胞レベルで、（さらにはシステムのレベルで）研究する学問。生理学的機能は心理学的な問題と直接関係する必要はないが、神経生理学の知見が心理学的な意味を持つ場合が多くあることは明らかである。

深層性ディスレクシア deep dyslexia：「ディスレクシア、深層性」を参照。

全体的な失語 global aphasia：「失語、全体的」を参照。

脱抑制 disinhibition：行動や感情の制御の障害。このような患者は衝動的に振る舞い、持続的な注意を維持することができず、社会的に不適切である。この障害は、典型的には、前頭葉の下面または腹面の（両側の）病変に関連している。

地誌健忘 topographical amnesia：出発点に対する自分の位置の監視と更新の失敗によるナビゲーションとオリエンテーションの障害。より広い視空間的欠損の一部であることが多い。健忘という言葉が使われているが、この言葉は健忘の患者に見られる経路学習の失敗を説明するために使われることはないだろう。

地誌失認 topographical agnosia：道を横切るときに見える目印を認識または利用できないことによる、ナビゲーションと方向感覚の障害。

着衣失行 dressing apraxia：「失行、着衣」を参照のこと。

聴覚記憶性失語 (acoustico-mnestic aphasia)：「失語、聴覚記憶性」を参照。

超皮質性失語 transcortical aphasia：「失語、超皮質性」を参照。

ディスレクシア dyslexia：読字障害。一般的には、失読の軽症型、または読字障害の発達型（先天性）と考えられている。

ディスレクシア、深層性 dyslexia, deep：読字障害（失読を参照）の一つで、患者は「単語全体」の経路で読む。したがって、この患者は規則的な単語（「camel」）や不規則な単語（「yacht」）を読むことはできる。しかし、非単語（「pood」）は読めない。このような患者は、「椅子」を「テーブル」と読むような意味置換（錯語 paraphasia を参照）も行う。

ディスレクシア、表層性 dyslexia, surface：文字と音（書記素と音素）の規則を使用する読字障害（失読を参照のこと）。そのため、通常の単語（"camel"）も非単語（"pood"）も読むことができる。しかし、不規則な単語（"yacht"）は読めない。

手指失認 finger agnosia：「失認、手指」を参照。

凸面 convexity：大脳半球の外側面のことで、凸型の器官のような湾曲した形状をしている。この解剖学用語は、大脳半球の外側の表面を内側の表面および皮質下構造から区別するものである。

脳幹 brainstem：脳の最も古い部分で、その下部は脊髄と連続している（「前脳」を参照）。主に三つの部分（中脳、橋、延髄）から構成されている。（a）脊髄や小脳と行き来する線維路、（b）心拍や呼吸などの内臓機能を制御する核、（c）大脳皮質の賦活の全般的レベルを調節する核が存在する。

半空間無視 hemi-spatial neglect：「無視」を参照。

皮質の基調 cortical tone：大脳皮質が皮質下構造、特に脳幹上部の網様体によって賦活化される度合い。皮質の基調の障害は、覚醒不足および傾眠状態を引き起こす。

等価論 equipotentiality：ある心理的機能において、脳のすべての部位が等しい役割を担っているとする古典的な議論。この観点からすると、脳損傷後の心理的障害の程度は、病変の位置よりもむしろその大きさに比例することになる。局在論とは逆の立場と考えられ、その極端な形は現代の神経心理学では多かれ少なかれ否定されている。

表層性ディスレクシア surface dyslexia：「ディスレクシア、表層」を参照。

病態失認 anosognosia：一般的な意味での病気の否認で、急性神経疾患患者に非常に多く見られる。この障害の古典的な形は、片麻痺の否認（一般的には右半球の病変の後の左片麻痺）である。否認は他の神経心理学的障害（皮質盲、ウェルニッケ失語など）でも起こる。慢性的な症例では、病態無関心というもう少し穏やかな病態まで回復することが多い。

病態無関心 anosodiaphoria：病気に対する無関心、または心配のなさ。病態失認から回復した患者によく見られる。

腹内側前頭葉 ventro-mesial frontal lobe：前頭葉の下部（腹側）と内側（中側）の領域。

ブローカ失語 Broca's aphasia：「失語、ブローカ」を参照。

ブローカ野 Broca's area：左半球の前頭葉の下後部にある領域で、ブローカ失語の症例で関与していると推測される領域。

辺縁系 limbic system：多くの神経科学者が機能的に重要な形で連動していると感じている、高度に相互接続された皮質下構造の集合。その正確なリストは神経科学者の間で異なっており、意味のない言葉であると感じている研究者もいる。多くの定義に共通して見られる構造には以下のものがある。視床下部（特に乳頭体）、視床（特に前部および背内側核）、扁桃体、海馬、脳弓、前帯状回、および前脳基底核である。

扁桃体 amygdala：側頭葉前部に埋め込まれている小さな脳構造（アーモンドの形をしているのでこの名がある）。怒りや恐怖といった情動の知覚や表現に重要な役割を果たすことが知られている。

前脳 forebrain：脳幹と小脳を除いた高次脳。二つの大脳半球からなり、尾状核、被殻、淡蒼球、海馬、扁桃体などの大きな核も含む。

麻痺憎悪 misoplegia：麻痺した四肢を憎悪すること。右後部病変の患者に時々見られ、患側に対する強い嫌悪感を示す。患者はしばしばその四肢を自分の一部と見なさず、名前をつけて擬人化することがある（例えば「切り株」など）。また、患肢を損傷しようとすることもある。

無視 neglect：半側空間無視、片側無視とも呼ばれ、空間の片側へ注意が向かないという片側化された注意障害である。（右側に病変がある患者では）、「無視」されるのは左側の空間であることが多い。

無力症 adynamia：自発的、随意的な行動が見られず、患者はあまり活動的ではなく、促されない限り受動的なままである。特定の指示を受けると行動できるが、放っておくと簡単に無気力状態に戻ってしまう。この障害は言語の領域にも及び、会話は単発的なものに限られるか、検査者の質問の繰り返し（エコラリア）になる。重症例では、無動無言症（すなわち、黙ったまま動かない）を呈する。

四分の一視野欠損 quadrantanopia：視野の四分の一が見えないこと。両眼の視野の同じ部分が障害され、左右の上方視野、下方視野のいずれかが障害される。

臨床解剖学的相関 clinico-anatomical correlation：もともと内科で行われていた調査方法で、患者が示す徴候や症状を、身体の病んでいる部分と関連付けようとするものである。例えば、右下腹部の急な痛み（臨床所見）を訴える患者の手術で虫垂に炎症が見つかる（解剖学的所見）ような場合。この種の関係の信頼性によって、この方法は臨床医学の中心的なアプローチとなった。

参考文献

神経心理学：

Banich, M. T. (1997). Neuropsychology: The Neural Basis of Mental Functioning. Boston: Houghton Mifflin.

Bradshaw, J. L. & Mattingley, J. B. (1995). Clinical Neuropsychology: Behavioural and Brain Science. San Diego, CA: Academic Press.

Feinberg, T. E. & Farah, M. J. (1997). Behavioral Neurology and Neuropsychology. New York: McGraw Hill.

Heilman, K. M. & Valenstein, E. (1985). Clinical Neuropsychology. Oxford: Oxford University Press.

Kolb, B. & Wishaw, I. P. (1990). Fundamentals of Human Neuropsychology. New York: Freeman.

Luria, A. R. (1973). The Working Brain. New York: Basic Books.

McCarthy, R. A. & Warrington, E. K. (1990). Cognitive Neuropsychology: A Clinical Introduction. San Diego, CA: Academic Press.

Martin, G. N. (1998). Human Neuropsychology. London: Prentice Hall.

Solms, M. & Turnbull, O. (in press). The Brain and the Inner World: An Introduction to the Neuroscience of Subjective Experience. New York: Other Press. (『脳と心的世界―主観的経験のニューロサイエンスへの招待』平尾和之訳、星和書店、二〇〇七年)

Walsh, K. W. (1985). Neuropsychology: A Clinical Approach. New York: Churchill Livingstone.

神経解剖学：

Pinel, J. P.J. & Edwards, M. (1998). A Colorful Introduction to the Anatomy of the Human Brain. Boston: Allyn & Bacon. [初心者向けのやさしい入門書]

Afifi, A. K. & Bergman, R. A. (1998). Functional Neuroanatomy. New York: McGraw Hill.

引用文献

Accardo, P. (1982). Freud on diplegia: commentary and translation. Am. J. Dis. Child., 136: 452.

Amacher, P. (1954). Freud's neurological education and its influence on psychoanalytic theory. Psychological Issues, 4 (Monograph 16).

Angelini, A. (1988). La psicoanalisi in Russia: Dai precursori agli anni Trenta. Rome: Liguori Editore.

Anton, G. (1899). Über die Selbstwahrnehmung der Herderkrankungen des Gehirns durch den Kranken bein Rindenblindheit und Rindentaubheit. Archiv für Psychiatrie, 32: 86-127.

Babinski, J. (1914). Contribution à l'étude des troubles mantaux dans l'hemiplegie organique cérébrale (anosognosie). Revue Neurologique, 27: 845-848.

Bernfeld, S. (1951). Sigmund Freud, MD. 1882-1885. International Journal of Psycho-Analysis, 32: 204.

Bisiach, E., Rusconi, M., & Vallar, G. (1991). Remission of somatoparaphrenic delusion through vestibular stimulation. Neuropsychologia, 29: 1029-1031.

Braun, A., et al. (1997). Regional cerebral blood flow throughout the sleep-wake cycle. Brain, 120: 1173-1197.

Brown, J. W. (1988). The Life of the Mind. Mahwah, NJ: Lawrence Erlbaum Associates.

Charcot, J.-M. (1889). Lectures on the Diseases of the Nervous System, Vol.1. London: New Sydenham Society.

Cole, M. (1979). "Introduction: The Historical Context" and "Epilogue: A Portrait of Luria". In: A. R. Luria, The Making of Mind: A Personal Account of Soviet Psychology. Cambridge, MA: Harvard University Press.

Creuzfeldt, O. (1995). Cortex Cerebri: Performance, Structural and Functional Organization of the Cortex. New York & Oxford: Oxford University Press.

Damasio, A. (1994). Descartes' Error: Emotion, Reason, and the Human Brain. New York: Grosset/Putnam.『デカルトの誤り——情動、理性、人間の脳』(田中三彦訳、ちくま学芸文庫、二〇一〇年)

Damasio, A. (1999). The Feeling of What Happens. New York: Harcourt Brace.『意識と自己』(田中三彦訳、講談社学術文庫、二〇一八年)

Du Bois-Reymond, E. (1842). Zwei grosse Naturforscher des 19. Jahrhunderts: Ein Briefwechsel zwischen Emil Du Bois-Reymond und Karl Ludwig. Leipzig: J. A. Barth, 1927.

Edelheit, H. (1969). Speech and psychic structure: the vocal-auditory organization of the ego. Journal of the American Psychoanalytic Association, 17: 381-412.

Fechner, G. (1860). Elemente der Psychophysik. Leipzig: J. A. Barth.

Freud, S. (1887a). Review of Averbeck's "Die akute Neurasthenie". S.E., 1:35.

Freud, S. (1888-89). Preface to the translation of Bernheim's Suggestion. S.E., 1:73.「ベルネーム『暗示とその治療効果』への訳者序文」(『フロイト全集1』渡邉俊之訳、岩波書店、

二〇〇九年、一六七—八二頁）
Freud, S.（1888b）. Hysteria. S.E., 1: 41.「ヒステリー研究」（『フロイト全集2』芝伸太郎訳、岩波書店、二〇〇八年）
Freud, S.（1891b）. On Aphasia: A Critical Study, trans. E. Stengel. London: Imago, 1953.「失語症の理解にむけて—批判的研究」（『フロイト全集1』中村靖子訳、岩波書店、二〇〇九年、一—一二七頁）
Freud, S.（1892-94）. Preface and footnotes to the translation of Charcot's Tuesday Lectures. S.E., 1: 133.「J・M・シャルコー著『サルペトリエール火曜講義』（一八八七—八八）翻訳への序言と註解」（『フロイト全集1』渡邉俊之訳、岩波書店、二〇〇九年、二七一—六頁）
Freud, S.（1893c）. Some points for a comparative study of organic and hysterical motor paralyses. S.E., 1: 157.「器質性運動麻痺とヒステリー性運動麻痺の比較研究のための二、三の考察」（『フロイト全集1』立木康介訳、岩波書店、二〇〇九年、三五九—七六頁）
Freud, S.（1893f）. Charcot. S.E., 3:9.「シャルコー」（『フロイト全集1』兼本浩祐訳、岩波書店、二〇〇九年、三七七—九二頁）
Freud, S.（1893-94）. Aphasie. In: A. Bum & M. Schnirer（Eds.）, Diagnostisches Lexikon für praktische Ärzte. Vienna.
Freud, S.（1895b）. On the grounds for detaching a particular syndrome from neurasthenia under the description "anxiety neurosis". S.E., 3: 87「ある特定の症状複合を「不安神経症」として神経衰弱から分離することの妥当性について」（『フロイト全集1』兼本浩祐訳、岩波書店、二〇〇九年、四一三—四四頁）
Freud, S.（1900a）. The Interpretation of Dreams. S.E., 4 & 5.「夢解釈Ⅰ・Ⅱ」（『フロイト全集4・5』新宮一成訳、岩波書店、二〇〇七—一一年）
Freud, S.（1904a）. Freud's psycho-analytic procedure. S.E., 7: 249.「フロイトの精神分析の方法」（『フロイト全集6』越智和弘訳、岩波書店、二〇〇九年、三七七—八四頁）
Freud, S.（1905c）. Jokes and Their Relation to the Unconscious. S.E., 8.「機知—その無意識との関係」（『フロイト全集8』中岡成文・太寿堂真、多賀健太郎訳、岩波書店、二〇〇八年）
Freud, S.（1905e）. Fragment of an analysis of a case of hysteria. S.E., 7: 3.「あるヒステリー分析の断片」（『フロイト全集6』渡邉俊之・草野シュワルツ美穂子訳、岩波書店、二〇〇九年、一—一六二頁）
Freud, S.（1910a）. Five lectures on psycho-analysis. S.E., 11:3.
Freud, S.（1911c［1910］）. Psycho-analytic notes on an autobiographical account of a case of paranoia（Dementia paranoides）. S.E., 12:3.「自伝的に記述されたパラノイアの一症例に関する精神分析的考察」（『フロイト全集11』渡辺哲夫訳、岩波書店、二〇〇九年、九九—一九〇頁）
Freud, S.（1912e）. Recommendations to physicians practising psychoanalysis. S.E., 12: 111.「精神分析治療に際して医師が注意すべきことども」（『フロイト全集12』須藤訓任訳、岩波書店、二〇〇九年）
Freud, S.（1913m）. On psycho-analysis. S.E., 12: 207.「精神分析への関心」（『フロイト全集13』福田覚訳、岩波書店、二〇一〇年、二〇三—三四頁）
Freud, S.（1914c）. On narcissism: an introduction. S.E., 14: 69.「ナルシシズムの導入にむけて」（『フロイト全集13』立木

康介訳、岩波書店、二〇一〇年、一一五—五一)
Freud, S. (1914d). On the history of the psycho-analytic movement. S.E., 14:3.「精神分析運動の歴史のために」(『フロイト全集13』福田覚訳、岩波書店、二〇一〇年、四一—一一四頁)
Freud, S. (1915e). The unconscious. S.E., 14: 161.「無意識」(『フロイト全集14』新宮一成訳、岩波書店、二〇一〇年、二一一—五四頁)
Freud, S. (1916-17). Introductory Lectures on Psycho-Analyis. S.E., 15 & 16.「精神分析入門講義」(『フロイト全集15』新宮一成・高田珠樹・須藤訓任・道籏泰三訳、岩波書店、二〇一二年)
Freud, S. (1917e [1915]). Mourning and melancholia. S.E., 14: 243.「喪とメランコリー」(『フロイト全集14』伊藤正博訳、岩波書店、二〇一〇年、二七三—九四頁)
Freud, S. (1920g). Beyond the pleasure Principle. S.E., 18:7.「快原理の彼岸」(『フロイト全集17』須藤訓任訳、岩波書店、二〇〇六年、五三—一二六頁)
Freud, S. (1923a). Two encyclopaedia articles. S.E., 18: 235.「「精神分析」と「リビード理論」」(『フロイト全集18』本間直樹訳、岩波書店、二〇〇七年、一四三—七四頁)
Freud, S. (1923b). The Ego and the Id. S.E., 19: 3.「自我とエス」(『フロイト全集18』道籏泰三訳、岩波書店、二〇〇七年、一—六二頁)
Freud, S. (1924b). Neurosis and psychosis. S.E., 19: 14「神経症と精神病」(『フロイト全集18』吉田耕太郎訳、岩波書店、二〇〇七年、二三九—四四頁).
Freud, S. (1924f). A short account of psycho-analysis. S.E., 19: 191.「精神分析梗概」(『フロイト全集18』本間直樹訳、岩波書店、二〇〇七年、二四五—六八頁)
Freud, S. (1925d). An Autobiographical Study. S.E., 20:3.
Freud, S. (1926d [1925]). Inhibitions, Symptoms and Anxiety. S.E., 20: 87.「制止、症状、不安」(『フロイト全集19』大宮勘一郎・加藤敏訳、岩波書店、二〇一〇年、九—一〇二頁)
Freud, S. (1926e). The Question of Lay Analysis. S.E., 20: 179.「素人分析の問題」(『フロイト全集19』石田雄一・加藤敏訳、岩波書店、二〇一〇年、一〇三—九九頁)
Freud, S. (1927d). Humour. S.E., 21: 161.「フモール」(『フロイト全集19』石田雄一訳、岩波書店、二〇一〇年、二六七—七四頁)
Freud, S. (1937d). Constructions in analysis. S.E., 23: 257.「分析における構築」(『フロイト全集21』渡邉俊之訳、岩波書店、二〇一一年、三四一—五七頁)
Freud, S. (1939a (1937-39]). Moses and Monotheism. S.E., 23: 3.「モーセという男と一神教」(『フロイト全集22』渡辺哲夫訳、岩波書店、二〇〇七年、一—一七四頁)
Freud, S. (1940a [1938]). An Outline of Psycho-Analysis. S.E., 23: 141.「精神分析概説」(『フロイト全集22』津田均訳、岩波書店、二〇〇七年、一七五—二五〇頁)
Freud, S. (1950 (1895]). A project for a scientific psychology. S.E., 1: 281.「心理学草案」(『フロイト全集3』総田純次訳、岩波書店、二〇一〇年、一—一〇五頁)
Freud, S. (1950a (1887-1902]). The Origins of Psycho-Analysis. New York: Basic Books.
Freud, S. (1956a [1886]). Report on my studies in Paris and Berlin. S.E., 1:3.

Freud, S. (1990/1888). Aphasia. In: M. Solms & M. Saling (Eds.), A Moment of Transition: Two Neuroscientific Articles by Sigmund Freud. London: Karnac Books.
Goetz, C., Bonduelle, M., & Gelfand, T. (1995). Charcot: Constructing Neurology. New York & Oxford: Oxford University Press.
Grinstein, A. (1956-1975). Index of Psychoanalytic Writings. New York: International Universities Press.
Groddeck, G. (1977). The Meaning of Illness. London: Hogarth Press.
Grubrich-Simitis, I. (1993). Zurück zu Freuds Texten: Stumme Dokumente sprechen machen. Frankfurt: Fischer Verlag.
Harlow, J. (1868). Recovery from passage of an iron bar through the head. Massachusetts Medical Society Publ., 2: 327-347.
Heilman, K., & van den Abell, T. (1980). Right hemisphere dominance for attention: the mechanisms underlying hemispheric asymmetries of attention (neglect). Neurology, 30: 327-330.
Heilman, K., & Satz, P. (1983). Neuropsychology of Human Emotion. New York: Guilford Press.
Isakower, O. (1939). On the exceptional position of the auditory sphere. International Journal of Psycho-Analysis, 20: 340-348.
Jaroshevsky, M. (1989). Lev Vygotsky. Moscow: Progress Publishers.
Jelliffe, S. E. (1937). Sigmund Freud as a neurologist: some notes on his earlier neurobiological and clinical studies. Journal of Nervous and Mental Disease, 85: 696.
Jones, E. (1916). The theory of symbolism. In: Papers on Psycho-Analysis. London Ballière, Tindall & Cox.
Joravsky, D. (1974). A great Soviet psychologist. New York Revierw of Books (16 May), 21:22-25.
Kandel, E. (1979). Psychotherapy and the single synapse. New England Journal of Medicine, 301: 1028-1037.
Kandel, E. (1983). From metapsychology to molecular biology: explorations into the nature of anxiety. American Journal of Psychiatry, 140: 1277-1293.
Kaplan-Solms, K., & Solms, M. (1996). Psychoanalytic observations on a case of frontal-limbic disease. Journal of Clinical Psychoanalysis, 5: 405-438.
Kaplan-Solms, K., & Solms, M. (in press). Proceedings of the Neuro Psychoanalysis Center of the New York Psychoanalytic Institute. Neuro-Psychoanalytic Dialogues, 2.
Kosslyn, S. (1994). Image and Brain. Cambridge, MA: MIT.
Kozulin, A. (1984). Psychology in Utopia: Toward a Social History of Soviet Psychology. Cambridge, MA: MIT.
LeDoux, J. (1996). The Emotional Brain. London: Weidenfeld & Nicolson.『エモーショナル・ブレイン——情動の脳科学』（松本元・川村光毅ほか訳、東京大学出版会、二〇〇三年）
Leon, R. (1982). Luria y el psicoanalisis en Rusia. Rev. de Psic. Gral. y Apl., 37: 105-128.
Levin, K. (1978). Freud's Early Psychology of the Neuroses: A Historical Perspective. Pittsburgh, PA: University of Pittsburgh Press.
Lobner, H., & Levitin, V. (1978). A short account of Freudism: notes on the history of psychoanalysis in the USSR. Sigmund Freud Haus Bulletin, 2: 5-30.

Luria, A. R. (1922a). Kasan. Internationale Zeitschrift für Psychoanalyse, 8: 390.

Luria, A. R. (1922b). Kasaner psychoananlytische Vereinigung (Sit zungsbericht). Internationale Zeitschrift für Psychoanalyse, 8: 523-525.

Luria, A. R. (1923a). Review of K. Sotonin, Die Temperamente. Internationale Zeitschrift für Psychoanalyse, 9: 102-103.

Luria, A. R. (1923b). Review of K. Sotonin, Die Idee der philosophischen Klinik. Internationale Zeitschrift für Psychoanalyse, 9: 103-105.

Luria, A. R. (1923c). Kasaner psychoanalytischer Vereinigung (Sitzungsbericht). Internationale Zeitschrift für Psychoanalyse, 9: 114 117.

Luria, A. R. (1923d). Kasaner psychoanalytischer Vereinigung (Sitzungsbericht). Internationale Zeitschrift für Psychoanalyse, 9: 238-239.

Luria, A. R. (1923e). Psikhoanaliz v svete osnovnykh tendencij sovremennoj psikhologii. Kazan.

Luria, A. R. (1923f). Russland. Internationale Zeitschrift für Psychoanalyse, 9: 113-114.

Luria, A. R. (1924a). Russische psychoanalytischer Gesellschaft (Sitzungsbericht). Internationale Zeitschrift für Psychoanalyse, 10: 113-115.

Luria, A. R. (1924b). Russische psychoanalytischer Gesellschaft (Mitgliedverzeichnis). Internationale Zeitschrift für Psychoanalyse, 10: 243.

Luria, A. R. (1925). Psikhoanaliz, kak sistema monistischeskoj psikhologii. In: K. N. Kornilov (Ed.), Psykhologija i marksizm (pp. 47-80). Leningrad: Gosudarstvennoe Izdatel'stvo.

Luria, A. R. (1925b). Russische psychoanalytischer Vereinigung (Sitzungsbericht). Internationale Zeitschrift für Psychoanalyse, 11: 136-137.

Luria, A. R. (1925c). Die Psychoanalyse in Russland. Internationale Zeitschrift für Psychoanalyse, 11: 395-398.

Luria, A. R. (1925d). Russische psychoanalytischer Vereinigung (Mitgliedverzeichnis). Internationale Zeitschrift für Psychoanalyse, 11: 142.

Luria, A. R. (1926a). Die moderne russische Physiologie und die Psychoanalyse. Internationale Zeitschrift für Psychoanalyse, 12:40-53.

Luria, A. R. (1926b). Russische psychoanalytischer Vereinigung (Sitzungsbericht). Internationale Zeitschrift für Psychoanalyse, 12: 125-126.

Luria, A. R. (1926c). Russische psychoanalytischer Vereinigung (Sitzungsbericht). Internationale Zeitschrift für Psychoanalyse, 12: 227-229.

Luria, A. R. (1926d). Russland. Internationale Zeitschrift für Psychoanalyse, 12: 578.

Luria, A. R. (1926e). Psikhoanaliz, kak sistema monistischeskoj psikhologii. In: K. N. Kornilov (Ed.), Problemy sovremennoj psykhologii (pp. 244-252). Leningrad: Gosizdat.

Luria, A. R. (1926f). Principial'nye voproszy sovremennoj psykhologii. Pod Znamenem Marksizma, 4-5: 129-139.

Luria, A. R. (1926g). Moskovskij gosudarstvennyj institut eksperimen ital'noj psikhologii v 1924 godu. In: K. N. Kornilov (Ed.), Problemy sovremennoj psykhologii (pp. 244-252).

Leningrad: Gosizdat.
Luria, A. R.（1927a）. Russische psychoanalytischer Vereinigung（Mitgliedverzeichnis）. Internationale Zeitschrift für Psychoanalyse, 13:137.
Luria, A. R.（1927b）. Russland. Internationale Zeitschrift für Psychoanalyse, 13: 248-249.
Luria, A. R.（1927c）. Russische psychoanalytischer Vereinigung（Sitzungsbericht）. Internationale Zeitschrift für Psychoanalyse, 13: 266-267.
Luria, A. R.（1928）. Die moderne Psychologie und der dialektische Materialismus. Unter dem Banner des Marxismus, 4: 506-524.
Luria, A. R.（1929）. Die Methode der abbildenden Motorik bei Kommunikation der Systeme und ihre Anwendung auf die Affektpsychologie. Psychologische Forschung, 12:2-3.
Luria, A. R.（1932a）. The Nature of Human Conflicts: An Objective Study of Disorganisation and Control of Human Behaviour. New York: Liveright.
Luria, A. R.（1932b）. Krizis burzhuaznoj psykhologii. Psikhologija, 1-2: 63-88.
Luria, A. R.（1932c）. Psychological expedition to Central Asia. Journal of Genetic Psychology, 40: 241-242.
Luria, A. R.（1936）. K voprosu o geneticheskom analize psikhologichekikh funkcij v svjazi s ikh razvitiem. In: Problemy nervnoj fiziologii i povedenija. Sbornik posvjashchennyi professoru I.S. Beri tashvili（pp. 361-367）. Tblisi: Izdatel'svo Gruzinskogo Filiala Akademii Nauk SSSR.
Luria, A. R.（1940）. Psikhoanaliz. Bolzhaja Sovetskaja Enziklopedija, 47:507-510.
Luria, A. R.（1947）. Traumatic Aphasia: Its Syndromes, Psychology and Treatment. The Hague: Mouton, 1970.
Luria, A. R.（1961）. An objective approach to the study of the abnormal child. American Journal of Orthopsychiatry, 31.
Luria, A. R.（1966）. Human Brain and Psychological Processes. New York: Harper & Row.
Luria, A. R.（1968a）. The directive function of speech in development and dissolution. I: Development of the directive function of speech in childhood. II: Dissolution of the regulative function of speech in pathology of the brain. In: E. Miller（Ed.）, Foundations of Child Psychiatry（pp. 273-282, 282-284）. Oxford & New York: Pergamon Press.
Luria, A. R.（1968b）. The Mind of a Mnemonist: A Little Book about a Vast Memory. New York: Basic Books.『偉大な記憶力の物語――ある記憶術者の精神生活』（天野清訳、岩波現代文庫、二〇一〇年）
Luria, A. R.（1972）. The Man with a Shattered World: A History of a Brain Wound. New York: Basic Books.『失われた世界――脳損傷者の手記』（杉下守弘・堀口健治訳、海鳴社、一九八〇年）
Luria, A. R.（1973）. The Working Brain: An Introduction to Neuropsychology. New York: Basic Books.
Luria, A. R.（1976a）. Basic Problems of Neurolinguistics. The Hague: Mouton.
Luria, A. R.（1976b）. The Neuropsychology of Memory. Washington, DC: Winston.
Luria, A. R.（1979）. The Making of Mind: A Personal Account of

Soviet Psychology. Cambridge, MA: Harvard University Press.
Luria, A. R.（1980）. Higher Cortical Functions in Man（2nd edition）. New York: Basic Books.
Luria, A. R.（1987）. Mind and brain: Luria's philosophy. In: R. L. Gregory（Ed.）, The Oxford Companion to the Mind. Oxford & New York: Oxford University Press.
Luria, A. R., & Majovski, L.（1977）. American Psychologist（November）: 959-968.
Luria, A. R., & Vygotsky, L.（1930）. Ape, Primitive Man and Child: Essays in the History of Behavior. New York: Harvester, 1992.
Marshall, J.（1974）. Freud's psychology of language. In: Freud: A Collection of Critical Essays, ed. R. Wollheim. New York: Anchor.
McCarley, R., & Hobson, J. A.（1977）. The neurobiological origins of Freud's dream theory. American Journal of Psychiatry, 134: 1211-1221.
Mecacci, L.（1988）. Review of A. R. Luria, The Mind of a Mnemonist and The Man with a Shattered World. Journal of the History of the Behavioral Sciences, 24: 268-270.
Mesulam, M.-M.（1981）. A cortical network for directed attention and neglect. Annals of Neurology, 10: 309-325.
Mesulam, M.-M.（1985）. Patterns in behavioral neuroanatomy: association areas, the limbic system, and hemispheric specialization. In: M.-M. Mesulam（Ed.）, Principles of Behavioral Neurology（pp. 1-70）. Philadelphia, PA: F. A. Davis.
Mesulam, M.-M.（1994）. Neurocognitive networks and selectively distributed processing. Revue Neurologique, 150: 564-569.
Mesulam, M.-M.（1998）. From sensation to cognition. Brain, 121: 1013-1052.
Meynert, T.（1884）. Psychiatry: Clinical Treatise on the Diseases of the Fore Brain, trans., B. Sachs. New York & London: G. P. Putnam, 1885.
Panksepp, J.（1985）. Mood disorders. In: P. Vinken, G. Bruyn, H. Klawans, & J. Frederiks（Eds.）, Handbook of Clinical Neurology, Vol.45（pp. 271-285）. Amsterdam: Elsevier.
Panksepp, J.（1998）. Affective Neuroscience: The Foundations of Human and Animal Emotions. New York: Oxford University Press.
Panksepp, J.（1999）. Emotions as viewed by psychoanalysis and neuroscience: an exercise in consilience. Neuro-Psychoanalysis, 1: 15-38.
Pappenheim, E.（1990）. Psychoanalysis in the Soviet Union. American Psychoanalyst, 24:4-5.
Passingham, H.（1993）. The Frontal Lobes and Voluntary Action. Oxford: Oxford University Press.
Ramachandran, V. S.（1994）. Phantom limbs, neglect syndromes, repressed memories, and Freudian psychology. International Review of Neurobiology, 37: 291-333.
Riese, W.（1959）. A History of Neurology. New York: M.D.
Rodman, F. R.（1987）. The Spontaneous Gesture: Selected Letters of D. W. Winnicott. Cambridge, MA: Harvard University Press.
Sacks, O.（1984）. A Leg to Stand On. London: Duckworth.『左

足をとりもどすまで』金沢泰子訳、晶文社、一九九四年）
Sacks, O.（1990）. Luria and "Romantic Science". In: E. Goldberg（Ed.）, Contemporary Neuropsychology and the Legacy of Luria（pp. 181-194）. Hillsdale, NJ: Lawrence Erlbaum Associates.
Schore, A.（1994）. Affect Regulation and the Origin of the Self: The Neurobiology of Emotional Development. Hillsdale, NJ: Lawrence Erlbaum Associates.
Schott, H.（1981）. "Traumdeutung" und "Infantile Cerebrallähmung": Überlegungen zu Freuds Theoriebildung. Psyche, 35: 97.
Solms, M.（1994）. "The Limbic System and the Internal World." Unpublished lecture delivered at the New York Psychoanalytic Institute, 2 April 1994.
Solms, M.（1995a）. New findings on the neurological organization of dreaming: implications for psychoanalysis. Psychoanalytic Quarterly, 64: 43-67.
Solms, M.（1995b）. Is the brain more real than the mind?. Psychoanalytic Psychotherapy, 9: 107-120.
Solms, M.（1996a）. Was sind Affekte?. Psyche, 50: 485-522.
Solms, M.（1996b）. Towards an anatomy of the unconscious. Journal of Clinical Psychoanalysis, 5: 331-367.
Solms, M.（1997a）. The Neuropsychology of Dreams: A Clinico-Anatomical Study. Mahwah, NJ: Lawrence Erlbaum Associates.
Solms, M.（1997b）. What is consciousness? Journal of the American Psychoanalytic Association, 45: 681-778.
Solms, M.（1998a）. Preliminaries for an integration of psychoanalysis and neuroscience. Bulletin of the British Psycho-Analytic Society, 34（9）: 23-38.
Solms, M.（1998b）. Psychoanalytische Beobachtungen an vier Patienten mit ventromesialen Frontalhirnläsionen. Psyche, 52: 919-962.
Solms, M.（1998c）. Auf dem Weg zu einer Anatomie des Unbewussten. In: M. Koukkou, M. Leuzinger-Bohleber, & W. Mertens（Eds.）, Erinnerung von Wirklichkeiten: Psychoanalyse und Neurowissenschaf ten im Dialog, Vol. 1（pp. 416-461）. Stuttgart: Verlag Internationale Psychoanalyse.
Solms, M.（1999a）. Discussion of Hobson's "new neuropsychology of sleep". Neuro-Psychoanalysis, 1: 183-195.
Solms, M.（1999b）. The deep psychological functions of the right cerebral hemisphere. Bulletin of the British Psycho-Analytic Society, 35（1）: 9-29.
Solms, M.（2000）. Freud, Luria and the clinical method. Psychoanalytic History, 2: 76-109.
Solms, M.（in press [a]）. Dreaming and REM sleep are controlled by different brain mechanisms. Behav. Brain Sci.
Solms, M.（in press [b]）. Proceedings of the Neuro-Psychoanalysis Center of the New York Psychoanalytic Institute. Neuro-Psychoanalytic Dialogues, 1.〔のちに出版された。巻数と頁数は Behav. Brain. Sci, 23（6）: 843-50〕
Solms, M.（in press [c]）. Do unconscious phantasies really exist?. In: J. Schacter et al.（Eds.）.（New Library of Psychoanalysis.）London: Routledge.
Solms, M., & Nersessian, E.（1999a）. Freud's theory of affect: questions for neuroscience. Neuro-Psychoanalysis, 1: 5-14.
Solms, M., & Nersessian, E.（1999b）. Concluding remarks. Neuro-Psychoanalysis, 1: 91-96.

Solms, M., & Saling, M. (1986). On psychoanalysis and neuroscience: Freud's attitude to the localizationist method. International Journal of Psycho-Analysis, 67: 397.

Solms, M., & Saling, M. (1990). A Moment of Transition: Two Neuroscientific Articles by Sigmund Freud. London: Karnac Books & The Institute of Psycho-Analysis.

Stewart, W. (1969). Psychoanalysis: The First 10 Years. London: Allen & Unwin.

Van der Veer, R., & Valisiner, J. (1991). Understanding Vygotsky: A Quest for Synthesis. Oxford: Blackwell.

Vygotsky, L., & Luria, A. R. (1925). Foreword to S. Freud, Po to storonu principa udovol'stvija (pp. 3-16). Moscow: Sovremennye Problemy.

Weitzner, L. (1987). Psychoanalytic reflections on the diagnosis of aphasia in a young boy. Bulletin of the Anna Freud Centre, 10: 145-161.

Winnicott, D. W. (1960). The theory of the parent-infant relationship. The Maturational Process and the Facilitating Environment (pp. 37- 55). London: Hogarth Press & The Institute of Psycho-Analysis.

巻末注

第一章

（1）本章および第二章と第四章の一部は、一九九三年一〇月二日にニューヨーク精神分析研究所の神経精神分析センターにてマーク・ソームズが行った、「神経科学における精神分析の起源」という講演に基づいている。これらの章の別バージョンは、ソームズ［Solms, 1998a］にもある。

（2）このような論文のほぼ完全なリストについては、https://npsa-association.org/education-training/#read のサイトに電子的に保存された文献一覧を参照されたい。

（3）神経学のドイツ学派とフランス学派の緊張は、科学の歴史におけるより大きな潮流の一部であり、「古典派」vs「ロマン派」科学、「法則定立的」vs「個別記述的」心理学、「病院」vs「実験室」医学などの間の葛藤に表れている（Sacks, 1990 を参照）。

（4）「英語で「疾病分類に関する nosological」という言葉は、病気の命名と分類のことを指すが、［フランスの神経学においては］その最も広い意味で、それは……臨床の研究方法であり、結果から原因へと論じる研究方法で、ベットサイドの病気の研究から始まるものである。生理学を基盤として教えることから始まる、演繹的な推論による逆の（ドイツ学派の）方法とは区別される」（Savill, in Charcot, 1889, p.9）。

（5）ストレイチーは、この一節に次のような脚注をつけている。「フロイト自身が、いずれにせよ初期の分類的な業績では、フランス学派の方法にかなりの程度従っているということが言えるかもしれない。とくに彼の不安神経症についての最初の論文（1895b）を参照」。同様の見解を、レヴィン［1978, p.64］も表明している。「フロイトのヒステリーについての初期の著作は、症状の標準的なパターン……一様な臨床パターンの存在を確立することが、主なテーマになっている」。

（6）同様の心情が、シャルコーの臨床講義の英訳版（1889）に引用されている、クロード・ベルナールの言葉とされる次のような言明にも表れている。「まず最初に、病気の観察から生じる医学的問題を設定しなさい。生理学的な説明を探すのはその後にせよ。さもなければ、患者を見失い、病気を歪めてしまう危険がある」［p.8］。

（7）フロイトがこの見解を支持していることは、次のような一節から明らかである。「ヒステリーは最も厳密な意味で神経症だと言える。すなわち、この病気では、神経系に知覚できるような変化が見出されていないというだけでなく、いかに解剖学的技術が改良されたとしても、そのような変化が明らかになる見込みはない。ヒステリーは、まったくもって神経系の生理学的な修飾に基づいているのであり、その本質は、神経系のそれぞれ異なった部位における興奮の状態を考慮した定式に表されるはずだ。しかしながら、このような生理 - 病理学的定式はまだ発見されていない。さしあたって、神経症を、そこに起こっている症状全体によって純粋に疾病分類学的なやり方で定義することで満足しなければならない。それは、グレーヴス病［バセドウ病。甲状腺機能亢進症のこと］を、眼球突出、甲状腺腫、振戦、脈拍の亢進、心的変化といった一連の症状で定義する時に、それらの現象の間の密接なつながりがどうなっているのかを考えないのと同じである」［1888b, p.41］。

（8）例えば、マイネルトは、彼の精神医学の教科書（1884）の序文で次のように書いている。「読者は本書で「精神医学」の定義を見出すことはないだろうが、唯一の例外が『前脳の病気に関する臨床論文』という章題のページにある。精神医学という歴史的な言葉、すなわち「魂の治療」には、私たちが成し遂げられる以上のものが含まれており、精密な科学的研究の枠を超えている」[p.v]。

(9) このことは、例えば、次の二つの引用から明らかである。二つ目の方は既に引用しているが。「神経衰弱は、もっぱら病理解剖学だけに基づく教科書的な意味での臨床像ではない。それは神経系の反応様式として記述されるべきなのだ」(1887a, p.35、強調は引用者)。「ヒステリーは最も厳密な意味で神経症だといえる。すなわち、この病気では、神経系に知覚できるような変化が見出されていないというだけでなく、いかに解剖学的技術が改良されたとしても、そのような変化が明らかになる見込みはない。ヒステリーは、まったくもって神経系の生理学的な修飾に基づいているのであり、その本質は、神経系のそれぞれ異なった部位における興奮の状態を考慮した定式に表されるはずだ」[1888b, p.41、強調は引用者]。

(10) 一八八〇年代末以降のフロイトの著作をみると、彼が生理学と心理学の区別をまったくしていなかったことは十分明白なことだ(Levin, 1978; Stewart, 1969 参照)。若きフロイトにとって、彼の同時代の多くの人々がそうであったように(Amacher, 1954)、心理学は大脳皮質の生理学にすぎなかった。このことは、例えば、催眠術に関する次のような見解にも示されている。「催眠術の現象はすべて、なんらかの心的な領域を通らなければならないのかという問いが、まだ問われるかもしれない。言い換えれば、この問いは、催眠で生じる興奮性の変化は、大脳皮質のある領域だけに一定の影響を及ぼすのかと問うことに他ならない。心的な過程と生理学的な過程を正確に区別するような基準を、あるいは大脳皮質で生じている活動と皮質下で生じている作用とを正確に区別するような基準を私たちは持ち合わせてはいない」[Freud, 1888-89, p.84]。

(11) シャルコーの追悼文の中で、フロイト(1893f)は彼の師が「器質的な神経疾患と神経症とを、その病因論に関しても、他の点においても、十分明確に区別しなかった」と述べている(p.23)。

(12) 「心理学において、単純な概念とは、別の概念とのつながりからは明らかに区別できる、私たちにとって要素的なものである。そのようなわけで、私たちは、その生理学的相関物、すなわち、神経線維の刺激に端を発する神経細胞の変化もまた、単純で局在化可能なものである、と仮定したくなるのである。そのような推察には、もちろん、まったく根拠がない。このような変化の性質は、独自に付随する心理学的な性質とは独立して確立されなければならない。それなら、繰り返し浮かんでくる単純な着想の生理学的相関物とは何だろうか。明らかに静的なものではなく、過程の本質にある何かだ……それは、大脳皮質のある特定の一点で始まり、そこから皮質全体にわたってある経路にそって広がるようなものだ」[Freud, 1891b, pp.55-56]。

(13) この一点とは、フロイトが常に大脳皮質に局在化していた、意識の一次知覚モダリティ[Pcpt.-Cs. 系]のことを指している(例えば、Freud, 1920g を参照)。失語についての論文以降、フロイト(1891b)は、上流の単一モードの皮質機能、彼はそれを発話装置の「基盤」と記述しているが、それだけが局在化可能であると論じた。

(14) 以下の一節も考慮されたい。

概念や思考や心的構造が、一般に、神経系の器質的要素の中に局在化されるのでは決してなく、言わば、それらの間にあるものとみなされるはずだ、ということを思い起こせば、この表象方法の乱用を避けることができる。私たちの内的な知覚対象となりうるものはどれも仮想的なもので、光線の通過によって望遠鏡内に生み出される像のようなものなのである。しかしながら、像を投射する望遠鏡のレンズのようなシステムの存在を仮定することは正当化される［そのようなシステムは、まったく心的なものではなく、心的に知覚できるようなものでも決してないのだが］。［Freud, 1900a, p.611、強調は引用者］

心的装置がいかなるものかは、すぐに明らかになるだろう。しかし、それらが何から構成されているかということは、お聞きにならないでいただきたい。それは心理学的関心の主題ではない。心理学はそのようなことには構わなくてよい。それは、例えば、望遠鏡の外筒が金属でできているか、ダンボールでできているかという問題が光学にとって重要でないのと同じことである。私たちは、一方では、物質的なアプローチの方向性から完全に離れたが、空間的なアプローチを捨てたわけではない。というのも、私たちは心の活動に仕える未知の装置を、まさにいくつかの部分（これを私たちは「作用主agencies」と呼んでいる）から構成される一つの機器のようなものとして描くからである。その作用主のそれぞれが特定の機能を果たし、他の作用主に対してある一定の空間的関係を持っている。［Freud, 1926e, p.194］

(15) シャルコーが勧めたように、個々の臨床症例を細心の注意を払って観察することによって、フロイトは、ある特定の臨床像が、その症例の生活史 *history* における特定の心理学的な出来事と一緒に起こる傾向がある、ということに次第に気づいていった。そうして彼は、特定の臨床症候群を特定の発達的要因に関連づけるようになり、脳組織の中に病理学的／病因的要因を局在化しようとする臨床解剖学的相関は、発達する心の中に病理学的／病因的要因を「局在化」しようとする臨床心理学的相関に道を譲ることになった。その後、臨床経験を積み重ねていくにつれ、フロイトは、よく知られているように、患者の過去の生活史における実際の外傷的な出来事を同定することから離れ（その際には、さまざまな神経症が、さまざまな発達段階に起こるさまざまなタイプの外傷に結びつけられた）、素質要因と環境要因の複雑な相互作用が発達途上にある心の内的な構造に及ぼす影響をより十全な形で理解することへと向かっていった。こうして、病因的な出来事の探求は、ますます、その基盤にある病理的な諸要因を明らかにすることへと道を譲ることになった。例えば、強迫観念についてのフロイトの初期の疾病論的な研究（一八九五年頃）と、後の肛門性格型についての著作（一九〇八年頃）を比べれば、この移行は明らかである。

(16) 例えば、次のような一節を考慮されたい（これらは多くのもののうちのほんの一部にすぎない）。

［心的な］経路を神経系の器質的な要素によって表すことが、未だ示すことができていない何らかの方法で、可能にならなければならないだろう。［1905c, p.148、強調は引用者］

［精神分析］理論は、神経症には器質的基盤があることを決して指摘し損ねているわけではない。何らかの病理学的、解剖学的な変化にその基盤を求めているわけではないし、見出

せるはずだが現時点では捉えられていない化学的変化の代わりに、器質的な機能という概念を暫定的に用いている、ということはそのとおりなのであるが。［1905e, p.113、強調は引用者］

心理学における暫定的な概念はすべて、おそらくいつかは、器質的構造に基づくものになるであろうということを、私たちは思い出さねばならない。［1914c, p.78、強調は引用者］

精神‐分析の理論構造は実のところ上部構造であって、いつの日か器質的基盤の上に確立されるものとなるだろう。しかし、私たちはいまだこのような器質的基盤を知らない。科学としての精神‐分析を特徴づけるのはそれが扱う素材ではなく、それが働くときに用いられる技法なのである。［1916-17, p.388-389、強調は引用者］

私たちがメタ心理学と呼ぶものについての議論全体の不明確さは、もちろん、心的システムの諸要素において生じる興奮過程について何も知らず、この主題に関していかなる仮説を立てたとしても正当化されるとは感じられないということに起因する。……私たちの記述に欠けているものは、心理学の言葉を生理学や化学の言葉に置き換えることができる立場にすでにいるのなら、おそらくなくなるだろう。……生物学はまさに無限の可能性を持った土壌である。私たちは生物学がきわめて驚くべき情報を与えてくれることを期待できるかもしれないが、私たちが提起してきた疑問に対して、生物学が数十年後にどのような答えを返してくれるかは想像できない。そのような答えは、私たちの仮説の人為的な構造を吹き飛ばしてしまうようなものかもしれない。［1920g p.30, 60］

私たちが物質的なものと心的なものとして区別するものごとの間の密接なつながりの観点からすると、知識の通路や願わくばその作用の通路が開かれて、器質的生物学や化学から神経症的現象の領野へと通じる日が来るのを、期待してもいいかもしれない。そのような日が来るのはまだ遠く感じられるし、さしあたってこのような病いに医学の方向から近づくことはできない。……哲学が物質的なものと心的なものの間の隔たりをいかに無視しようとも、そのような隔たりは私たちの直接経験にとってはやはり存在するし、私たちの実践活動にとってはさらに際立つのである。［1926e p.231, 247、強調は引用者］

（17）　ここで擬似解剖学的 quasi-anatomical という言葉を使っているのは、適切な知識がなかったために、『プロジェクト』におけるフロイトの用語は、実際には機能的な用語だというべきだからである（Solms & Saling, 1986 を参照）。

第二章

（1）　この章はソームズ（Solms, 2000）に基づく。

（2）　ルリヤの精神分析における経歴の十分な議論については、レオン（Leon, 1982）、コズリン（Kozulin, 1984）、アンジェリーニ（Angelini, 1988）、及びヴァン・デル・ヴィアとヴァルシナー（Van der Veer and Valsiner, 1991）を参照されたい。本書における説明はかなりの部分を最後の著書に拠っている。

（3）　その記録保管所で、フロイトからの三通の手紙を見つけられる（Van der Veer and Valsiner, 1991, p.87 を参照されたい）。

（4）　この時期のルリヤが精神分析に精力的に関与していたこと

については、彼が当時『国際精神分析学雑誌』に発表した、多岐にわたる一連の報告によく表れている（Luria, 1922a, 1922b, 1923a, 1923b, 1923d; Luria, 1923c, 1923e も参照されたい）。これらの報告のもとになった詳細なノートを、現在でもルリヤの記録保管所で見ることが出来る。一九二二年九月から一九二三年九月までの間にカザン精神分析協会で行われた最初の一七回の会合で、ルリヤ自身一二回にわたり講義を行った。一九二二年九月七日、ルリヤは「精神分析の現状」というタイトルで講演している。一〇月二一日には服装の性差についての精神分析的研究を発表したが、彼は後にモスクワで行われた全ロシア心理神経学会の場でこのテーマについて再び言及している（Luria, 1923c）。一九二二年一二月一〇日、彼は学会員達を前に「ロシアの心理学が今抱える危機」について述べた。一九二三年二月一八日には二回講演を行い、最初は「精神分析における幾つかの原理について」、次はレオニード・アンドレーエフの戯曲「人の一生」についての精神分析的研究についてだった。三月五日には、「現代心理学の主潮に照らし合わせて見た精神分析」と題して講演している。最後は三月一八日で、入眠時の幻想についての研究を発表している。初期のカザンでのこういった科学的な活動に加えて、ルリヤは地方の精神病院において患者の分析も行っていた（その中にはドストエフスキーの孫娘も含まれていたとの噂もある）。

（5）ルリヤ（Luria, 1923f, 1924a, 1924b, 1925a, 1925b, 1925c, 1925d, 1926a, 1926b, 1926c, 1926d, 1926e, 1926f, 1926g, 1927a, 1927b, 1927c, 1928）、ヴィゴツキーとルリヤ（Vygotsky and Luria, 1925）を参照されたい。ルリヤが一九二一年に設立されたモスクワのロシア精神分析協会に移るころまでには、この協会の公式活動は学会開催、「心理学・精神分析学ライブラリー」と題されたシリーズ本の出版、州立精神医学研究所での臨床業務、そして精神分析に基づいた幼稚園及び実験室の運営にも及んでいた。ヤロシェフスキー（Jaroshevsky, 1989, p.131）は、スターリンの息子ヴァシリーがこの幼稚園に通っていた児童の一人であったと主張している。ロシア精神分析協会のメンバーにはザビーナ・シュピールラインもいた。彼女は後にスイスとウィーンの精神分析サークルにおいて、死の欲動についての概念的発展を含め、極めて重要な役割を果たすことになる。ザビーナは短期間だがジャン・ピアジェの教育分析も行った。ルリヤは協会の秘書として管理業務を行っただけでなく、臨床的・科学的実践も行っていた。その中には夢作業についての一連の研究もある。彼は催眠下で夢想を植え付け、その結果生じた夢の顕在内容で、その夢想がどのように変換されているかを観察した。数え切れないほどの講義を行い、また学会での議論にも頻繁に顔を出していた。例えば一九二四年五月二四日、彼は「一元論的心理学としての精神分析」というタイトルで講演を行っている（これは後に英語に翻訳された。ルリヤ（Luria, 1925a）を参照）。引き続いて彼は「除反応されていない反応としての感情」（五月二六日）、「ある少年における幻想についての実験的研究」（四月一六日）、そして「精神分析の目的のための実験の利用」（一一月一二日）について講演している。一九二七年二月二三日、「子どもの原初的思考に関する実験的研究」と題した講義を行い、三月一七日には『フロイトのメタ心理学』と題するバイコフスキーの著書についても論じている。

（6）フロイトのメタ心理学に賛同する議論を行ってから一ヶ月もたたないうちに、ルリヤは突然ロシア精神分析協会秘書の職を退くよう求められた。それから二年後、彼は協会自体からも脱退した。その時点で彼は「悔悟のスピーチ」（Lobner & Levitin,

1978, p.19）を行い、精神分析とは公式に縁を切った（Pappenheim, 1990）。彼はまた自らの「精神分析的な誤り」を認める論文も発表した（Kozulin, 1984, p.88）。数年後、彼は『大ソビエト百科事典』に精神分析に関する記事を寄稿したが（Luria, 1940）、その中で精神分析を「誤った理論」であり、「敵対的で進歩的・ブルジョワ的な科学」に属するものであると断じ、その理由を「精神分析は複雑で歴史的に規定された人間存在の意識状態を生物学化している」（p.510）からである、としている。彼は発表された著作の中で、その後二度と精神分析の題材について語ることはなかった。自伝は例外だが、彼はその中で若き日の精神分析への関与を「誤りであった」と述べている。「私が思うに、これは自然科学という観点から、具体的•個人的な行動に対する強力な決定論的説明を、人間の複雑な欲求の起源についての説明と結合させた、科学的アプローチであった。恐らく精神分析は科学的な真の心理学を、「法則定立的」対「個別記述的」という違いを克服する真の心理学を築く礎となりえたであろう。しかし最終的に私は、社会的な上層を除外して、人間行動を精神の生物学的な「深層」から演繹することが出来ると仮定するのは誤りである、という結論に至った」［Luria, 1979, pp.23-24］。

（7）　精神分析が心的生活を「生物学化」しているという非難は、その後のルリヤの研究がたどった方向を考えると、皮肉なものである。サックス（Sacks, 1990）はこう書いている。「実際、ここにはフロイトとの興味深い対比がある。フロイトは生物学者、神経学者としてスタートし、後に心的生活、こころpsycheに向かった。一方ルリヤは文化的相対主義者として、また主に社会的発達的なオリエンテーションを持つ心理学者として出発し、後に神経生理学と生物学に移った。ルリヤはフロイトの精神力動psychodynamicsになぞらえて、神経活動の神経力動neurodynamicsという言い方を好んだが、そのような生物学的な側面をはっきりと理解して初めて、彼が長らく探し求めていた、二重性の統一を成し遂げることが出来たのである。ここで初めて、「二重科学」としての神経心理学が生まれたのであるが、これは精神分析とよく似た企てであった」［pp.188-189］。

（8）　これはルリヤが書いた百科事典の精神分析の項目（Luria, 1940）が、その歴史的な発展についての中立的な記述や、概念的、方法論的、臨床的重要性についての好意的な評価に、そのイデオロギー的な前提に対する辛辣な批判を混ぜているのかを説明するかもしれない。

（9）　このほか、精神分析を離れた直後の時期のルリヤの業績には、何人かの同僚とともに行った、思考の文化差に関するフィールドワークがある。その中でルリヤ自身は「視覚的思考」と「パーソナリティの発達のさまざまな段階における自己の分析と他者の評価」に専念していた（Luria, 1932c, p.242）。ルリヤとヴィゴツキーの興味深い本である『類人猿、原始人、子ども』（Luria & Vygotsky, 1930）も参照されたい。この本は一九九二年になってようやく英語訳が出版された。

（10）　サックス（Sacks, 1990）を参照。「ルリヤの精神分析への関心は、これまで若気の至りとして片付けられてきた。これは知的怠慢ともいえるものであり、傲慢でさえある……既知のパターンに収められないからという理由で、一人の人間の企てと興味の一部を退けてきたのだ」。

（11）　ルリヤはここ（p.174）でゲーテの詩を引用しているが、興味深いことにそれはフロイトに感銘を与えたのと同じ一節である（Luria, 1924b, p.149）。

（12）　ヴァン・デル・ヴィアとヴァルジナー（Van der Veer and

Valsiner, 1991）のp.88も参照のこと。メカッチも私たちに宛てた私信において同様の発言をしている（一九九二年三月二四日）。

(13) サックスが実際この手紙を引っ張り出してきたところ、件《くだん》の症例に対するルリヤの精神分析的態度は彼が覚えているよりもさらに顕著だった。ルリヤは「父の声をチックとして取り入れること」についてだけでなく、「［患者の］超自我の構造化」についても言及していた（手紙は実際には一九七六年一月二九日という日付があった。Sacks, 1990, p.186, n.6を参照）。ルリヤがこのように取り入れと超自我の構造化に言及したことは、彼が前頭葉の制御的機能の発達において、発せられた言葉の内在化に重要な役割を割り当てていることを考えると、特に興味深い。

(14) 別の種類の証拠は、ドナルド・ウィニコットが一九五八年にコペンハーゲンでルリヤと出会った後、自分こそがルリヤの独創的な精神分析的研究「親‐乳幼児関係の理論」を、ソビエト連邦において出版できるよう取りはからうべき人間であると考えた、という興味深い事実にも見出すことができる（Winnicott, 1960; ウィニコットがルリヤに宛てた一九六〇年七月七日付けの手紙も参照されたい。Rodman, 1987, p.130に収載されている）。ルリヤからウィニコットへの二通の手紙を、コーネル大学医療センター図書館のウィニコットのコレクションの中に見出せる。そのうち一通目は一九五八年一二月七日の日付で、それに先立つウィニコットからの手紙に対して言及したものだが、そちらは紛失しているようである。コペンハーゲンでの邂逅がどのような性質のものであったのかは明かされていないが、ルリヤは手紙の中で「公式の科学に関する」ものであったとも、「非公式で親密な」ものであったとも述べている。

(15) 「ルリヤと浪漫派の科学」というエッセイの中で、サックス（Sacks, 1990）はこう書いている。「ここにルリヤの、精神分析に対する、すなわちフロイトに対する、初期の熱狂の鍵があると私には思える。これはまた、フロイトの発見的方法がルリヤの思想に恒久的な影響を与えたということでもあり、それはたとえ後にどのような留保や相違が現れたとしても変わらない。フロイトが提供したのは原理、ルリヤが必要としていた一般的原理だったのである」（p.188）。

(16) ルリヤはフロイトの一八九五年の『プロジェクト』について、「先駆的で実現の見込みがある」と考えたが、「フロイトの後期の業績の幾つかはそのような力量がなく、それゆえ全般的には、［ルリヤは］それらの業績とは関わりたくなかった」のだ、とカール・プリブラムは書いている（私信、一九八七年六月一六日）。マイケル・コールは、「ルリヤが精神分析の概念に対して非常に共感的であるとともに、その企てに含まれるいくつかの欠点に対して批判的であったことについて、私の心の中にはいささかの疑念もない」、しかしまた「フロイトを放棄せよ、という、外からの激しい圧力があった」とも書いている（私信、一九八九年四月一日）。ジェイソン・ブラウンは、ルリヤは「むしろソビエトの大部分の神経精神医学者と同様に、［精神分析に対して］敵対的だった」が、彼の業績には「［フロイトの］局所論といくらか共通点があるように見える」と書いている（私信、一九九二年三月一一日）。ルチアーノ・メカッチは、ある西側の研究者が『人間の葛藤の本質』を引用したが、それが「恐らく昔の話だったために」ルリヤを怒らせた、というエピソードを記している（私信、一九九二年三月二四日）。メカッチは、ルリヤが精神分析に惹きつけられたのは、彼が「人間存在そのものを通して人の心を研究したいと願っていたからであり、個別の心理的要素に照らして研究したかったのではないだろう」と示唆している。彼はこう結論している。「私が思うに、厳密な理論的観点から見て、ルリヤは精神分析から直接影響を受けたのではない。フロイトの失語理論が提唱している理論は例外だが、これはまた別の話である」。メカッチの最後の発言は、本章の文脈においては非常に興味深い（本文の以下の部分を参照されたい）。

（17）ルリヤは医学の学位として失語のテーマは守った、と述べている（Luria, 1979, p.136）。

（18）考慮して欲しいのは、フロイト（Freud, 1900a）の示唆とルリヤ（Luria, 1987）の主張が著しく類似しているという点である。フロイトは精神を複合的な光学器械として見るべきであると示唆したが、このような器械において、心が存在する場所は、実際には装置のどこにも位置づけられないような観念的な地点に相当する。一方、ルリヤは以下のように述べている。「像や観念が、脳の単一のユニットの中に見つけられると措定するすべての試みは、像を鏡の中やその背後に見つけようとするくらい非現実的である」[p.489]。

（19）フロイトの言語心理学の概要についてはマーシャル（Marshall, 1974）を参照されたい。

（20）ちなみにルリヤはこのような類の心理学的分析が、必然的に理論駆動型であるという事実に完全に気がついていた（Luria & Majovski, 1977、各所）。本文の以下に続く部分を参照されたい。

（21）精神分析もまた、症候群分析の一方法である。実際、まさにこの意味で、フロイトの臨床的方法はシャルコーの方法を超え、記述のレベルから説明のレベルへと移行した（「精神分析は人格についての暫定的神経心理学であると言ってもいいだろう」というソームズとセイリングのコメント（Solms & Sailing, 1986, p.413）を参照されたい）。

第三章

（1）McCarley and Hobson（1977）のこの効果に対するコメントを参照。

（2）夢見の停止は、前頭葉前部の白質切除術によく見られる副作用だった（Solms, 1997a,（in press）を参照のこと）。

（3）夢においては「夢思考の織物はその生の素材に分解される」という趣旨のコメント（1900a, p.543）を参照のこと。

（4）この領域には、前脳基底部核群、内側傍辺縁系前頭皮質、前帯状回、そして視床の前核群および背内側核群が含まれる。

（5）何年も前に——神経生理学的方法によって——、脊髄の運動ニューロンはREM睡眠中は橋脳幹部のメカニズムによって抑制されるということは確立されていた。しかしながら、神経心理学的方法を用いた近年の研究は、運動系の皮質端も、REM睡眠中に抑制されることを示唆している（Braun et al., 1997; Solms, 1997a）。この知見が確認されれば、夢見の心理学には重要な意味を持つことになる。というのも、脳のこの部分（図3-1の領域H）は、他のどの部分よりも、通常の観念作用の「活動の場」として記述される資格のある場所（Fechner, 1860をわかりやすく言い換えた表現）だからである。脳のこの部分が夢見の過程に関与していないように思われるという事実は、夢思考の非合理性や騙されやすさを説明するのに大いに役立つ。というのも、覚醒時の普通の観念作用に対してそれが行う寄与は、絶対的に基本となるものだからである。

（6）これは、フロイト（1900a）によって仮定された、夢の睡眠保護的な機能と合致する。

（7）これは、凝縮と置き換えという心理学的な過程に対する神経力動的な媒体と言えるかもしれない。

第四章

（1）　しかしながら、ルリヤの有名な症例研究 The Mind of a Mnemonist（1968b）（天野清訳（1983）『偉大な記憶力の物語――ある記憶術者の心的生活』岩波書店）は参照されたい。同書は出版されたものの中では彼が唯一、症候群分析の方法をパーソナリティの研究に適用したものである（The Man with a Shattered World（Luria, 1972）（杉下守弘・堀口健二訳（1980）『失われた世界――脳損傷者の手記』海鳴社）も参照されたい）。

（2）　他の現代の神経学者の誰よりも、オリヴァー・サックスは脳に損傷のある患者の主観的な経験の重要性に注目してきた。彼が書いたものは通常、科学的な研究というよりは一般向けの著作とみなされているのではあるが。

（3）　「ルリヤの患者に対するアプローチは純粋に臨床的なもので、行動に対する実験的な態度よりはむしろ精神分析的なスタイルに近い。彼は患者の診察やテストの際、固定したチェックリストを作るということはなく、自由連想の技法を取り入れて、そのセッションで生じてきたことにあわせて、質問やテスト方法を選んでいた」［p.269］というメカッチ（Mecacci, 1988）のコメントも参照されたい。

第五章

（1）　本章は、一九九八年一二月五日、ニューヨーク精神分析協会の神経精神分析センターにて、カレン・カプラン＝ソームズとマーク・ソームズが発表した、「あるブローカ失語症例の精神分析的観察」という論文に基づいている。

（2）　患者のプライバシー保護のため、本書で紹介する症例報告においては、経歴のいくつかの細かな部分について変更が加えられている。

（3）　〔訳注〕対麻痺や四肢麻痺の患者は脊髄に損傷があり、脳に損傷はない。

（4）　一連の症例報告をこの症例から始めるのが適切だと考えるもう一つの理由は歴史的なものである。それは、この患者が、ブローカ失語という、そもそも現代神経心理学の先駆けとなった、まさにその障害を被っていたからだ（第一章を参照）。

第六章

（1）　本章は、一九九九年一月二三日、ニューヨーク精神分析協会の神経精神分析センターにて、カレン・カプラン＝ソームズとマーク・ソームズが発表した、「あるウェルニッケ失語症例の精神分析的観察」という論文に基づくものである。

（2）　〔訳註〕I am in bits and pieces. 直訳したが、be in bits には「（砕けて）悲しい、とても落ち込んでいる」という意味もある。bits and pieces には「こまごまとしたもの、がらくた、断片的な寄せ集め」などの意味もある。

第七章

（1）　本章は、一九九九年六月五日、ニューヨーク精神分析協会の神経精神分析センターにて、カレン・カプラン＝ソームズとマーク・ソームズが発表した、「粉砕された世界の男の精神分析的観察」という論文に基づいている。

（2）　〔訳注〕Glasgow Coma Scale（GCS、グラスゴー・コーマ・スケール）は、一九七四年に英国のグラスゴー大学によって発表された意識障害の分類で、世界的に広く使用されている。点数は三点から一五点までの間で評価され、小さいほど意識障害害が重篤。

第八章

（1） 本章は、ニューヨーク精神分析研究所の神経精神分析センター（一九九八年六月六日）、英国精神分析学会の研究フォーラム（一九九八年一〇月二〇日）、およびウィーン精神分析学会の神経科学研究グループ（一九九八年一一月二一日）にて、マーク・ソームズが発表した論考に基づいている（これは、カレン・カプラン＝ソームズとマーク・ソームズが以前に発表した臨床報告をまとめたものである）。ソームズ（Solms, 1999b）にも、本章の別バージョンがある。

第九章

（1） 本章は、一九九七年一〇月二日、ニューヨーク精神分析研究所の神経精神分析センターで、マーク・ソームズが発表した論考（カレン・カプラン＝ソームズとマーク・ソームズが以前に発表した臨床報告をまとめたもの）に基づいている。本章のドイツ語の翻訳もある（Solms, 1998b）。

（2） 〔訳注〕「未熟な」「曖昧な、もつれた」と言う代わりに、「幼い子犬 young puppy」「毛で覆われた woolly」と具体的な視覚像で表現していることに一次過程思考の特徴が表れていると思われる。

（3） 快・不快の感じとそれに対応する興奮量の変化との間の関係は、フロイトが、質的事象に基づいてそのような量的変化を予期する自我の能力について考察したことでさらに複雑になった（Freud, 1926d（1925）; Solms & Nersessian, 1999a を参照されたい）。

（4） メタ心理学的概念の身体的相関を求めるとき、フロイトの心身関係の概念は、単純な同型性ではなく、二面的一元論の概念であることを思い出すことが重要である（Solms, 1997b を参照）。

第一〇章

（1） この章は、一九九四年六月四日にニューヨーク精神分析研究所の神経精神分析センターで行われた講演に基づいている。本章の別版はソームズ（Solms, 1996b）とドイツ語版ソームズ（Solms, 1998c）に掲載されている。

（2） フロイトのグロデックに対する発言（一九一七年六月五日付の手紙）を参照されたい。「無意識は身体的なものと心的なものとの適切な媒介者であり、おそらく長い間求められてきた「ミッシング・リンク」である」［Groddeck, 1977, p. 38］。

（3） フロイト（Freud, 1940a［1938］）を参照。「将来、特定の化学物質によって、心的装置のエネルギー量とその分布に直接的な影響が及ぼされるということがわかるかもしれない。それは、まだ夢にも思っていない治療の可能性があるということかもしれない」［p. 182］。

（4） ここでは、エーデルハイトが特に音素識別に関連して行った観察を一般化し、詳しく説明している（Edelheit, 1969, p. 386 を参照）。

（5） 「目を引く情報が選択され、処理される」ではなく、「生物が自らを守る」という擬人的な表現を用いたのは、主観的な観点からすると、生物がすべての刺激に等しく反応することを強いられる興奮状態は、自我の断片化または消滅を必然的に引き起こすからである。「私」は多数の「それ」に圧倒されている。

（6） 意識のレベルと内容の区別は、フロイトが「観念の痕跡」と「感情の量」の間に引いた区別に一部対応している（Solms,

1996a; Solms & Nersessian, 1999a, 1999b を参照)。

(7) これは主として、フロイトの心の局所論的モデルが、心的生活をあたかも「空間的に広がりを持ち、いくつかの部分から構成されるという特徴を持つ装置の機能である」(Freud, 1940a [1938], p145) ような記述を含んでいることによる。フロイト自身が暗に述べているように、この仮説は解剖学的なモデルから出発している(本章の冒頭で引用した、その効果に対する彼のコメントを参照しされたい。「私たちの二つの仮説は、私たちの知識のこれらの終末端もしくは開始端 [の双方] から出発している。第一は、局在に関するもので……」)。言及されている解剖学的モデルは、明示的には、フロイトの失語に関する論文(1981b) で展開された。フロイトの第二の基本的仮説は、「意識の事実」(Freud, 1940a [1938], p158) から出発した。心の局在のモデルよりも心の質に関する仮説に由来するモデルに解剖学的立場を見出す方が難しいことは確かである。

　この機会に、この考え方をさらに進めて、古典的メタ心理学に「主観的」な観点を加えれば、現在フロイトのメタ心理学を取り巻く議論のいくつかは解決されるのではないかと示唆したい。「主観的」な観点——これは患者自身の体験に近づくという臨床的に重要な利点があるが——は、無意識的な幻想のモデルを生み出し、そのモデルでは無意識的な出来事があたかも意識の働きであるかのように記述される (Solms, in press [c] を参照)。

(8) 「投影性同一視」という原始的なメカニズムも自我の脱構造化から生じている。投影性同一視では、自我の構造そのものが(再度) 外在化される。この過程は、第九章で報告されたケースに鮮やかに示されている。

訳者あとがき

心と脳はどのような関係にあるのか。脳科学と精神分析をつなぐには、どのように橋を架ければよいのか。その解答（の一つ）が本書である。マーク・ソームズは自らの学問的探究と臨床実践の本質を表すために、「神経精神分析（ニューロサイコアナリシス）」という言葉を作り出した。脳を客観的に分析し研究する神経科学。そして、患者の語りをとおして「心の病」を乗り越えていくことを目指す精神分析。この二つの分野を一つにつなごうとするソームズの試みは、それぞれの専門分野から、ドン・キホーテの企てのごとくみなされ、当初は両陣営から相手にされず、強い抵抗も受けてきた。

そして現在。ソームズは監修者としてフロイト全集標準版（ストレイチー監修）の改訂版を準備している（国際精神分析学会のホームページにも二〇二三年夏に発行予定とアナウンスされているのでいよいよ刊行の運びとなったようだ）。精神分析におけるソームズの評価は、この一事を以って万端を知れるであろう。一方、神経科学においては、エリック・カンデルの支援を得てニューヨーク精神分析研究所に著名な神経科学者を招いて定期的な研究会をもてるようになり[2]、さらに感情神経科学 Affective Neuroscience の創始者ヤーク・パンクセップと協働して神経精神分析学会を立ち上げ、最近では、大脳皮質論の誤謬を説いて計算論的神経科学のカール・フリストンと意識の神経学的メカニズムに関する共著論文も書いている[3]。カンデルはその後、二〇〇〇年にノーベル生理学医学賞を受賞したし、フリストンは、「今日の世界で最も影響力のある神経科学者」（h指数が二三五（被引用回数が二三五回以上ある論文が二三五本以上ある）と神経科学者の中で最も高い）と評価されている。超一流の神経科学者たちとの協働が示すように、神経科学者としてのソームズも高く認められている。

一つの領域で認められることさえ簡単ではないのに、精神分析と脳科学という一見相反する二つの領域で高く評価され、さらには、この二つの領域をつないだ神経精神分析という新たな世界を開拓していくことには並外れた苦労があったはずだが、苦労話に花を咲かせるのではなく、たえず前進を続けているソームズの姿に、私は背中を押される思いがする。ちなみに、フリストンとの協働の成果は、意識のある自己証明システムを人工的に作り出すことが可能であるという結論につながっていて、人類の未来を大きく変えてしまう可能性がある。ソームズはそのリスクについても十分認識して、可能な限り有害な結果を回避できるようにと、すでに議論を始めている。この辺りのことは『意識はどこから生まれてくるのか』（青土社、二〇二一年）で論じられているので、未読の方にはぜひそちらも読んでいただきたい。

本書は、そんなソームズの仕事の原点として極めて貴重な位置を占めるもので、脳科学と精神分析の統合という難題と取り組むための出発点を示している。この両者の統合は、一方を他方に還元したり、一方が他方を説き伏せるといった類ではなく、対等な二つの視点を以って現象を複眼視していこうとするものである。この点が多くの一般向けの脳科学本とは明確に異なる。この立場をソームズは二面的一元論と呼んでいる。雷鳴と雷光が一方を他方に還元できるものではないのと同じように、そして、その奥にある「雷」という、両者の根底あるものの二つの異なる表れであるように、心と脳もその根底にあるもの（これをフロイトは心的装置と呼んだのだが）の二つの表れであると捉えている。

脳と心の接点を探る方法として、ソームズは、すでに存在していたある医学分野に注目した（一〇頁）。神経心理学である。心臓の働きが落ちると心不全が生じ、肝臓の働きが落ちると黄疸が出るなど、臓器がダメージを受けると、臓器に特異的な症状が生じる。そこからその臓器が担っている機能を明らかにすることができる。現在のように検査手法が発達する以前は、臓器の障害と症状との相関は解剖によって確認されたことから、臨床解剖学的方法と呼ばれた（九頁）。この方法により、医学は身体のさまざまな部位が担っている機能を明らかにしてきた。しかし、脳への損傷は、身体機能だけではなく、その影響が人格にも及ぶ。この影響の仕方を細かく見ていくことで脳の各部位が担っている心理的な機能も明らかにしようとするのが神経心理学であった。

フロイト自身、臨床解剖学的方法に精通していた（一一頁）。当時の神経学的手法の限界を見抜いたフロイトは、生理学から離れ、自らの関心を心理学的な力動プロセスの詳細を明らかにすることに専心した（二六頁）。フロイトの精神分析学を学んだルリヤは力動的局在化という方法を洗練させて臨床解剖学的方法による脳機能の理解を一段と押し進めた。ソームズはそこに精神分析の手法を持ち込んで、ルリヤの理解をさらに掘り下げ、フロイトが構想した心的装置のモデルを精緻なものにした。

しかし、ソームズが学び始めた当時の神経心理学は、心理面への影響は不問に付され、行動面の変化のみに焦点が当てられていた。だから、ソームズは行動神経学と表現している（一〇、一六、二九頁）のだが、これでは雷鳴と雷光の一方を完全に無視することになる。その結果、その根底にある「雷」という事態にも目を向けることができないままとなっていた。ソームズの第一の仕事は、神経心理学に

「心」や「感情」を取り戻すことだったと言える。そのために、脳に損傷を受けた患者に、精神分析的アプローチを行ったのだ。

精神分析の手法を取り入れたことには、もう一つの利点があった。純粋な行動観察だけでは、「抵抗」などの防衛機制のために見えなくなっている心的メカニズムを精神分析的アプローチによって明らかにすることが可能となるからである（一八九—九〇頁）。たとえば、右半球症候群の一つの情動的症状に「病態失認」がある。ほとんど妄想的と言ってもいいほど病気を否認し、たとえば左腕が麻痺していることを認めない。半身麻痺という深刻な事態を目の当たりにしても、落ち込むところは一切なく、楽観的に見えるため、右大脳半球はネガティブな情動に優位であるためだと説明されることになった（一九七頁）。脳科学における感情的転回 Affective Turn の扉を開けたとも言えるダマシオも、病態失認を根拠として感情には体性感覚野の地図が必要だと考え、大脳皮質だけで感情が体験できることを可能にする「あたかも装置 as if devices」を提唱していた[4]。

しかしながら、ソームズ夫妻は、精神分析のセッションを通して、患者が楽観的に見えるのは、失認、つまり、自分の病気を認識できないからではなく、抑圧、つまりあまりに辛い感情から積極的に自分を遠ざけているからであることを明らかにした（二一八—二〇頁）。どうして左半球の損傷患者には見られず、右半球の損傷患者にだけ見られるのかについては本文をご覧いただきたいが、失認と抑圧では、患者の理解も大きく変わってくる。こうして、症状の水面下で働いている心理的な力動を考慮に入れ、治療をより配慮の行き届いたものにする道を探ると同時に、心的装置の精緻なモデルを作り上げようとしたのである。その成果が本書である。

これらの取り組みが、なぜ心と脳をつなぐ橋になるのか、精神分析と神経科学をつなぐことになるのかは本書に示されている通りである。あとがきの最後に、ソームズのこのような姿勢が、学問のみならず、ソームズ自身の生き方にも浸透していると思われるエピソードを紹介して、本書への誘いとしたい。

マーク・レオナルド・デ・ギエ・ソームズ Mark Leonard de Gier Solms は、一九六一年七月一七日にナミビアのリューデリッツで生まれた。先祖のヨハン・アダム・ソームズ Johann Adam Solms（一七九二—一八五四年）は、マインツ選帝侯国のワイン醸造の町ナッケンハイムに生まれ、一八三八年に当時のヘッセン大公国からケープ植民地に移住してきたという。ソームズは南アフリカのウィットウォーターズランド大学で心理学の学士号（一九八四年）、応用心理学の優等学士号（一九八五年）、研究心理学の修士号（一九八七年）、神経心理学の博士号（一九九二年）を取得した。一九八八年にはロンドンに移住し、ユニバーシティ・カレッジ・ロンドン（心理学科）で研究を、ロイヤル・ロンドン病院（脳神経外科）で臨床実践を行いながら、精神分析研究所で訓練を受けた（一九八九—一九九四年）。この間、アンナ・フロイト・センターで最初の神経精神分析臨床サービスを立ち上げた（以上は Wikipedia より）。

一九八八年にロンドンに移り、その後はロンドンとニューヨークを拠点として活動し、二〇〇〇年には第一回の国際神経精神分析学会を開催したソームズは、二〇〇一年に南アフリカに帰国した。全人種が参加した初の総選挙が一九九四年に開催されて七年ほどしか経っていない南アフリカに帰国したソームズは、放置されていたデルタ農場に新たな命を吹き込むべく、ソームズ・デルタ・ワイン・エステー

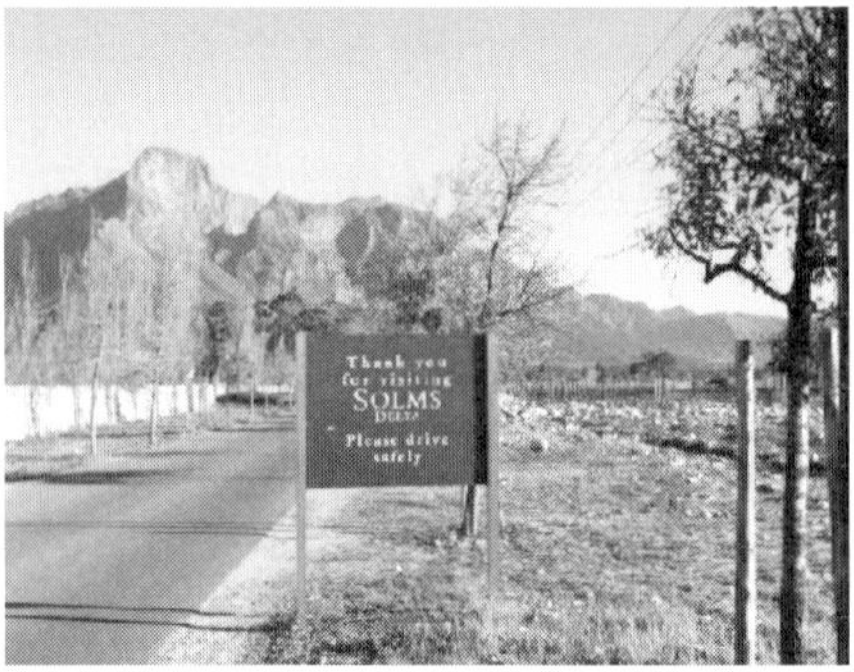

写真１　ソームズ・デルタの入り口（筆者撮影）

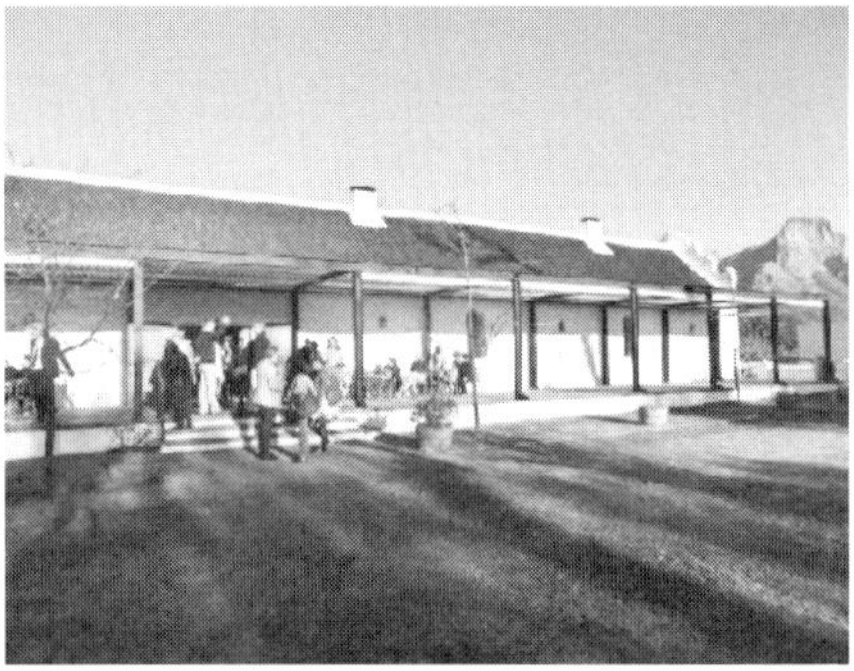
写真２　ソームズ・デルタのレストラン

トを設立した（写真1、2）。その農場の六代目として帰国を楽しみにしていたが、いざ到着してみると、自分の家は自分だけのものではないことがわかった。その農場には、代々七世帯の人々が住んでいたのである。しかも、住人たちはなかなか協力してくれない。マークはがっかりしたが、彼らの帰属意識を取り戻し、土地を公平に所有する権利を取り戻したいと考え、臨床医としての知識を活かすことにした。症状を改善するためには、まず病歴を聴取しなければならない。その症状はいつから始まったのか？　どのような状況で始まったのか？　どのようにして発症したのか？　医師はそのようにして改善すべきことを理解するからである。

　そこで、マークとデルタの住人たちは、農作業をやめて掘り始めた。ソームズ・デルタの土壌を深く深く掘り下げ、歴史を深く掘り下げ、住人の痛みの根源を探っていったのである。考古学的発掘によって農場の歴史におけるさまざまな時代の遺物が発見されると、ソームズ・デルタの人々は自分たちの個人的な物語を紡ぐことができるようになった。発見された歴史的、文化的な宝物は、ソームズ・デルタの人々の生活を織り上げることになった。そこで発見された貴重な遺物は農場に建てられた社会歴史博物館で展示されている（写真3、4）。

　考古学的発掘によって、ブドウ畑からケープ・ダッチ様式の優雅な建物まで、農場のすべてのものが奴隷の犠牲の上に建てられたという事実も明らかになった。したがって、現在この農場に住んでいる住人は、先祖の犠牲と自分たちの現在の努力の産物を公平に受け取る権利があるということになる。そこでソームズは、英国の社会起業家リチャード・アスターと共同で、南アフリカの農業の社会的現実に立ち向かうべく、土地の所有権や事業の持分を共有できるプラットフォームの構築に着手した。二〇〇七年、ソームズ・デルタの従業員と住民は、ソームズ・デルタ事業の利益の三三％を獲得した。この持分は、国家エンパワーメント基金と国の農村開発・土地改革省の支

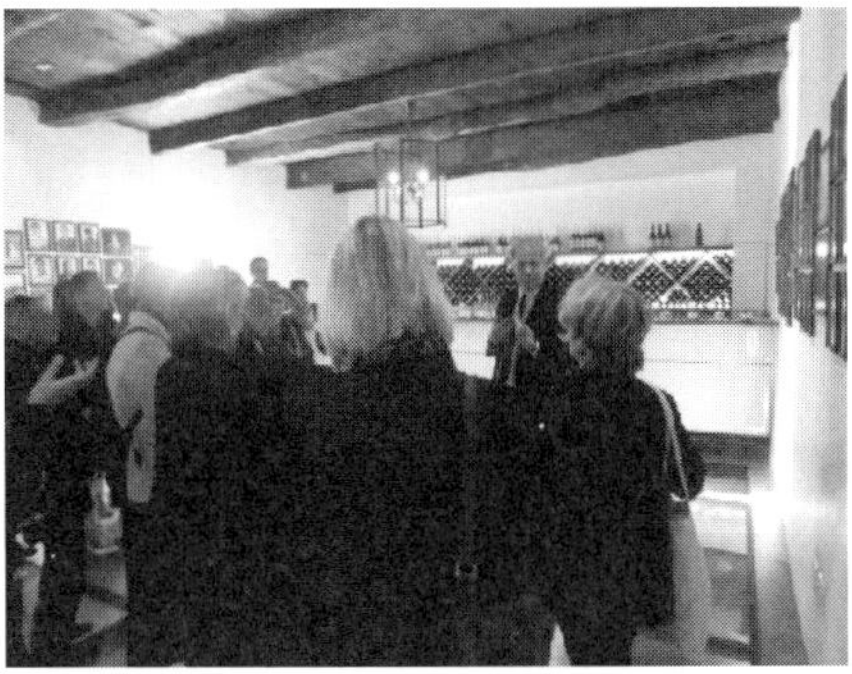

写真３　ソームズ・デルタ内の社会歴史博物館で説明をするソームズ

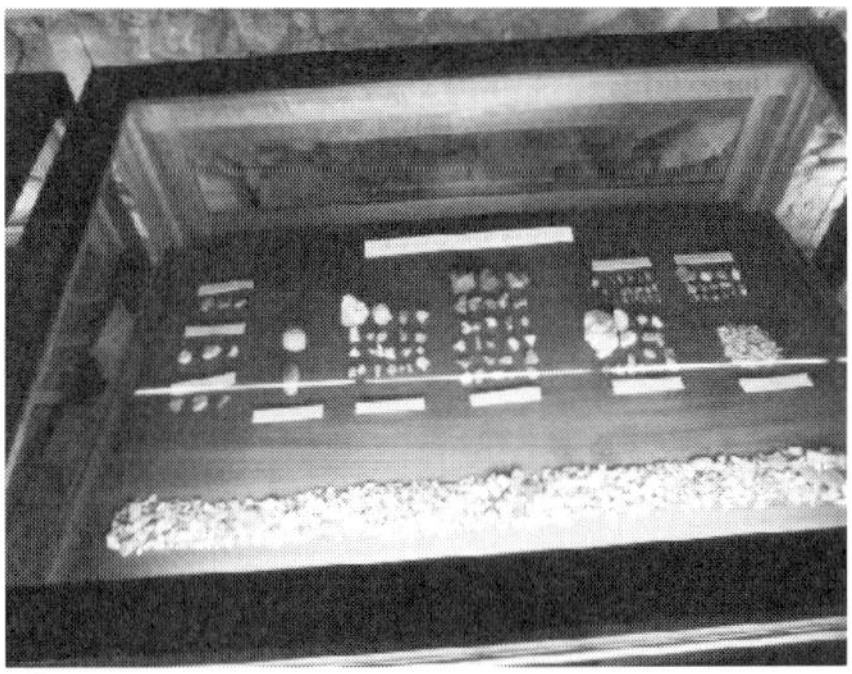

写真４　ソームズ・デルタ内で発掘された先史時代の遺物の展示

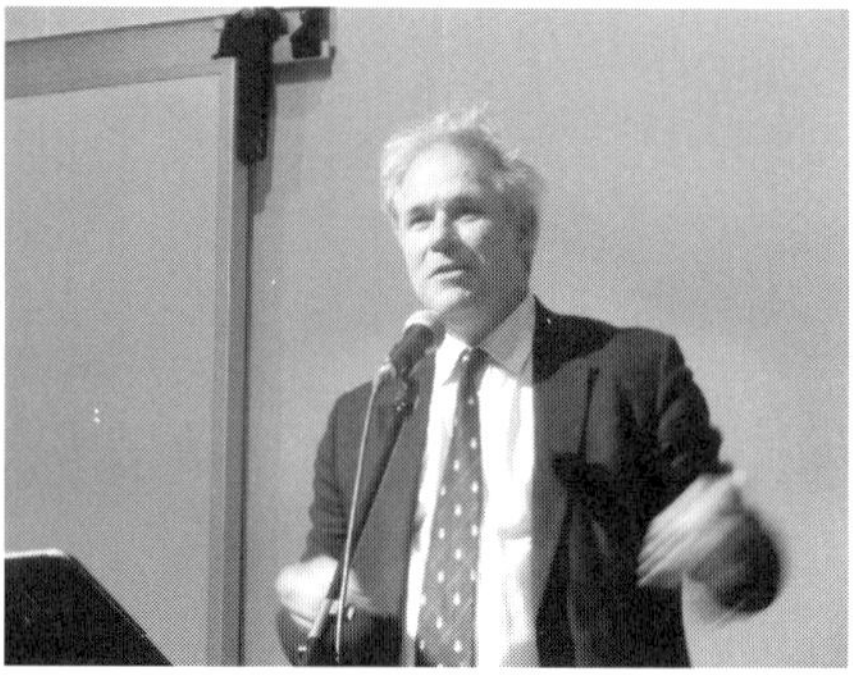

写真５　ソームズ・デルタ内の倉庫をアレンジしたレセプション会場で挨拶をするソームズ

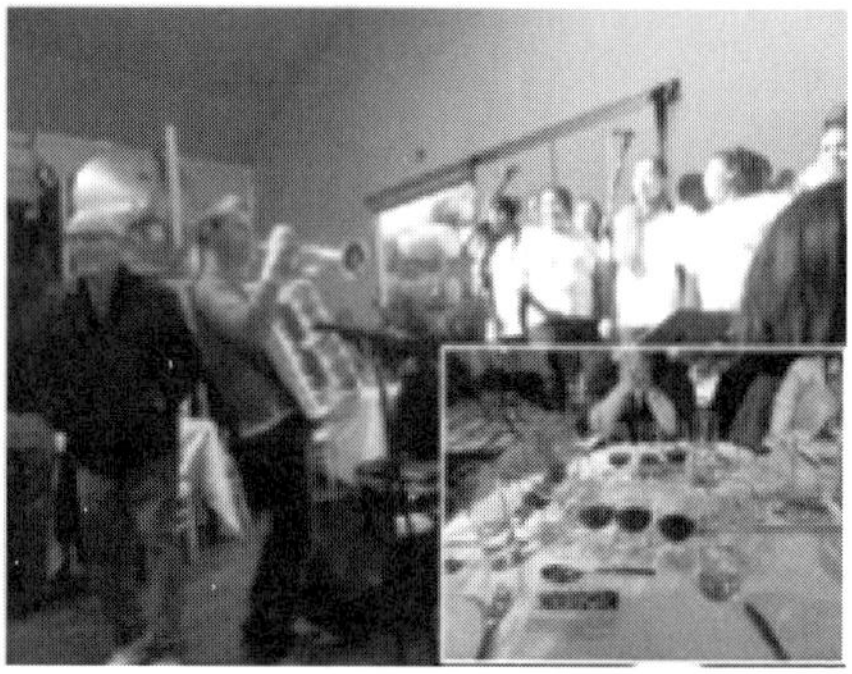

写真６　レセプションで音楽を披露する楽団と振る舞われたワイン（右下）

援を受けて、二〇一六年には四五％に増加した。ソームズ・デルタ社は、農業分野における変革の先駆者であり続けており、現在では、政府の「50／50 労働者の相対的権利の強化」プログラムを先導する農場の一つとなっている。(5)

第一四回国際神経精神分析学会は二〇一三年にケープタウンで開催され、ソームズ・デルタでレセプションが行われた（写真5）。レストランや社会歴史博物館を見学し、お抱えのバンドと楽団の演奏する陽気な音楽を聴きながら、次々と振る舞われるワインを堪能した（写真6）。当時の私はソームズ・デルタの上記の経緯を知らなかった。ソームズ・デルタに込められた思いを知るに及び、呑気にお酒と音楽を楽しんでいた自分の不明を恥じた。地主と住人をつなげるためにその土地を深く掘り下げたソームズの取り組みは、脳科学と精神分析をのそれぞれを深く掘り下げることで両者をつなげようとする本書の取り組みと通じるところがあるのではないだろうか。

本書の翻訳は、神経精神分析（ＮＰＳＡ）に関心を持つ数名の仲間で始めた京都ＮＰＳＡグループで、現京都文教大学教授の平尾和之先生を中心に二〇〇八年頃から進められていた。下訳は揃っていて、平尾先生監訳で出版される予定と聞いていたが、出版には至らず一〇年以上の年月が過ぎた。私は本書を是非とも出版したいと考え、五年ほど前から全文を一から訳し直していたが、この度、平尾先生の意向も確認の上、青土社のご賛同をいただき、出版の運びとなった。青土社の篠原一平さん、坂本龍政さんに大変お世話になった。深く感謝申し上げある。ソームズは、労働者の主観が最終製品の品質に重要であると断言する。「ワインは手作業でつくられる。ブドウの木の手入れやブドウの選別など、労働者の態度がボトルの中身に影響を与える。もし誰かが恨みと憎しみをもって仕込んでいるとしたら、その人は何を作るのだろう」。この信念は本書も貫いている。

岸本　寛史

（1）https://www.ipa.world/IPA/en/News/Revised_Standard_Edition_of_the_Complete_psychological_Works_of_Sigmund_Freud.aspx?_zs=nmh1B1&_zl=seFm6

（2）Solms, M. (2012) Forword. The Psychological Review. 99 (4), 461-470. ならびに岸本寛史編『ニューロサイコアナリシスへの招待』（誠信書房、二〇一五年）参照。

（3）Solms, M. and Friston, K. (2018), How and why consciousness arises: some considerations from physics and physiology. Journal of Consciousness Studies, 25: 202-38.

（4）Damasio, A. (1994), Descartes' Error. New York: Putnam.『デカルトの誤り――情動、理性、人間の脳』（田中三彦訳、ちくま学芸文庫、二〇一〇年）

（5）以上は、ソームズ・デルタのホームページ（http://www.solms-delta.co.za/our-story/）より。

索引

た行

な行

は行

ま行

や行

ら行

わ行

神経精神分析入門
深層神経心理学への招待

2022年11月25日　第一刷印刷
2022年12月10日　第一刷発行

著　者　マーク・ソームズ＋カレン・カプラン＝ソームズ
訳　者　岸本寛史

発行者　清水一人
発行所　青土社

〒101-0051　東京都千代田区神田神保町1-29 市瀬ビル
［電話］03-3291-9831（編集）　03-3294-7829（営業）
［振替］00190-7-192955

印刷・製本　ディグ
装丁　大倉真一郎

ISBN 978-4-7917-7521-7 Printed in Japan